医药高等院校规划教材

供高专高职护理、助产专业使用

传染病护理学

主　　审　　王明琼

主　　编　　林丽萍　宝音陶克陶

副主编　　赵菊芬　郭晓敏　徐爱秋

编　　者　　（按姓氏汉语拼音排序）

安晓倩　　遵义医药高等专科学校

宝音陶克陶　锡林郭勒职业学院

郭晓敏　　楚雄医药高等专科学校

胡　娟　　云南省曲靖市第一人民医院传染病院

林丽萍　　曲靖医学高等专科学校

刘　永　　重庆医药高等专科学校

王　雪　　辽宁中医药大学护理学院

徐爱秋　　四川护理职业学院

许　毅　　成都大学医学与护理学院

赵菊芬　　红河卫生职业技术学院

科学出版社

北京

内 容 简 介

　　本教材阐述了传染病护理的基本理论、基本知识、基本技能，遵循"三基"、"五性"、必须、够用的教材编写原则。以完整病例导入教学内容、护理问题及思考，结合教学内容进行病例分析，引导护生思考；插入较多的图片、图表，使临床特点清晰可见，教学内容生动、直观。节后附要点总结及护士执业考试模拟题，方便学生记忆及检测学习效果，为护生通过护士执业资格考试打下坚实基础。实训指导体现了预防为主的传染病防治方针，注重培养护生的自我保护意识及自我保护能力，为护生进入临床实习及护理工作打下较好基础。

　　本书可供高专高职护理、助产专业使用。

图书在版编目（CIP）数据

传染病护理学 / 林丽萍，宝音陶克陶主编.—北京：科学出版社，2016.6
医药高等院校规划教材
ISBN 978-7-03-048705-6

Ⅰ. 传… Ⅱ. ①林… ②宝… Ⅲ. 传染病–护理学–医学院校–教材
Ⅳ. R473.5

中国版本书图书馆 CIP 数据核字(2016)第 129291 号

责任编辑：张映桥 / 责任校对：张怡君

责任印制：赵　博 / 封面设计：张佩战

科学出版社 出版

北京东黄城根北街 16 号
邮政编码：100717
http://www.sciencep.com
新科印刷有限公司 印刷

科学出版社发行　各地新华书店经销

*

2016 年 6 月第 一 版　　开本：787×1092　1/16
2018 年 12 月第六次印刷　　印张：14 1/4
字数：338 000

定价：39.80 元
（如有印装质量问题，我社负责调换）

前　言

　　《传染病护理学》是研究传染病临床护理理论与实践相结合的一门学科，是传染病防治工作的重要组成部分。本教材是医学院校护理专业的必修课，也是全国护士执业资格考试的必考科目。本教材包括五部分：传染病护理学总论、病毒性传染病患者的护理、细菌性传染病患者的护理、其他病原体传染病患者的护理及传染病护理学实训指导。

　　本教材编写紧扣高职高专护理专业人才培养方案及人才培养目标，严格遵循"三基"（基本理论、基本知识、基本技能）、"五性"（思想性、科学性、先进性、启发性、适应性）及"三特定"（特定目标、特定对象、特定限制）的教材编写原则，注重培养学生的临床思维、评判性思维、实践技能及对传染病的自我防护意识，注重与全国护士执业资格考试接轨，适合高专高职护理、助产专业使用。

　　本教材参考、融合同类教材的编写优点，以完整案例导入教学内容、问题及思考，结合教学内容进行案例分析，训练学生的临床思维能力及护理评判能力；插入较多的图表，使临床特点清晰可见，教学生动直观；增加要点总结，以便学生掌握及记忆；增加执业考试模拟题，以便学生熟悉护士执业考试的内容及题型。使用本教材能达到教师好教、学生好学的目的。

　　根据全国高职高专规划教材的编写宗旨及要求，在科学出版社卫生职业分社的组织、协调和帮助下，来自全国九所高等医学院校、一家三甲医院的具有丰富临床实践经验及教学经验的十名教师参与了本教材的编写。本教材的出版，凝结了出版社工作人员及全体编者的大量心血。在此深表感谢！

　　鉴于编者对高职高专医学教育的理解及学术水平有限，不足之处在所难免，恳请广大读者不吝赐教，提出宝贵意见，以便再版时修正。

编　者

2016 年 5 月

前 言

目　录

第一章 总 论

第一节 概 述

一、传染病的概念及对人类的危害

感染性疾病（infetious diseases）是由病原体感染人体后引起的疾病。病原体包括病原微生物和寄生虫，常见的病原微生物有病毒、细菌、支原体、衣原体、立克次体、螺旋体、放线菌、真菌和朊毒体，常见的寄生虫有原虫、蠕虫、医学昆虫。传染病（communicable diseases）是由病原体感染人体后引起的有传染性的疾病，在一定条件下可在人群中传播并造成流行。感染性疾病不一定有传染性，而传染病一定有传染性。

在人类历史上，鼠疫（黑死病）、霍乱、天花等烈性传染病给人类带来了巨大的灾难。如鼠疫首次流行死亡总数近 1 亿，第 2 次大流行仅在欧洲就造成 2500 万人死亡，占当时欧洲人口的 1/4。新中国成立前，由于医疗卫生条件差，缺医少药，鼠疫、霍乱、天花等频发流行，伤寒、细菌性痢疾、麻疹、白喉、百日咳、血吸虫病等在我国城乡广泛流行，给广大人民群众的健康及生命造成巨大危害。新中国成立后，医务人员在"预防为主"的卫生工作方针指引下，实施了有效的传染病预防及管理措施，消灭了天花、脊髓灰质炎、伤寒、细菌性痢疾、麻疹、白喉、百日咳、血吸虫病、流行性乙型脑炎、流行性脑脊髓膜炎等传染病得到有效控制。时至今日，病毒性肝炎、结核病、感染性腹泻等传染病仍然广泛存在，脊髓灰质炎等已消灭的传染病仍有死灰复燃的可能性，艾滋病、传染性非典型肺炎、甲型 H1N1 流感、人感染 H7N9 禽流感等新发传染病不断出现，埃博拉出血热、中东呼吸综合征等传染病有传入我国的可能。人类与传染病的斗争将是一个长期的过程，对传染病的研究及防治决不能松懈。

二、现代传染病护理工作的特点及意义

传染病护理学是研究传染病临床护理的理论与实践相结合的一门学科，是传染病防治工作的重要组成部分。不仅关系到传染病患者能否早日恢复健康，而且对终止传染病在人群中的传播也有重要意义。

当今传染病仍是危害人类健康的公共卫生问题。近年来，传染病的范畴、易感人群年龄的变化，以及新的传染病的不断涌现，赋予了传染病护理工作新的内涵。现代传染病护理工作突出表现为以下特点：

1. 传染病护理领域不断扩展　根据 2013 年修订的《中华人民共和国传染病防治法》，我国法定传染病共 39 种，分甲、乙、丙三类。甲类为强制管理的传染病，包括 2 种；乙类为严格管理的传染病，包括 26 种；丙类为监测管理传染病，包括 11 种。法定传染病指发生后应依法向当地防疫部门报告的传染病，也是传染病中相对危害比较大的病种。但当今在全球范围内流行的某些传染病不属于法定传染病。这里有必要提一下近几年出现的新概念，一个是"新发传染病"，另一个是"重新出现的传染病"。新发传染病指那些可造成地域性或国际性公共卫生问题的新识别的和以往未知的传染病。自 20 世纪 70 年代以来，全球范围内已发现的由细菌、病毒、寄生虫引起感染的新发传染病有 40 余种。重新出现的传染病指那些早就为人所知，发病率已降到极低水平，不再被视为公共卫生问题，但现在又重新流行的

传染病，两者合称"正在出现的传染病"（emerging infectious diseases，EID）。当今传染病仍是危害人类健康的公共卫生问题，某些传染病，如 SARS 的暴发，人禽流感的流行，特别是动物源性传染病，起病急、传播快、病情重、症状多变，常出现并发症，严重者可迅速死亡，而且人群普遍易感，人类往往意识不到某些传染病的存在，一旦传播会对人类造成重大灾难。因此传染病的防治研究已成为当今世界公共卫生工作的重点和热点。

此外，随着免疫抑制剂的应用，化疗及各种血液净化疗法的发展，造成患者机体反应性病变，院内感染增加，这些都使传染病研究领域不断扩大。

护士必须以新的理念重新认识和应对各种传染病以及其不断扩展的传染病护理需求。

2. 传染病护理的专科特性日益突出　传染病基本特征有：特异病原体、传染性、流行病学特征、感染后免疫。临床特征有：发展阶段性、发热、皮疹、中毒症状、单核吞噬细胞系统反应等。传染科护士，不仅要认识和掌握传染病的基本特征和临床特征，结合患者的身心、社会、文化、精神等方面的需求做好传染病预防护理和传染病患者的管理，还要对新发传染病保持高度警惕，不断提高对新发传染病的认识和应对能力，这一点特别重要，尤其体现传染病护理的专科性。

3. 传染病防治的长期性和艰巨性　新发传染病大部分属于动物源性传染病，而对动物源性传染病的认识与当今生物学的发展水平相比有相当程度的滞后；新发传染病的发生与微生物进化及社会环境因素有关，而且发现病原体可以在短时间内产生许多新的变异株，其中一部分可以是致病原。传染病与某些慢性病和人类基因有相关性，某些传染病因子可引起和加重慢性病。另外，环境、社会、经济、政治、卫生多因素制约影响着传染病的治疗和预防，特别是传染病原的耐药变异性，使原来有效的药物丧失作用，原来不致病的病原产生了致病性。这些特点带来了传染病防治与护理的长期性和艰巨性。

4. 传染病护理的复杂性　近年来，疫苗、抗生素、激素和免疫抑制剂的大量应用，使许多传染病呈不典型性，或使病情加重，且临床症状的典型与否与病情的轻重并非呈正比。麻疹、流行性脑脊髓膜炎、流行性腮腺炎发病向大年龄推移，临床表现也与儿童不尽相同，有的患者由于进行了预防接种及应用多种抗病原体药物，发病后症状轻或无，或被其他症状所掩盖，并发症重；伤寒弛张热和不规则热远较稽留热为多，玫瑰疹及相对缓脉少见；某些临床表现与肝病相似；使用免疫抑制剂者感染水痘常使病情加重，出现大而密集的水疱，迁延不愈而致双重感染。另外，机体免疫力的变异，使病情复杂而隐匿。上述现象提示疾病的变异使某些传染病变得更复杂，临床症状的典型与否与病情的轻重并非呈正比，有的患者由于进行了预防接种及应用多种抗病原体药物，发病后症状可能不够典型，或被其他症状所掩盖，机体免疫力的变异，使病情复杂隐匿，这些都给护理评估、护理问题的确立、护理计划的制订带来一定困难。要了解并顺应这一变化，不断研究新动向及结果，并应用于护理中，掌握疾病的变异特点和规律，密切、细致、准确地观察病情，及时发现病情变化，为诊断治疗提供依据并予以正确的护理，使护理措施更加科学。

5. 传染病护理与其他学科有广泛密切的联系　传染病患者的护理不仅具有明显的专科性，同时与其他学科有着广泛密切的联系。护士除掌握现代专科护理技能、常见临床检验意义及常用药物作用、用法之外，还应掌握与传染病护理学有密切联系的相关学科知识和技术，如微生物学、寄生虫学、免疫学、生理学、病理学、药理学、预防医学、护理学基础、健康评估、内科护理学、儿科护理学等，不断扩大知识领域，运用多学科知识、新的理念和技能对患者实施高质量的护理。在治疗、护理躯体疾病的同时尤其要注重心理社会因素对传染病患者的影响，关注传染病患者特殊心理反应和健康知识需求，运用恰当的护理技巧和教育方法增进患者健康知识，提高对传染病的认识和心理承受能力，培养健康科学的生活方式和卫生习惯。

执业考试模拟题

1. 区别传染病与感染性疾病的最主要依据是
（ ）
   A. 有病原体　　　　　B. 有传染性
   C. 有流行性　　　　　D. 有免疫性
   E. 有季节性
2. 目前已经消灭的传染病是（ ）
   A. 天花　　　　　　　B. 鼠疫
   C. 霍乱　　　　　　　D. 埃博拉出血热

   E. 艾滋病
3. 现代传染病护理工作的特点不包括（ ）
   A. 专科特性日益突出
   B. 长期性和艰巨性
   C. 单一性
   D. 复杂性
   E. 多学科性

（赵菊芬）

第二节　感染与免疫

一、感染的概念及构成因素

感染（infection）又称传染，是指病原体对人体的一种寄生过程，也是入侵的病原体与人体相互作用、相互斗争的过程。构成传染的必备条件是病原体、人体和他们所处的环境三个因素。病原体只是一种致病条件，能否发病主要取决于人体的防御、免疫能力。

二、感染过程中病原体的作用

在感染过程中，一方面人体免疫反应在抵御病原体致病方面起着主导作用；另一方面病原体的侵袭力、毒力、数量、变异性等也起重要作用。

三、感染过程中机体的免疫反应

机体免疫反应可分为抗感染的保护性免疫反应和引起组织损伤及生理功能紊乱的变态反应两大类。保护性免疫反应包括非特异性免疫和特异性免疫两种，变态反应属于特异性免疫。

（一）非特异性免疫

非特异性免疫又称先天性免疫，是人类在长期进化过程中形成，由遗传获得，不针对某一特定病原体的免疫。包括：①天然屏障：皮肤、黏膜及其分泌物与附属器等外部屏障及血-脑屏障、胎盘屏障等内部屏障。②吞噬作用：单核吞噬细胞系统包括血液中游走性单核细胞，以中性粒细胞为主的各种粒细胞和肝、脾、骨髓、淋巴结、肺泡及血管内皮中固定的巨噬细胞，具有吞噬作用，可清除体液中的颗粒状病原体。③体液因子：存在于血液、各种分泌液与组织液等体液中的补体、备解素、溶菌酶和各种细胞因子如干扰素（IFN）、白细胞介素 1～6 和肿瘤坏死因子（TNF）等，均对清除病原体起着重要作用。

（二）特异性免疫

特异性免疫又称获得性免疫，是指某种病原体侵入人体，机体对抗原进行特异性识别后而产生的免疫，不能遗传，只对该种特定病原体的抗原起作用。特异性免疫通过细胞免疫（T细胞）和体液免疫（B细胞）实现免疫应答。

1. 细胞免疫　T 细胞被某种病原体抗原刺激后转化为致敏淋巴细胞，当与该抗原再次相遇时，可产生特异的细胞毒作用，释放各种细胞因子，共同杀伤病原体及其所寄生的细胞。

细胞免疫在清除寄生于细胞内的病毒、立克次体、真菌、原虫中起着非常重要的作用。T 细胞还具有调节体液免疫的功能。

2. 体液免疫 当被某种病原体抗原致敏的 B 细胞再次受到该抗原刺激后，转化为浆细胞，并产生能与该抗原结合的抗体，即免疫球蛋白，主要作用于细胞外病原体。免疫球蛋白可分为 IgM、IgA、IgD、IgE、IgG 5 类。IgM 出现最早，持续时间短暂，是近期感染的标志；IgA 为呼吸道和消化道黏膜的局部抗体；IgE 主要作用于入侵的原虫和蠕虫；IgG 一般在感染后临近恢复期时出现，持续时间较长，可为既往感染的标志，在体内含量最高，占免疫球蛋白的 80%，能通过胎盘，为胎儿获得被动免疫的主要来源。

四、感染过程的表现及他们之间的关系

由于病原体与人体之间适应程度不同，双方斗争的结果也各异，因而传染过程有以下不同的五种表现：

1. 病原体被清除 病原体侵袭人体后，由于人体非特异性或特异性免疫的作用，将病原体消灭或清除，不产生病理变化，也不引起任何临床症状。

2. 病原携带状态 病原体进入人体后，与人体防御能力处于相持状态，在入侵部位或某脏器内生长繁殖，并不断排出体外，而人体不出现任何临床症状。按病原体种类不同其可分为带病毒状态、带菌状态与带寄生虫状态。病原携带者不易被发现和管理，且能排出病原体，是重要传染源。

3. 隐性感染 又称亚临床感染，是指病原体进入人体后，仅引起机体发生特异性免疫应答，而不引起或只引起轻微的组织损伤，临床无明显症状、体征，只有通过免疫学检查才能发现，是最常见的感染过程。大多数隐性感染后可获得对该病原的不同程度的特异性免疫力，使免疫人群扩大。少数患者因未能形成足以清除病原体的免疫力，则转变为病原携带状态。

4. 潜伏性感染 又称潜在性感染，是指病原体进入人体后，双方暂时保持平衡状态，机体的免疫功能使病原体局限在某一部位，可长期潜伏，不排出体外，也不出现临床症状。当人体免疫功能一旦降低、平衡遭到破坏时，潜伏的病原体乘机繁殖，引起发病。潜伏性感染期间，病原体一般不排出体外，这是与病原携带状态的不同之处。

5. 显性感染 病原体进入人体后，不但引起机体发生免疫应答，而且通过病原体本身的作用或机体的变态反应，导致组织损伤，引起病理改变并出现特有的临床症状和体征。

上述五种表现，隐性感染最多见，病原携带状态次之，显性感染比例最低，但最容易识别。五种表现形式在一定条件下可相互转化。

执业考试模拟题

1. 病原体侵入人体后，可在一定部位生长繁殖，并不断排出体外，而人体不出现任何症状，这称为（　　）
   A. 病原携带状态　　　　B. 隐性感染
   C. 显性感染　　　　　　D. 潜伏性感染
   E. 轻型感染

2. 潜伏性感染的含义是（　　）
   A. 病原体与人体相互作用，保持暂时平衡状态

   B. 病原体与人体相互作用，保持永久性平衡状态
   C. 病原体与人体相互作用，保持平衡状态，不出现疾病表现，当人体防御功能减弱时，可引起人体发病
   D. 病原体侵入人体，引起免疫反应，可引起轻微症状
   E. 病原体侵入人体，引起免疫反应，不引起症状

3. 在感染早期出现，是近期感染标志抗体的是
（ ）
　A. IgG　　　　　B. IgE　　　　　C. IgA
　D. IgM　　　　　E. IgD

4. 感染过程最多见的表现形式是（ ）
　A. 病原体被清除　　　B. 病原携带状态
　C. 隐性感染　　　　　D. 潜伏性感染
　E. 显性感染

5. 患者，男，45 岁。因腹泻黏液脓血便 2 天入院治疗，症状消失后出院，2 个月后大便培养痢疾杆菌（＋）。此时患者的状况属于（ ）
　A. 显性感染　　　　　B. 病原体被清除
　C. 病原携带状态　　　D. 潜伏性感染

　E. 隐性感染

6. 隐性感染的重要临床意义是（ ）
　A. 轻型患者增多　　　B. 显性感染减少
　C. 带菌状态减少　　　D. 潜在性感染增加
　E. 免疫人群扩大

7. 病原体侵入人体后，引起机体发生免疫应答，同时通过病原体本身的作用或机体的变态反应，导致组织损伤，引起病理改变与临床表现，此种情况是（ ）
　A. 隐性感染　　　　　　B. 显性感染
　C. 重复感染　　　　　　D. 潜伏性感染
　E. 机会性感染

（赵菊芬）

第三节　传染病的发病机制

一、传染病的发生与发展

传染病的发生与发展都有一个共同的特征，即疾病发展的阶段性。发病机制中的阶段性和临床表现的阶段性大多数都是吻合的，少数有时也不一致，如伤寒第一次菌血症时还未出现临床表现，第四周体温下降时，肠壁溃疡尚未完全愈合。

1. 入侵部位　病原体的入侵部位与发病机制密切相关，入侵部位要适当，病原体才能定位、生长、繁殖及病变。如霍乱弧菌必须经口感染，破伤风杆菌必须经伤口感染，才能引起病变。

2. 机体内定位　病原体侵入人体成功后，可在入侵部位直接引起病变，如恙虫病的焦痂；也可在远离入侵部位引起病变，如破伤风、病毒性肝炎。不同病原体在机体内定位不同，每种传染病都有其各自的特殊规律。

3. 排出途径　各种传染病的病原体都有各自的排出途径，是患者、病原携带者、隐性感染者有传染性的主要因素。有些病原体的排出途径是单一的，如志贺杆菌只能通过粪便排出；有些病原体可有多种排出途径，如脊髓灰质炎病毒既可通过粪便排出又可通过飞沫排出；有些病原体如疟原虫只存在于血液中，只有在蚊虫叮咬或输血时才离开人体。病原体排出体外的持续时间不同，不同传染病就有不同的传染期。

二、组织损伤的发生机制

组织损伤的发生方式主要有以下三种：

1. 直接损伤　病原体借助其机械运动及所分泌的酶可直接破坏组织，如溶组织内阿米巴滋养体；通过细胞病变使细胞溶解，如脊髓灰质炎病毒。

2. 毒素作用　有些病原体能分泌很强的外毒素，引起功能紊乱，如霍乱肠毒素。革兰阴性杆菌产生内毒素可引起发热、休克等。

3. 免疫机制　大多数传染病的发病机制与免疫应答有关。有些传染病能抑制细胞免疫，如麻疹；或直接破坏 T 细胞，如艾滋病；大部分的病原体能通过变态反应导致组织损伤，其中以Ⅲ型反应（如肾综合征出血热）和Ⅳ型反应（如结核病）最为常见。

三、重要的病理生理变化

1. 发热　是传染病的一个重要表现。当机体发生感染、炎症、损伤或受到抗原刺激时，病原体及代谢产物、免疫复合物、异性蛋白作用于单核吞噬细胞系统，使之释放内源性致热原，导致发热。

2. 代谢改变　传染病患者的主要代谢改变是进食量下降，能量吸收减少，蛋白质、糖类、脂肪消耗增多，水、电解质紊乱和内分泌改变。疾病早期，胰高血糖素和胰岛素分泌增加，血液甲状腺素水平下降，后期随着垂体反应刺激甲状腺素分泌而升高。恢复期各种物质代谢又逐渐恢复正常。

执 业 考 试 模 拟 题

1. 传染病的病理生理改变有（　　）
   A. 发热
   B. 能量消耗增多
   C. 水电解质紊乱
   D. 内分泌改变
   E. 以上均是

2. 传染病组织损伤的机制有（　　）
   A. 直接损伤
   B. 内毒素作用
   C. 外毒素作用
   D. 免疫损伤
   E. 以上均是

（赵菊芬）

第四节　传染病的流行过程及影响因素

传染病的病原体从传染源的体内排出，经一定的传播途径侵入易感者而形成新的感染，并不断地在人群中发生、发展和蔓延的全过程称为流行过程。决定流行过程的三个基本环节是传染源、传播途径和易感人群。缺少任何一个环节或阻断他们之间的联系，流行过程就不能发生或导致中断。传染病的流行过程还受到自然因素和社会因素的影响。

一、流行过程的基本环节

（一）传染源

传染源指体内有病原体生长、繁殖，并能将其排出体外的人或动物。

1. 传染病患者（显性感染者）　体内有大量的病原体，是重要的传染源，可以通过咳嗽、排便等症状将病原体排出体外。不同病期的患者传染性强弱不同，一般在发病期传染性最强。

2. 隐性感染者　可无任何症状和体征，不易被发现，在某些传染病中是重要的传染源。流行性脑脊髓膜炎、脊髓灰质炎等传染病中，隐性感染者是重要的传染源。

3. 病原携带者　因为没有症状难以被发现，有的排出病原体时间很长，成为重要的传染源。如伤寒、细菌性痢疾，病原携带者是重要的传染源。

4. 受感染的动物　人兽共患疾病，受感染的动物是该病的主要传染源。如狂犬病、鼠疫、流行性乙型脑炎、钩端螺旋体病等。

（二）传播途径

传播途径指病原体从传染源体内排出后，通过一定的方式再侵入新的易感宿主前，在外界环境中所经历的全过程。传播途径由外界环境中的各种因素组成，各种传染病有各自的传播途径。

1. 呼吸道传播　传染源通过谈话、咳嗽、打喷嚏等方式喷出含有病原体的飞沫，漂浮于空气中，进入易感者呼吸道引起感染，称为飞沫传播。大的飞沫和痰液坠落到地上，干燥后可随尘埃飞扬于空气中，被易感者吸入呼吸道而感染称为尘埃传播。

2. 消化道传播　传染源的分泌物、排泄物中的病原体直接或间接污染水源、食物而引起，如霍乱、伤寒、痢疾等疾病。

3. 接触传播　有直接接触传播和间接接触传播两种方式。直接接触是指传染源与易感者皮肤、黏膜直接接触所造成的传播，如各种性病、狂犬病等。间接接触是指传染源的分泌物或排泄物污染日常生活用品和餐具等引起的传播，如猩红热、布氏菌病等。

4. 虫媒传播　以节肢动物为媒介引起的传播，可分为吸血传播和机械传播。吸血传播指吸血昆虫叮咬、吸吮患病动物和人的血液而传播，如蚊虫传播流行性乙型脑炎等。机械传播是指病原体停留在节肢动物的体表或体内，一般不繁殖，仅通过机械接触的方式传播，如苍蝇和蟑螂机械携带伤寒杆菌、痢疾杆菌等病原体。

5. 血液、体液传播　病原体存在于携带者或患者的血液或体液中，通过输血、注射血制品或性交等途径传播，如乙型病毒性肝炎、艾滋病等。

6. 母婴传播　母体内的病原体经胎盘、产道或哺乳传染胎儿或新生儿。

有些传染病只有一种传播途径，如霍乱只经消化道传播；有些传染病则有多种传播途径，如疟疾可经虫媒传播、血液传播等。母婴传播属于垂直传播，其他途径传播统称为水平传播。婴儿出生前已从父亲（母亲）获得的感染称为先天性感染。

（三）人群易感性

人群对某种传染病容易感染的程度，称为人群易感性。人群易感性取决于人群中个体的免疫状态。人群易感性高低受许多因素的影响，如新生儿增加、具有免疫力的人口死亡、人群免疫力自然消退，以及易感人口的大量流入等，均能使人群易感性升高；有计划地预防接种或传染病流行之后，均能使免疫人口增加，降低人群易感性。人群对某种传染病的易感性明显影响传染病的发生和传播，如果易感人群多，一旦有传染源侵入则发病率增高；反之，如果易感人群少，即便有传染源侵入，传染病也不易发生或发病率低。

二、影响流行过程的因素

（一）自然因素

地理、气象和生态等条件对流行过程的发生和发展起着重要作用。传染病的地区性和季节性与自然因素关系密切。寄生虫病和虫媒传播的传染病对自然条件的依赖尤为明显，如长江流域湖沼地区有适合于钉螺生长的地理、气候环境，这就形成了血吸虫病的地区性分布特点。某些自然生态环境为传染病在野生动物间的传播创造了易感条件，如钩端螺旋体疫区，人类进入这些地区易被感染。

（二）社会因素

社会制度、文化水平、居住条件、风俗习惯、经济和生活条件等，对传染病的流行过程有重要的影响。社会因素对传染源的影响表现在对动物宿主的管制和消灭，严格的国境检疫等方面；对传播途径的影响表现在饮水卫生、粪便处理、工作和居住条件的改善等；对易感人群的影响表现在广泛进行计划免疫，从而使许多传染病得到控制和消灭。

执 业 考 试 模 拟 题

1. 传染病流行过程的基本环节是（　　）
   A. 病原体、人体、所处的环境
   B. 自然因素、社会因素
   C. 传染源、传播途径、易感人群
   D. 患者、病原携带者、受感染的动物
   E. 病原体、受感染的动物、人体

2. 以下传染病不通过虫媒传播的是（　　）
  A. 疟疾　　　　B. 乙脑
  C. 登革热　　　D. 流行性脑脊髓膜炎
  E. 斑疹伤寒

3. 以下情况不作为传染源的是（　　）
  A. 隐性感染者　　B. 显性感染者
  C. 病原携带者　　D. 潜伏性感染者
  E. 受感染动物

4. 以下传染病不能通过母婴传播的是（　　）
  A. 乙肝　　　　B. 艾滋病
  C. 水痘　　　　D. 风疹
  E. 乙脑

5. 经呼吸道传播的传染病流行特征，下列叙述错误的是（　　）
  A. 传播途径容易实现
  B. 蔓延速度快
  C. 儿童发病率高
  D. 冬春季节多见
  E. 感染后均可获得持久免疫

6. 下列对病原携带者的描述错误的是（　　）
  A. 指没有临床症状而能排出病原体的人
  B. 缺乏症状，不易发现
  C. 依据携带病原体的不同分为带菌者、带毒者、带虫者
  D. 经病原学检查才能发现
  E. 作为传染源的意义不大

（赵菊芬）

第五节　传染病的特征

一、基 本 特 征

传染病的基本特征是传染病所特有的征象，也是确定传染病的先决条件。

（一）有特异病原体

每种传染病都是由特异性病原体引起的。病原体包括各种微生物和寄生虫，其中病毒和细菌最常见。病原体是构成传染的重要因素，从患者体内发现病原体是确诊依据，对传染病的防治也有重要意义。

（二）有传染性

传染性指病原体由宿主排出体外，经过一定的途径传染给另一个宿主。这是传染病与感染性疾病的主要区别。传染病患者有传染性的整个时期称为传染期，每种传染病的传染期相对恒定，可作为隔离患者的依据。消毒、隔离、人工自动免疫等措施可降低传染病的传染性。

（三）有流行病学特征

1. 流行性　在一定条件下，传染病在人群中传播蔓延的特性称为流行性。按流行强度和广度其可分为：

（1）散发：指某传染病在某地区常年的一般发病水平，传染病在人群中散在发生。

（2）流行：指某传染病在某地区的发病率显著高于常年的一般发病水平。在人群免疫水平较低或疾病的传播途径易于实现时，常易造成流行。

（3）大流行：指某传染病在一定时间内迅速蔓延，波及范围广泛，甚至超出国界、洲界。

（4）暴发：指某传染病在一个较小的范围内短时间突然出现大批同类病例。

2. 季节性　指某些传染病的发病率在每年的一定季节会出现升高的现象。呼吸道传染病的发病率一般在冬春季较高，消化道传染病的发病率在夏秋季较高。

3. 地方性　指在某些特定的自然因素和社会条件下，某些传染病仅局限在一定的地区发生，称地方性传染病。以野生动物为主要传染源的疾病称为自然疫源性传染病，如鼠疫。存在这种疾病的地区称为自然疫源地。

（四）有感染后免疫（免疫性）

传染病痊愈后，能产生程度不等的针对病原体及代谢产物的特异性保护性免疫。感染后免疫属于主动免疫，所生成的抗体为特异性抗体，可通过胎盘转移给胎儿，使胎儿获得被动免疫。不同病原体感染后免疫力的持续时间长短和强弱不同。一般来说，病毒性传染病感染后免疫力持续时间较长，往往保持终生，如麻疹、流行性乙型脑炎等，但流感等例外。多数细菌、螺旋体、原虫传染病病后产生的保护性免疫强度较弱，持续时间较短，但伤寒例外。由于各种传染病的免疫强度和持续时间不同，因而可出现下列现象：

1. 再感染 传染病痊愈后，经过一段时间免疫力逐渐消失，又感染同一种病原体称为再感染，见于流行性感冒、细菌性痢疾等。

2. 重复感染 传染病尚未痊愈，又受到同一种病原体感染，称为重复感染，多见于寄生虫病，如血吸虫病、钩虫病等。

3. 复发 传染病已经进入恢复期或初愈，病原体在体内又复活跃，再次出现临床症状称为复发，见于伤寒、疟疾等。

4. 再燃 传染病已进入缓解后期，体温尚未降至正常而再度上升，症状重新出现，称为再燃，见于伤寒、疟疾等。

二、临床特点

（一）病程发展的阶段性

急性传染病的发生、发展、转归都有一定的规律性和阶段性，一般可分为 4 个阶段：

1. 潜伏期 从病原体侵入人体到出现临床症状为止的时期。各种传染病的潜伏期长短不一，但每个传染病的潜伏期都有一个相对恒定的时间范围。潜伏期对传染病的诊断、确定检疫期和流行病学调查有重要意义。

2. 前驱期 从起病到出现明显症状之前的时间。主要表现为头痛、发热、乏力、肌肉酸痛、食欲缺乏等，无特异性，是许多传染病共有的表现，一般出现 1～3 日。起病急骤者可无此期，多数传染病在此期已有较强的传染性。

3. 症状明显期 经过前驱期后，病情逐渐加重，并出现某种传染病所特有的症状和体征，如皮疹、黄疸、肝脾肿大、脑膜刺激征等。此期容易出现并发症。

4. 恢复期 当人体的免疫力增加到一定的程度，体内病理生理过程基本终止，临床表现及体征基本消失，直至完全康复，临床上称为恢复期。此期生理紊乱和组织损伤逐步调整和修复，血清中抗体效价逐渐上升到最高水平。但部分患者体内病原体还未完全清除，还具有传染性。恢复期结束后，机体功能仍长期未能恢复正常者称为后遗症，如脊髓灰质炎、乙型脑炎等。

（二）常见症状和体征

1. 发热与热型 发热是机体对感染的一种全身性反应，也是许多传染病所共有的最常见症状。热型是传染病的重要特征之一，具有鉴别诊断意义。临床上较常见的热型有：

（1）稽留热：多为高热，体温常在 40℃上下，24 小时波动范围在 1℃以内，持续数天或数周不退。其见于伤寒极期、流行性斑疹伤寒等。

（2）弛张热：体温波动较大，24 小时内体温相差在 1℃以上，但最低点未达到正常水平。其见于伤寒缓解期、肾综合征出血热、败血症等。

（3）间歇热：24 小时内体温波动于高热与正常体温之下。其见于疟疾、败血症等。

（4）波状热：热度逐渐上升，在数日内达高峰，以后又逐渐下降至低热或正常，经一段时间间歇后又再次逐渐上升，如此反复持续数月之久，称为波状热。其见于布氏杆菌病。

（5）双峰热：一昼夜间体温上升、下降、再上升、又下降，形成双峰型，每次升降相差

1℃左右，见于黑热病。

（6）不规则热：是指发热患者的体温曲线无一定规律的热型，可见于流行性感冒、败血症、肺结核等。

2. 出疹　是许多传染病的特征性体征，可分为外疹（皮疹）和内疹（黏膜疹）两类。不同的传染病其出疹的性质、形态、颜色、大小、分布部位、出现时间、出疹顺序、演变、疹后有无脱屑及色素沉着都有不同，这有助于传染病的诊断和鉴别诊断。

（1）出疹种类：①斑丘疹：斑疹为不高起、不下凹的界限性皮肤颜色的改变。丘疹是高出皮肤而无空腔的界限性隆起。斑丘疹就是斑疹的中央有一丘疹，大小形态不一，多为充血疹，压之褪色，可互相融合。其常见于麻疹、风疹、幼儿急疹等。②玫瑰疹：稍隆起于皮肤的充血性皮疹，色鲜红似玫瑰，属斑丘疹的一种，散在分布，数量不多，压之褪色，见于伤寒。③红斑疹：为广泛、成片的红斑，其中可见密集而形似突起的点状充血性红疹，压之褪色，见于猩红热。④出血疹（瘀点、瘀斑、紫癜）：为散在性点状或片状出血，有时稍隆起，压之不褪色，见于流行性脑脊髓膜炎、肾综合征出血热、恙虫病、登革出血热、败血症等。⑤黏膜疹：为黏膜上的充血性或出血性斑点，如麻疹黏膜斑（Koplik斑），是出现在口腔两颊黏膜上的针头大小的灰白色小点，见于麻疹前驱期。⑥疱疹或脓疱疹：表面隆起，疹内含浆液为疱疹，内含脓液则称为脓疱疹，见于水痘、天花、带状疱疹、单纯疱疹等。⑦荨麻疹（图1-1，图1-2）：为不规则或片块状的瘙痒性皮疹，发生快，消失快，多见于寄生虫病、血清病、食物药物过敏者，如急性血吸虫病、蠕虫蚴虫移行症、丝虫病等。

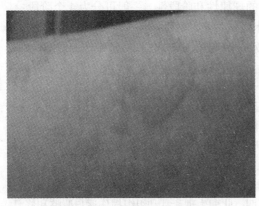
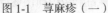
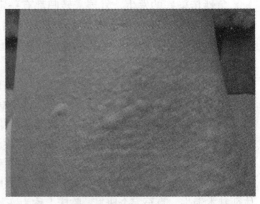

图1-1　荨麻疹（一）　　　　　　　　图1-2　荨麻疹（二）

（2）出疹时间：多数传染病发病后出疹时间有一定规律性。如水痘和风疹于病程第1日出疹，猩红热于病程第2日出疹，天花于病程第3日出疹，麻疹于病程第4日出疹，斑疹伤寒于病程第5日出疹，伤寒于病程第6日出疹。虽有例外，但基本上是按上述时间规律出疹。出疹时间有助于传染病的诊断及鉴别诊断。

（3）出疹顺序：各种传染病出疹顺序不同。如麻疹自耳后、发际开始，渐及前额、面部、颈部，然后自上而下蔓延至胸部、腹部、背部及四肢，最后到达手掌和足底；幼儿急疹则初起于躯干，很快波及全身；水痘的皮疹先见于躯干、头部，逐步延及面部，最后达四肢。

（4）皮疹分布：皮疹的分布特点对某些传染病的诊断与鉴别有重要意义。如水痘的皮疹多集中于躯干，而四肢较少，呈向心性分布；天花的皮疹多集中于四肢，而躯干较少，呈离心性分布；伤寒的玫瑰疹多见于胸部和上腹部，呈不规则分布。

3. 中毒症状　病原体及其毒素吸收入血后，引起各种中毒症状，可表现为毒血症、菌血症、病毒血症、败血症、脓毒血症，严重者可发生感染性休克。

（1）毒血症：病原体在局部生长繁殖，不断分泌外毒素或菌体崩溃释放内毒素，进入血流引起全身多脏器功能失调和中毒性症状称为毒血症，表现为高热、头痛、乏力、全身不适、肌肉关节酸痛等，严重者可出现意识障碍、谵妄、脑膜刺激征、中毒性肠麻痹、中毒性心肌炎、周围循环衰竭等。

（2）菌血症及病毒血症：细菌在局部生长繁殖后侵入血流，不出现明显症状，称为原发性菌血症，继而在血管内皮细胞及肝脾内大量繁殖，再次进入血流，称第二次菌血症。第二次菌血症中毒症状较明显，有发热、皮疹、脾肿大等。病毒侵入血流称病毒血症。

（3）败血症：侵入人体的细菌在血中大量生长繁殖，引起全身严重中毒症状，称败血症。败血症患者中毒症状较严重，可有寒战、高热、皮疹、肝脾肿大等表现。

（4）脓毒血症：当化脓性细菌引起败血症时，由于人体抵抗力明显减弱，化脓菌在各组织和脏器中引起转移性化脓性病灶，形成多发性脓肿，称为脓毒血症。

（三）临床类型

传染病有各种临床类型，根据临床过程的长短可分为急性、亚急性和慢性；根据病情轻重可分为轻型、中型、重型、暴发型（极重型）；根据表现特征可分为典型、非典型。临床分型对治疗、隔离及护理等都有重要意义。

执业考试模拟题

1. 传染病最基本的特征是（ ）
   A. 有病原体　　B. 有传染性
   C. 有免疫性　　D. 有地区性
   E. 有季节性

2. 确定传染病接触者医学观察、留验等期限的主要依据是（ ）
   A. 传染期　　B. 前驱期
   C. 症状明显期　　D. 最长潜伏期
   E. 接触期

3. 确定传染病隔离期限的主要依据是（ ）
   A. 传染期　　B. 前驱期
   C. 症状明显期　　D. 潜伏期

E. 接触期

4. 某种传染病在一个较小的范围短时间内突然出现大批同类病例称为（ ）
   A. 散发　　B. 暴发
   C. 流行　　D. 大流行
   E. 局部流行

5. 某地自2月中旬开始出现流行性脑脊髓膜炎患者，一直持续到5月初病例才明显下降，此种现象说明该传染病（ ）
   A. 有病原体　　B. 有传染性
   C. 有免疫性　　D. 有地区性
   E. 有季节性

（赵菊芬）

第六节 传染病的诊断与治疗原则

一、传染病的诊断原则

传染病的诊断要综合分析下列三方面资料：

（一）流行病学资料

流行病学资料在传染病的诊断中占有重要的地位，包括年龄、籍贯、职业、发病季节、居住及旅行地点、既往史、接触史、输血史、不洁饮食史及预防接种史等，结合临床资料有助于传染病的诊断。

（二）临床资料

通过全面、准确的病史询问和系统、细致的体格检查，对确定临床诊断极为重要，力争在实验室检查结果报告之前能做出初步诊断，并进行适当的隔离和治疗。

（三）实验室资料及其他检查

实验室的检查对许多传染病的诊断具有特殊的意义，检出病原体即可直接确定诊断，而免疫学检查亦可提供重要依据。一般的实验室检查对许多传染病的早期诊断也有很大的帮助。

1. 一般实验室检查　包括血液、尿液、粪便常规检查和生化检查。

（1）血常规：以白细胞计数和分类意义较大，如白细胞显著增多时多为化脓性细菌感染、百日咳和肾综合征出血热等病。分类中嗜酸粒细胞减少、消失常表示有伤寒、败血症可能，增多时则多为寄生虫感染，异常淋巴细胞增多常为病毒感染，如传染性单核细胞增多症、肾综合征出血热等。中性粒细胞百分比增多，白细胞总数不增高，提示感染严重。

（2）尿常规：尿中出现蛋白、管型、红细胞及白细胞等，见于肾综合征出血热、猩红热并发肾小球肾炎等。

（3）粪常规：粪便中出现红细胞、白细胞、巨噬细胞或虫卵等，多见于钩端螺旋体病、细菌性痢疾、阿米巴痢疾、感染性腹泻、蠕虫病等。

2. 病原体检查

（1）直接检出病原体：许多寄生虫病可通过显微镜或肉眼检出病原体而确诊。例如，从血液或骨髓涂片中检查出疟原虫或利什曼原虫，血液涂片检出微丝蚴、皮肤瘀点涂片及脑脊液涂片检出脑膜炎球菌，大便涂片中检出各种寄生虫虫卵及阿米巴原虫等。大便中检出肉眼可见的绦虫节片。

（2）病原体分离培养：细菌、真菌和螺旋体通常可用人工培养基分离培养，但病毒、立克次体等则需要动物接种或组织培养才能分离出来，培养的标本必须新鲜，避免污染，最好在使用抗生素之前采取。标本主要取自血、尿、粪、痰、脑脊液、骨髓等。

（3）分子生物学检测：以核酸体外扩增法和核酸杂交法为主。

3. 免疫学检测　应用已知抗原或抗体检测血清或体液中相应的抗体或抗原，以判断患者是否患有相应的传染病及其免疫功能状态。它是目前最常用于传染病诊断的检测技术。

（1）特异性抗体检测：在传染病早期，特异性抗体在血清中往往尚未出现或滴度很低，而在恢复期或后期抗体滴度显著升高，故在急性期及恢复期采双份血清检测其抗体由阴性转阳性，或滴度升高4倍以上时有重要意义。特异性IgM型抗体的检出有助于现症/近期感染的诊断。

（2）特异性抗原检测：其诊断意义较抗体检测更为可靠，有助于在病原体直接分离培养不成功的情况下，提供病原体存在的直接证据。如检出乙型肝炎病毒e抗原是乙型肝炎病毒感染及病毒活动复制的证据。

（3）其他：如皮肤试验，常用于血吸虫病的流行病学调查；T细胞亚群检测常用于艾滋病的诊断。

4. 其他检查　内镜检查和影像学检查，如超声显像、计算机断层摄影（CT）、磁共振显像（MRI）等对多种传染病、寄生虫病有一定的辅助诊断价值。而活体组织细胞病理检查对确定诊断有重要意义。

二、传染病的治疗原则

传染病早期正确的治疗不仅能促进患者早日康复，还在于控制传染源，防止进一步传播和扩散。要坚持综合治疗的原则，即治疗、护理、隔离与消毒并重，一般治疗、对症支持治疗与特效治疗并重。

（一）病原治疗

针对不同的病原体给予相应病原治疗，既能杀灭、清除病原体，控制病情发展，治愈患者，又可以控制传染源，防止传染病继续传播和扩散，是治疗传染病的关键措施。常用药物有抗生素、化学制剂和血清免疫制剂等。针对细菌和真菌的药物主要为抗生素与化学制剂；针对病毒及朊毒体至今尚无特效药物；治疗原虫病及蠕虫病时，常用化学制剂。

（二）对症治疗

对症治疗不但有减轻患者痛苦的作用，而且通过调整患者各系统功能，有保护重要器官、促进机体康复的作用。如高热患者采取降温措施，抽搐时给予镇静药物治疗，脑水肿时采取的各种脱水疗法，休克时给予抗休克治疗等，均有利于患者度过危险期并及早康复。

（三）一般及支持治疗

不针对病原而对机体采取的具有支持与保护性的治疗包括隔离、消毒、休息、营养及护理。

（四）其他治疗

其他治疗包括免疫调节治疗、中医中药治疗、康复治疗等。

执 业 考 试 模 拟 题

1. 确诊传染病最重要的实验室检查为（　）
   - A. 血常规
   - B. 血液生化检查
   - C. 病原体检查
   - D. 尿常规检查
   - E. 内镜检查
2. 周围血中白细胞总数减少的传染病是（　）
   - A. 流行性脑脊髓膜炎
   - B. 伤寒
   - C. 乙脑
   - D. 肾综合征出血热
   - E. 狂犬病
3. 周围血中嗜酸粒细胞增多见于（　）
   - A. 严重感染
   - B. 伤寒
   - C. 百日咳
   - D. 结核病
   - E. 寄生虫病
4. 异常淋巴细胞增多常见于（　）
   - A. 病毒感染
   - B. 细菌感染
   - C. 原虫感染
   - D. 真菌感染
   - E. 蠕虫感染
5. 周围血中白细胞总数显著增多的传染病是（　）
   - A. 流感
   - B. 伤寒
   - C. 结核病
   - D. 肾综合征出血热
   - E. 狂犬病
6. 传染病治疗中最重要的治疗措施是（　）
   - A. 病原治疗
   - B. 对症治疗
   - C. 支持治疗
   - D. 并发症的治疗
   - E. 免疫调节疗法
7. 属于对症治疗的是（　）
   - A. 抗生素
   - B. 抗毒素
   - C. 镇静剂
   - D. 维生素
   - E. 针灸

（赵菊芬）

第七节　传染病的预防

一、传染病的预防和控制策略

（一）预防为主

预防为主是我国的基本卫生工作方针。多年来，我国的传染病预防策略可概括为：以预防为主，群策群力，因地制宜，发展三级保健网，采取综合性防治措施。传染病的预防就是要在疫情尚未出现前，针对可能暴露于病原体并发生传染病的易感人群采取措施。

1. 加强健康教育　健康教育可通过改变人们的不良卫生习惯和行为切断传染病的传播途径。
2. 加强人群免疫　免疫预防是控制具有有效疫苗免疫的传染病发生的重要策略。

3. 改善卫生条件 保护水源、提供安全的饮用水，改善居民的居住水平，加强粪便管理和无害处理，加强食品卫生监督和管理等，都有助于从根本上杜绝传染病的发生和传播。

（二）加强传染病监测

传染病监测是疾病监测的一种，其监测内容包括传染病发病、死亡；病原体型别、特性；媒介昆虫和动物宿主种类、分布和病原体携带状况；人群免疫水平及人口资料等。必要时还应开展对流行因素和流行规律的研究，并评价防疫措施的效果。我国的传染病监测包括常规报告和哨点监测。常规报告覆盖了甲、乙、丙三类共 37 种法定报告传染病。国家还在全国各地设立了艾滋病、流感等监测哨点。

（三）传染病的全球化控制

传染病的全球化流行趋势日益体现了传染病全球化控制策略的重要性。此外，针对艾滋病、疟疾和麻风的全球性策略也在世界各国不同程度地展开。全球化预防传染病策略的效果正日益凸现。

二、传染病的预防和控制措施

《中华人民共和国传染病防治法》规定：国家对传染病实行的方针与管理办法是预防为主，防治结合，分类管理。

（一）严格报告制度

严格执行传染病报告制度。传染病防治法规定管理的传染病分为甲、乙、丙三类，共39 种（甲类 2 种、乙类 26 种、丙类 11 种）。

1. 甲类传染病（2 种） 鼠疫、霍乱。

2. 乙类传染病（26 种） 传染性非典型肺炎、艾滋病、病毒性肝炎、脊髓灰质炎、人感染高致病性禽流感、人感染 H7N9 禽流感、麻疹、肾综合征出血热、狂犬病、流行性乙型脑炎、登革热、炭疽、细菌性和阿米巴性痢疾、肺结核、伤寒和副伤寒、流行性脑脊髓膜炎、百日咳、白喉、新生儿破伤风、猩红热、布鲁菌病、淋病、梅毒、钩端螺旋体病、血吸虫病、疟疾。

3. 丙类传染病（11 种） 流行性感冒（包括甲型 H1N1 流感）、流行性腮腺炎、风疹、急性出血性结膜炎、麻风病、流行性和地方性斑疹伤寒、黑热病、棘球蚴病、丝虫病，除霍乱、细菌性和阿米巴性痢疾、伤寒和副伤寒以外的感染性腹泻病、手足口病。

对乙类传染病中传染性非典型肺炎、炭疽中的肺炭疽和人感染高致病性禽流感，采取本法所称甲类传染病的预防、控制措施。

我国传染病防治法实施办法规定，甲类传染病为强制管理传染病，城镇要求于发现 2 小时内上报，农村不超过 6 小时，以最快的通信方式向发病地卫生防疫机构报告，并同时报出传染病报告卡。乙类传染病为严格管理传染病，要求城镇于 6 小时内，农村于 12 小时内向发病地的卫生防疫机构报出传染病报告卡。丙类传染病为监测管理传染病，责任疫情报告人发现丙类传染病在 24 小时内报告。

（二）管理传染源的措施

1. 传染病患者 应做到早发现、早诊断、早报告、早隔离、早治疗。患者一经诊断为传染病或可疑传染病，就应按传染病防治法规定实行分级管理。甲类传染病患者和乙类传染病中的传染性非典型肺炎、人感染高致病性禽流感、肺炭疽患者必须实施隔离治疗，必要时可请公安部门协助。乙类传染病患者，根据病情可在医院或家中隔离，隔离通常应至临床或实验室证明患者已痊愈为止。丙类传染病中的瘤型麻风患者必须经临床和微生物学检查证实痊愈才可恢复工作、学习。传染病疑似患者必须接受医学检查、随访和隔离措施，不得拒绝。甲类传染病疑似患者必须在指定场所进行隔离观察、治疗。乙类传染病疑似患者可在医疗机构指导下治疗或隔离治疗。

2. 病原携带者　主要通过病原学检查来发现病原携带者。对其应做好登记、管理和随访并至其病原体检查 2～3 次阴性后。在饮食、托幼和服务行业工作的病原携带者须暂时离开工作岗位。艾滋病、乙型和丙型病毒性肝炎、疟疾病原携带者严禁做献血员。

3. 接触者　凡与传染源有过接触并有受感染可能者都应接受检疫。检疫期为最后接触日至该病的最长潜伏期。为了防止传染病传播，根据不同的传染病分别对接触者进行留验、医学观察、集体检疫、预防接种和预防服药等。

（1）留验：即隔离观察。甲类传染病接触者应留验，即在指定场所进行观察，限制活动范围，实施诊查、检验和治疗。

（2）医学观察：乙类和丙类传染病接触者可正常工作、学习，但需接受体检、测量体温、病原学检查和必要的卫生处理等医学观察。

（3）应急接种和药物预防：对潜伏期较长的传染病，如麻疹可对接触者施行预防接种。此外还可采用药物预防，如服用青霉素预防猩红热等。

4. 动物传染源　对危害大且经济价值不大的动物传染源应予彻底消灭；对危害大的病畜或野生动物应予捕杀、焚烧或深埋；对危害不大且经济价值高的动物，如家畜、家禽，应尽可能加以隔离、治疗，必要时宰杀后加以消毒处理，此外还要做好家畜和宠物的预防接种与检疫。

（三）切断传播途径的措施

对于一些传染病，尤其是消化道传染病、虫媒传染病和寄生虫病，切断传播途径通常是起主导作用的预防措施。除大力开展卫生宣传和群众性卫生运动，消除"四害"（老鼠、苍蝇、蚊子、臭虫）等一般卫生措施外，采取严格、有效、规范的消毒、隔离和个人防护措施，能有效地降低传染病的发生和蔓延。

1. 消毒

（1）消毒的定义：狭义的消毒是指用物理、化学的方法消灭、清除污染环境的病原体。广义的消毒则包括消灭传播媒介在内。

（2）消毒的种类

1）预防性消毒：对可能受到病原体污染的物品和场所所进行的消毒。

2）疫源地消毒：对有传染源存在或曾经有过传染源的地点所进行的消毒。①随时消毒：随时对传染源的排泄物、分泌物及污染的物品进行消毒，以及时杀灭从传染源排出的病原体，防止传播。②终末消毒：对传染源已离开疫源地所进行的最后一次彻底的消毒，以杀灭残留在疫源地内各种物品上的病原体。如患者出院、转科、死亡后，对其所住病室、所用物品的消毒。

（3）消毒方法：有物理和化学两种消毒方法。

2. 灭菌　用物理和化学方法杀灭所有的微生物，包括致病和非致病微生物及芽孢。

3. 隔离

（1）隔离的定义：是指将传染源在传染期送到传染病院或传染病科进行治疗和护理，将他们与健康人或非传染患者隔开，暂时避免接触，以防止病原体向外扩散。

（2）传染病区的区域划分及隔离要求

1）清洁区：指未与传染患者接触、未被病原微生物污染的区域，如工作人员会议室、值班室、配餐室。

隔离要求：①患者及患者接触的物品不得进入清洁区；②工作人员不得穿隔离衣、穿工作服、戴口罩及帽子、穿隔离鞋进清洁区。

2）污染区：指已被患者接触、经常受病原微生物污染的区域，如病房、患者洗浴间、厕所、入院处置间、传染科化验室等。

污染区对工作人员的隔离要求：①工作人员进入污染区需按要求穿隔离衣、戴口罩、戴帽子、穿隔离鞋，必要时戴护目镜或防护面罩；②工作人员出入呼吸道病室，要随手关门，防止病室中病原微生物污染中间环境；③工作人员的脸部不可与患者或污染物接触，避免患者对着自己打喷嚏、咳嗽，如果出现此污染，须立即清洗消毒；④严格遵守隔离技术规定，污染的手不能触摸自己的五官及非污染物品，直接、间接接触患者或污染物品后，必须认真清洗双手；⑤污染区一切物品需经严格消毒才能进入半污染区。

污染区对患者的隔离要求：①入院患者经病区污染端进入，更换患者衣服，换下的衣服及携带物品，经消毒处理后，交家属带走或由医院统一管理。患者出院经卫生处置后，换上清洁衣服，由病区清洁端出院。②为防止交叉感染，患者不得随意离开病室，只能在病室内活动。③向患者及家属进行宣传，污染物品及信件等未经消毒，不得拿出院外，以免病原微生物污染外界。

3）半污染区：指有可能被病原微生物污染的区域，如内走廊、病室的缓冲间、医护办公室、治疗室、工作人员厕所等。

半污染区的隔离要求：①工作人员进入半污染区一般不穿隔离衣，穿工作服，以减少交叉感染机会；②患者不得进入半污染区；③治疗室内清洁物品、已消毒的医疗器械和药物必须与污染物品严格分开放置，由病室带回的物品应消毒后放在一定的位置。

（3）隔离的种类及要求：根据传染途径及传染性强弱的不同，分为以下几种隔离：

1）严密隔离（黄色标志）：适宜传染性强、病死率高的传染病，如鼠疫、霍乱、肺炭疽、传染性非典型肺炎等。

严密隔离的要求：①病室要求设内、外走廊，患者由外门进病室，病室内有独立的卫生间。通向内走廊的门外设有二道间及洗手设施，通向内走廊的墙上安装双侧推拉递物柜（图 1-3，图 1-4）。②患者要住单人间（同一病种可住同一室），门上挂"严密隔离"标记，不得随意开启门窗；门口设用消毒液浇洒过的脚垫，门把手包以消毒液浸湿的布套。③工作人员进入病室要戴口罩、帽子，穿隔离衣，换隔离鞋。密切接触患者，可能受到血液、体液、分泌物污染时，应戴护目镜，必要时戴防护面具。④霍乱患者要设立洞床（图1-5），患者的分泌

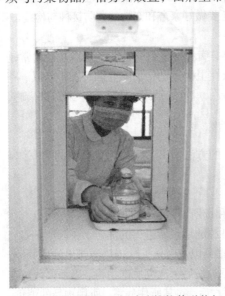

图 1-3　传染病房的双侧玻璃推拉传递物柜

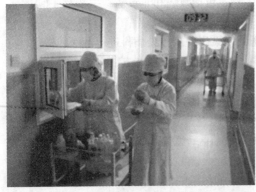

图 1-4　医护人员从内走廊通过传递柜向病室递送药品器材

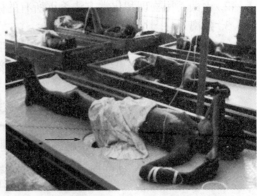

图 1-5　霍乱患者躺在设有洞床的床上接受治疗

物、排泄物及便器需严密消毒。⑤病室的墙壁、地面、家具需每天用消毒液擦洗一次，病室的空气每日用紫外线消毒一次。⑥病室内物品固定、专用，所有用物一经进入病室，均视为污染，必须经严密消毒。⑦患者禁止出病房，禁止陪护、探视。⑧患者出院或死亡，病室须进行终末消毒。

　　2）呼吸道隔离（蓝色标志）：适宜经呼吸道传染的疾病，如麻疹、白喉等。

　　隔离要求：①病室门应紧闭，通向内走廊的门外设有二道间及洗手设施，病室内应有特殊的通风装置；②相同病种的患者住同一病房，床与床之间的距离为 2m；③工作人员接触患者须戴口罩、帽子，必要时穿隔离衣；④患者不能外出，需到其他科室就诊时，需戴口罩；⑤患者的血液、体液污染过的物品须进行消毒处理；⑥病室用紫外线对空气进行消毒，每日 2 次；通风每日 3 次；地面擦洗每日 2 次。

　　3）消化道隔离（棕色标志）：适用于消化道传染性疾病，如伤寒、细菌性痢疾、甲型和戊型肝炎等。

　　隔离要求：①不同病种的患者，最好分室收住，如条件不允许，不同病种也可同住一室，但每个患者之间必须实行隔离，床边挂上"床边隔离"标记。②工作人员密切接触患者需穿隔离衣、戴手套、帽子，护理不同的病种需更换不同的隔离衣，接触患者后要严格清洗、消毒双手。③患者的呕吐物、排泄物要严格消毒，食具、便器要专用，用后消毒；地面、墙壁每天用消毒液擦洗。④督促患者饭前便后要洗手，控制彼此之间的相互接触；患者之间不得交换报纸、用具、食物等；患者不得随意离开隔离单位。⑤病房设纱门、纱窗，做好灭蝇、防蝇及灭蟑螂工作。

　　4）接触隔离（橙色标志）：适宜病原体直接或间接地接触皮肤、黏膜而引起的传染病，如狂犬病、破伤风等。

　　隔离要求：①不同病种患者分室收住；②接触患者需穿隔离衣、戴手套、口罩，接触不同的患者需更换不同的隔离衣并洗手；③为患者换药时应带橡胶手套，患者用过的医疗器械要严格消毒，用过的敷料应焚烧；④患者出院或死亡，病室须进行终末消毒。

　　5）血液、体液隔离（红色标志）：适用于经血液、体液及血制品传播的疾病，如乙型肝炎、丙型肝炎、艾滋病、梅毒等。

　　隔离要求：①同病种患者收住一室；②接触患者需穿隔离衣、戴手套，必要时带护目镜；③医疗器械应严格消毒，有条件时使用一次性用品；④被患者的血液、体液污染的物品，应销毁或装入污物袋中，做好标记，送出病房进行彻底消毒或焚烧；⑤接触患者或血液后，要认真洗手，再接触其他患者。

　　6）脓液、分泌物隔离（绿色标志）：适用于感染后出现化脓性分泌物、引流物而不需严格隔离的患者，如小面积烧伤、眼结膜炎、皮肤伤口感染等。

　　隔离要求：①在换药或接触感染性物质时戴口罩；②接触患者污染物后或护理下一个患者前要洗手；③接触污染的物品须戴手套；④污染物品应袋装、标记后，送消毒、无菌处理。

　　7）结核菌隔离（灰色标志）：适宜痰结核菌阳性、X 线证实为活动性结核患者。

　　隔离要求：①隔离室门窗关闭，有特别通风设备，同疗程者可住同一室；②密切接触患者时要戴口罩；③接触患者或污染物后、护理下一位患者前应洗手，可不戴手套；④污染的敷料应袋装、标记，送焚烧或消毒、无菌处理。

（四）保护易感者的措施

　　通过改善营养，加强体育锻炼，养成良好的卫生习惯等，提高人群的非特异性免疫能力。但起关键作用的还是通过预防接种提高人群的主动和被动特异性免疫力。预防接种是预防传染病最有效、最方便、最经济的措施。接种疫苗、菌苗、类毒素之后，可使机体具有对抗病毒、细菌、毒素的特异性主动免疫；儿童计划免疫对传染病预防起关键性作用。

　　1. 免疫预防　传染病的免疫预防包括主动免疫和被动免疫。其中计划免疫是预防传染病流行的重要措施。目前儿童计划免疫范围包含十种疫苗。此外，当传染病流行时，接种抗毒素、丙种球蛋白或高滴度的免疫球蛋白，可使机体具有特异性的被动免疫。被动免疫可以为易感者提供及时的保护抗体，如注射胎盘球蛋白和丙种球蛋白预防麻疹、流行性腮腺炎、甲型肝炎等，但因为血液制品的安全性尚存在隐患，除非必要，目前已不主张使用。高危人群应急接种可以通过提高群体免疫力来及时制止传染病大面积流行，如麻疹疫苗在感染麻疹病毒 3 天后或潜伏期早期接种均可控制发病。

2. 药物预防　也可以作为一种应急措施来预防传染病的传播。但药物预防作用时间短、效果不巩固，易产生耐药性，因此其应用具有较大的局限性。

3. 个人防护　接触传染病的医务人员和实验室工作人员应严格遵守操作规程，配置和使用必要的个人防护用品。有可能暴露于传染病生物传播媒介的个人需穿戴防护用品如口罩、手套、隔离衣、护腿、鞋套等。疟疾流行区可使用个人防护蚊帐。安全的性生活应使用安全套。

（五）传染病暴发、流行的紧急措施

根据传染病防治法规定，在传染病暴发、流行时，当地政府需立即组织力量防治，报经上一级政府决定后，可采取下列紧急措施：

1. 限制或停止集市、集会、影剧院演出或者其他人群聚集活动。

2. 停工、停业、停课。

3. 临时征用房屋、交通工具。

4. 封闭被传染病病原体污染的公共饮用水源。在采用紧急措施防止传染病传播的同时，政府卫生部门、科研院所的流行病学、传染病学和微生物学专家、各级卫生防疫机构的防疫检疫人员、各级医院的临床医务人员和社会各相关部门应立即组织开展传染病暴发调查，并实施有效的措施控制疫情，包括隔离传染源，治疗患者尤其是抢救危重患者，检验和分离病原体，采取措施消除在暴发调查过程中发现的传播途径和危险因素，如封闭可疑水源，饮水消毒，禁食可疑食物，捕杀动物传染源和应急接种等。

执业考试模拟题

1. 根据目前《中华人民共和国传染病防治法》的规定，将法定传染病分为（　　）

  A. 三类共 25 种　　　B. 两类共 28 种

  C. 三类共 35 种　　　D. 三类共 39 种

  E. 两类共 35 种

2. 在传染病管理中列为甲类传染病的为（　　）

  A. 病毒性肝炎、流行性脑脊髓膜炎

  B. 流行性脑脊髓膜炎、结脑

  C. 鼠疫、霍乱

  D. 传染性非典型肺炎、手足口病

  E. 艾滋病、人感染高致病性禽流感

3. 我国传染病防治法规定，下列属乙类传染病的是（　　）

  A. 霍乱　　　　　　　B. 鼠疫

  C. 麻风病　　　　　　D. 流行性脑脊髓膜炎

  E. 丝虫病

4. 增强特异性免疫力的措施为（　　）

  A. 调节饮食　　　　　B. 体育锻炼

  C. 改善居住条件　　　D. 良好的卫生习惯

  E. 预防接种

5. 注射下列何种制剂可获得自动免疫（　　）

  A. 丙种球蛋白　　　　B. 胎盘球蛋白

  C. 抗毒血清　　　　　D. 类毒素

  E. 特异性高价免疫球蛋白

6. 注射下列何种制剂可迅速获得免疫力（　　）

  A. 减毒活疫苗　　　　B. 减毒活菌

  C. 纯化抗原疫苗　　　D. 抗毒素

  E. 类毒素

7. 下列哪种情况不能获得特异性免疫（　　）

  A. 隐性感染　　　　　B. 患传染病后

  C. 生活规律　　　　　D. 注射疫苗

  E. 注射胎盘球蛋白

8. 预防传染病最重要的措施是（　　）

  A. 预防接种　　　　　B. 加强锻炼

C. 增加营养　　　　D. 注射丙种球蛋白

E. 药物预防

9. 属于传染病预防措施的是（　　）

A. 计划免疫　　　　B. 封锁疫区

C. 环境消毒　　　　D. 限制集会

E. 停工停课

10. 下列疾病中，属于甲类传染病的是（　　）

A. 狂犬病　　　　　B. 麻疹

C. 霍乱　　　　　　D. 百日咳

E. 艾滋病

11. 在乙类传染病中，需要按甲类传染病管理的是（　　）

A. 艾滋病　　　　　B. 肾综合征出血热

C. 传染性非典型肺炎　D. 布鲁斯菌病

E. 登革热

12. 甲类传染病的法定报告时间，在城镇为发现

后（　　）

A. 2 小时内　　　　B. 6 小时内

C. 8 小时内　　　　D. 12 小时内

E. 24 小时内

13. 对传染性非典型肺炎患者应采取（　　）

A. 严密隔离　　　　B. 呼吸道隔离

C. 接触隔离　　　　D. 消化道隔离

E. 血液-体液隔离

14. 下列属于清洁区的是（　　）

A. 病房　　　　　　B. 内走廊

C. 医护办公室　　　D. 治疗室

E. 医护值班室

15. 艾滋病患者需要采取（　　）

A. 严密隔离　　　　B. 呼吸道隔离

C. 接触隔离　　　　D. 消化道隔离

E. 血液-体液隔离

（郭晓敏）

第八节　传染病患者的护理

　　传染病患者的护理是传染病防治工作的重要组成部分。传染病具有起病急、病情危重、变化快、并发症多等特点，且具有传染性，因此要求护理人员掌握常见传染病患者护理的理论知识和操作技术，工作中要有高度的责任感和同情心，做到严密、细致地观察病情，及时发现病情变化，迅速、准确地配合抢救工作，同时要实施严格消毒隔离制度和管理方法，履行疫情报告职责，开展社区宣传教育，使群众掌握传染病的防治知识。

一、传染病护理工作的内容

　　1. 传染病的疫情报告　依据《中华人民共和国传染病防治法》的规定，护士为传染病的责任报告人之一，要向有关部门准确、及时地报告疫情。

　　2. 严格执行消毒隔离制度　护士应掌握传染病的基本理论知识，了解传染的过程，在传染病护理工作中严格执行消毒隔离制度，有效防止传染病传播。

　　3. 对传染病患者实施整体护理　传染病具有传染性，需要隔离，易导致患者产生不良心理反应，如焦虑、自卑、孤独感等，护士应注重患者的身心护理，促进患者早日康复。

　　4. 密切观察病情变化　传染病起病急、病情危重、病情发展迅速、并发症多，护士要密切观察病情变化，及时发现异常，积极配合抢救。

　　5. 对传染病患者进行健康教育　为促进患者康复，避免传染，护士应积极做好传染病患者及家属的健康指导，做好传染病防治知识的宣教，指导患者及家属严格遵守探视管理制度、消毒隔离制度及有效实施消毒隔离的具体措施。

二、传染病患者的护理评估

　　护理评估是护理程序的首要环节，传染病患者护理评估的主要内容包括病史资料的收集与评估、身体状况评估、实验室及其他检查等。护士根据所收集到的主观资料和客观资料，

对传染病患者进行护理评估并提出护理问题。

1. 病史资料的收集与评估　是传染病患者入院护理评估的重点。全面收集患者主、客观资料，应包括下列几方面：

（1）患病及治疗经过：针对传染病起病急、病情复杂多变、症状严重、易发生并发症、易传播的特点，应了解患者患病起始时间、有无明显起因、主要症状及其特点，有无诱发因素、伴随症状及并发症，既往检查、治疗、用药经过及效果，目前主要不适；一般情况如饮食、睡眠、体重、排便习惯有无改变等。应着重注意传染病所特有的基本特征，如潜伏期长短、有无毒血症状等。

（2）心理、社会资料评估：评估患者对所患传染病的认识程度、心理状态，有无顾虑等，如担心预后，缺乏配合治疗、护理的知识，由于高热、严重腹泻、黄疸、大出血等严重病情导致的焦虑、抑郁、沮丧、恐惧等不良情绪。了解患者对住院及隔离治疗的认识，有无被约束、孤独、被遗弃感。了解患病对患者的学习、日常生活、工作、家庭、经济等各方面的影响，如因住院治疗导致恋爱关系中断，住院后子女、父母无人照顾，医疗费用无力支付所致的不良情绪反应。

观察是否有因不良情绪造成的生理反应，如食欲缺乏、睡眠障碍等。评估患者的应对能力，能否应用恰当的心理防卫机制进行应对。

评估社会支持系统，包括患者的家庭成员组成及其对患者的关怀程度，能提供的帮助，所在社区的医疗保健资源、设施，出院后继续就医的条件等。

（3）生活史、流行病学史和家族史：包括年龄、性别、出生地、成长经过、职业、旅居地区、发病季节、生活及卫生习惯、饮食习惯，有无特殊的食物喜好或禁忌、病原接触史、家庭成员或集体发病情况、既往传染病史、预防接种史等，应根据每个传染病的流行病学特征重点询问。此外还应注意患者有无食物或药物过敏，烟、酒嗜好，家族中是否曾有同类患者。

2. 身体状况评估　身体状况的全面评估对协助诊断的提出具有重要意义。

（1）一般情况：评估患者生命体征的变化，有无发热及其程度，是否有神志改变，营养状况如何，尤其是慢性患者，由于长期消耗增多，易合并营养不良。皮肤黏膜有无出血、皮疹，注意皮疹的形态、性质、分布，是否伴有瘙痒感；皮肤黏膜有无黄疸及其程度。全身浅表淋巴结有无肿大、压痛。有无特征性的症状、体征，如玫瑰疹见于伤寒，腓肠肌压痛见于钩端螺旋体病等。

（2）各系统检查：评估患者有无心音改变，心律是否整齐，心率快慢，有无心脏杂音。传染病患者当出现败血症、感染性休克，或当病变累及心脏导致心功能损害时，常出现心音、心律改变，甚至出现心脏病理性杂音，如肾综合征出血热继发出血性休克等。注意双肺呼吸音是否正常，有无干湿啰音。检查腹部有无压痛、反跳痛，肝脾的大小、软硬度，有无腹水，如急、慢性病毒性肝炎可有腹痛、肝区痛、肝大，部分患者有脾大，若有肝硬化，可出现腹水。对累及中枢神经系统的疾病，如流行性乙型脑炎、流行性脑脊髓膜炎等，尤应注意检查中枢神经系统，如有无脑膜刺激征、病理反射征等。

3. 实验室及其他检查　及时准确地采集标本对病原体的发现与分离及传染病诊断，尤其早期诊断具有特殊意义。

三、传染病的一般护理

（一）重视并解决传染病患者的心理、社会问题

传染病患者的心理、社会问题多，压力大，具体表现为四点：不安全感、孤独与无奈、嫌弃与疑心、失望与自卑。由于患者对传染病认识不足，对愈后不理解，心理上承受着来自自身及外界的较大压力。做好传染病患者心理护理，重视并解决传染病患者心理、社会问题。

在临床护理工作中，护士要妥善保管好涉及患者隐私的病历资料，防止患者病情或隐私

的泄露；对有关病史资料及检查检验结果，未经患者同意，不随意公开和使用，包括其配偶、家人、亲属、朋友、同事、熟人等；不在公众场合讨论涉及患者隐私的有关疾病或治疗等的信息问题；不在患者面前分析病例或讨论不利于患者康复的疾病研究进展。

（二）提供人性化护理服务

1. 采取有效的消毒隔离措施 近年来，随着新隔离分类的建立、隔离方式的发展，许多传染病的传播途径已经明确，同时也使某些传染病传统的隔离方式受到了挑战，采取有效的隔离措施日益受到重视。隔离主要是对病原菌的隔离，并非完全隔离患者。隔离措施应科学，并非越严密越好。护士应根据当前传染病传染源和传播途径的最新研究结论，制订科学的隔离措施以及检验隔离护理效果的标准和方法，防止传染病流行和蔓延。要通过各种有效措施增强传染病患者自我隔离管理的意识，并在隔离中发挥积极的作用。更重要的是传染病患者并非入院后才传播传染病，其流行与社会因素密切相关。因此要杜绝和减少传染病的发生，须提高全社会人群的大卫生观念。

2. 提供满足患者基本需要的清洁、舒适、安全、方便的病室环境

（1）病室环境设施：应满足不同患者的特殊需求，包括适宜的温湿度，良好的通风，柔和的光线，具有保护性的方便、实用、安全的设施，轻软、舒适的床单位用具，清洁整齐的环境等，使患者安心休养、治疗。

（2）危重患者：应安置在抢救设施齐全、靠近护士站的单间病室，以利于监护、抢救、治疗及护理。

（三）有针对性地开展健康教育

1. 突出疾病不同时期的隔离要求 做好相关隔离知识的教育工作，使传染病患者学会既要保护自己，也要对他人负责，自觉地做到早检查、早治疗、早隔离。这是对传染病患者健康教育的第一步。

2. 根据患者对传染病健康需求的特点 有的放矢地进行疾病相关知识教育，让患者了解所患疾病的发生、发展及转归过程，增强自我预防和保健的意识，消除恐惧心理，树立战胜疾病的信心。

3. 根据影响患者学习能力的相关因素 如年龄、知识水平、学习能力、健康状况，评估患者所需的健康问题，选择适宜的教育目标，制订个体化的教育计划，采取灵活多样的健康教育方式，从患者行为、心理、情绪等方面进行教育指导。针对不同个体、不同疾病时期、患者不同健康问题和心理状态进行个别教育。同时护士要充分调动患者的主观能动性，消除患者负性心理，促进治疗的依从性，树立战胜疾病的信心。

4. 关注患者的角色需求 关注患者的家庭、社会角色需求，帮助传染病患者适应家庭及社会角色需求。

四、传染病常见的护理问题及主要护理措施

1. 体温过高 与感染、频繁抽搐、体温调节中枢功能失调有关。

护理措施：①进行物理降温，如头部冷敷、乙醇擦浴、冷盐水灌肠等，有皮疹者禁用乙醇擦浴。物理降温效果不佳者可遵医嘱药物降温。②注意监测体温，每4小时测1次体温，注意热型及伴随症状。密切观察生命体征及病情变化。③严格卧床休息，保持舒适的体位。注意室温维持在16～18℃，湿度在60%左右为宜。注意通风，避免噪声。④鼓励患者多饮水，每日至少2000ml。给予高热量、高蛋白、高维生素的流质或半流质饮食。⑤皮肤、口腔护理：患者大量出汗后及时用温水擦浴，更换内衣，保持皮肤清洁、干燥。高热患者易发生口腔炎，可用生理盐水清洁口腔。⑥用药护理：遵医嘱用退热药，注意剂量及出汗情况，避免大汗导致虚脱。用抗生素时注意了解

药物的用法、剂量、副作用。⑦健康指导：教育患者注意锻炼身体，养成良好的卫生习惯。传染病流行期间尽量不去公共场所。出现发热症状及时就诊，发热期间多饮水。

2. 皮肤完整性受损　与病原体及代谢产物引起皮疹有关。

护理措施：①保持皮肤和手的清洁卫生，床铺清洁、平整，衣着宽松、柔软。②用温水擦洗皮肤，防止受凉及皮肤感染。③避免直接搔抓患处，瘙痒严重时可用炉甘石洗剂。皮疹破裂时可涂 1%甲紫等，促进溃疡愈合，皮疹感染时可局部外用抗生素软膏。④进食前后用温水或复方硼砂溶液漱口，避免进食过冷或过热食物，鼓励患者用吸管。⑤皮疹结痂后不能强制撕脱，可用消毒剪轻轻剪掉。⑥避免吃刺激、辛辣的食物，多饮水。

3. 营养失调：低于身体需要量　与摄入不足、消耗增多有关。

护理措施：①给予高热量、高维生素、营养丰富的流质或半流质饮食，少量多餐。②病情严重者给予喂食，昏迷者采用鼻饲甚至静脉营养。③按医嘱给予止吐、止泻、促进消化、增进食欲的药物。④肝损害时要注意调整蛋白质、水、盐的量。⑤向患者及家属讲解营养知识，指导选择和配备方法。

4. 腹泻　与病原体的感染、肠蠕动功能失调有关。

护理措施：①严格执行消化道隔离。②静卧休息，减少肠蠕动及能量消耗。③准确记录24 小时出入液量，避免发生水、电解质平衡失调。注意大便的量、次数及性状，及时送检大便以查找病原体，密切观察生命体征。④注意肛门周围的皮肤，每日用温水或 1：5000 高锰酸钾溶液坐浴，之后局部涂以消毒凡士林油膏，保护局部皮肤。⑤注意饮食卫生，避免进食生、冷及刺激性食物，给予少渣、少纤维、低脂、易消化食物。⑥遵医嘱使用喹诺酮类药物及抗生素，注意药物的剂量、使用方法、副作用等。

5. 急性意识障碍　与脑组织受损有关。

护理措施：①注意观察生命体征及神志的改变，特别注意瞳孔的大小、对光反射、角膜反射等。②及时清除呼吸道的分泌物和呕吐物，注意翻身，防止褥疮发生，持续给氧。③专人护理，防止跌伤和口舌咬伤。④注意补充营养，昏迷者给予鼻饲。⑤准备好各种抢救物品及药品。⑥预防并发症的护理，包括呼吸道、泌尿道感染，皮肤黏膜及口腔护理。

6. 组织灌流量改变　与内毒素致微循环障碍有关。

护理措施：①给予仰卧中凹位，绝对卧床休息，尽量减少搬动。②密切观察生命体征、神志、皮肤、黏膜、尿量等。③观察皮肤的出血点及瘀斑，注意是否有 DIC 的存在。④保持呼吸道通畅，及时清除呼吸道的分泌物和呕吐物，给予吸氧。⑤建立静脉通路，补充血容量，纠正休克，输液中警惕肺水肿的发生。⑥做好患者和家属的心理护理，消除患者和家属的紧张心理。

7. 潜在的并发症：颅内高压、脑疝、呼吸衰竭等。

护理措施：①密切观察生命体征、神志、瞳孔的改变，注意呼吸频率、节律、深度的改变。②及时清除呼吸道的分泌物，惊厥时，用舌钳将舌拉出，防止舌根后坠，给予吸氧。③准备抢救用物，如气管插管、气管切开包。④遵医嘱正确使用脱水剂、呼吸兴奋剂。⑤监测血气分析。

8. 低效性呼吸形态　与呼吸中枢受损、呼吸肌麻痹等有关。

护理措施：① 密切观察病情变化，做好各项护理记录。②及时清理呼吸道分泌物，保持呼吸道通畅。③遵医嘱吸氧。④备好抢救药品及器械，如呼吸兴奋剂、气管插管、气管切开包、吸痰器等。⑤保持病室安静，避免各种刺激。⑥遵医嘱抽血做血气分析。

9. 有传播感染的可能　与病原体排出有关。

护理措施：①根据不同病种，采取相应的隔离消毒措施。②做好疫情报告。③向患者及家属讲解有关疾病知识和隔离消毒的重要性及具体做法，使其自觉遵守，密切配合。④按要求及时送检病原学检查标本。⑤遵医嘱进行病原学治疗，密切观察药物的疗效及副作用。

10. 焦虑 与医学知识缺乏、疾病对生命威胁、被采取隔离措施等有关。

护理措施：①认识到患者的焦虑，对患者的焦虑表示理解。②耐心地向患者解释病情，消除其心理紧张和顾虑，使其能积极配合治疗及护理，并得到充分休息。③多陪伴患者，主动与患者交流，了解患者的心理状态，设法解决患者的实际问题，减轻焦虑情绪。④指导患者应对焦虑的方法，如转移注意力、深呼吸、听音乐等。⑤与患者家属、朋友、单位取得联系，争取他们的支持、资助及理解。

执业考试模拟题

（1~3题共用题干）

患儿，3岁。因发热5天，皮疹1天入院。查体：体温39.5℃，头面及躯干部有散在红色斑丘疹，疹间可见正常皮肤，压之褪色，表浅淋巴结未触及。结膜充血，口腔颊部可见黏膜斑。

1. 该患儿首先考虑（ ）

　A. 麻疹　　　　　　　B. 水痘

　C. 风疹　　　　　　　D. 猩红热

　E. 药物疹

2. 该患儿首优的护理问题是（ ）

　A. 皮肤完整性受损　　B. 体温过高

　C. 营养失调：低于身体需要量

　D. 活动无耐力　　　　E. 有传播感染的可能

3. 该患儿不能采取的降温措施是（ ）

　A. 开窗通风　　　　　B. 多喝水

　C. 乙醇擦浴　　　　　D. 温水浴

　E. 少量解热剂

（郭晓敏）

第二章 病毒性传染病患者的护理

第一节 病毒性肝炎

病毒性肝炎（viral hepatitis）是由多种肝炎病毒引起的，以肝脏损害为主的一组全身性传染病。目前，按病原学分类，明确的病毒性肝炎有甲型肝炎、乙型肝炎、丙型肝炎、丁型肝炎及戊型肝炎等。我国是病毒性肝炎的高发区，尤其是乙型病毒性肝炎。按临床特点来分，病毒性肝炎有急性肝炎、慢性肝炎、重症肝炎、淤胆型肝炎、肝炎肝硬化等类型。各型病毒性肝炎临床表现相似，主要以疲乏无力、食欲减退、厌油食及肝功能损害为主，部分病例出现发热及黄疸。甲型和戊型主要经粪-口途径传播，主要表现为急性感染，一般不会转变为慢性；乙型、丙型、丁型肝炎主要经血液、体液等胃肠外途径传播，可转变为慢性感染，部分病例可发展为肝硬化或肝细胞癌。

一、病 原 学

1. 甲型肝炎病毒（hepatitis A virus，HAV） 属于微小 RNA 病毒科中的嗜肝 RNA 病毒属。HAV 直径为 27～32nm，无包膜，电镜下可见实心和空心两种颗粒（图 2-1），前者为完整的 HAV，有传染性，后者为未成熟的不含 RNA 的颗粒，具有抗原性，但无传染性。HAV 仅有一个血清型，因此只有一对抗原抗体系统。感染后血清中抗-HAVIgM 抗体很快出现，一般持续 8～12 周，是 HAV 近期感染的血清学标志；抗-HAVIgG 抗体产生较晚，在恢复期达高峰，可持久存在，具有保护性。

HAV 对外界抵抗力较强，室温下可生存 1 周，干粪中 25℃能生存 30 日，在贝壳类动物、污水、淡水、海水、泥土中能生存数月，加热煮沸 100℃ 1 分钟才能完全使之灭活，对紫外线、氯、甲醛等敏感。

2. 乙型肝炎病毒（hepatitis B virus，HBV） 属嗜肝 DNA 病毒科（图 2-2）。在电镜下观察，HBV 感染者血清中可见 3 种颗粒：①大球形颗粒，又称 Dane 颗粒（图 2-3），直径 42nm，由包膜和核心两部分组成。包膜内含表面抗原（HBsAg）、糖蛋白与细胞脂质；核心内含环状双股 DNA、DNA 聚合酶（DNAP）、核心抗原（HBcAg）及 e 抗原（HBeAg），是乙肝病毒复制的主体。 ②小球形颗粒。③管形颗粒。后两种为乙肝病毒空心包膜，不含核酸，是不完整的乙肝病毒颗粒，无感染性。一般情况下，血清中小球形颗粒最多，Dane 颗粒最少。HBV 的抗原复杂，其外壳中有表面抗原，核心成分中有核心抗原和 e 抗原，感染后可引起机体的免疫反应，产生相应的抗体。

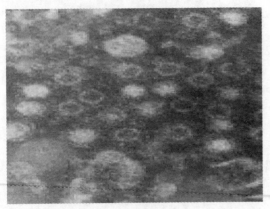

图 2-1　电镜下的 HAV

HBV 对外界抵抗力很强，在干燥或冰冻环境下能生存数月到数年，紫外线照射及一般浓度的化学消毒剂均不能使之灭活，在血清中 30～32℃可保存 6 个月，−20℃可保存 15 年。对 0.2%苯扎溴铵及 0.5%过氧乙酸敏感，煮沸 100℃ 10 分钟或高压蒸汽消毒可被灭活。

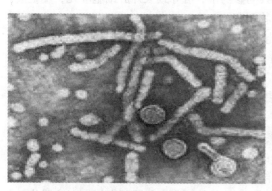

图 2-2　电镜下的 HBV

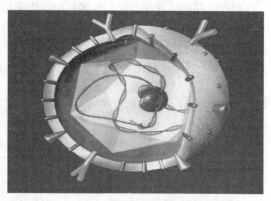

图 2-3　Dane 颗粒模式图

3. 丙型肝炎病毒（hepatitis C virus，HCV）　属黄病毒科丙型肝炎病毒属，是一种单股线状 RNA 病毒。HCV 直径为 30～60nm，外有脂质外壳、囊膜和棘突结构，内有由核心蛋白和核酸组成的核衣壳。HCV 感染者血中的 HCV 浓度极低，血清中 HCV 抗原检出率不高，抗 HCV 不是保护性抗体，有 IgM 和 IgG 两型。发病后即可检测到抗 HCVIgM，一般持续 1～3 个月，如果血清中抗 HCVIgM 持续阳性，提示体内病毒持续复制，易转变为慢性。

HCV 对有机溶剂敏感，10%氯仿可杀灭 HCV，煮沸、紫外线等亦可使 HCV 灭活。血清经 60℃ 10 小时或 1∶1000 甲醛 37℃ 6 小时能使 HCV 传染性丧失。

4. 丁型肝炎病毒（hepatitis D virus，HDV）　是一种缺陷的嗜肝单链 RNA 病毒，直径 35～37nm 的球状颗粒，需要在 HBV 的辅助下才能进行复制。HDV 只有一个血清型，HDVAg 是 HDV 唯一的抗原成分，抗 HDV 不是保护性抗体。

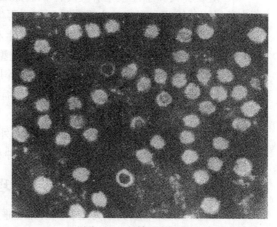

图 2-4　电镜下的 HEV

5. 戊型肝炎病毒（hepatitis E virus，HEV）　是直径 27～34nm 的单股正链小 RNA 病毒，电镜下为二十面体对称圆球形颗粒（图 2-4），目前认为其生物学特性与 HAV 相似。

二、发病机制与病理

（一）发病机制

1. 甲型肝炎　目前认为，感染早期，由于 HAV 大量增殖，使肝细胞受到轻微破坏，随后机体的细胞免疫和体液免疫作用使肝细胞进一步受损害。

2. 乙型肝炎　一般认为 HBV 并不直接导致肝细胞损害，而是通过一系列免疫反应导致肝细胞病变。HBV 侵入人体后，通过血流到达肝脏或一些肝外组织，如胰、胆管、脾、淋巴结、肾、骨髓等。肝细胞的病变主要取决于机体的免疫应答，特别是细胞免疫应答，机体的免疫应答不同，导致的临床表现各异。当机体免疫功能低下、免疫耐受或病毒发生变异时，HBV 很难及时清除，导致慢性肝炎或无症状 HBsAg 携带状态；当机体免疫功能正常时，多表现为急性肝炎，大部分患者可彻底清除病毒；当机体处于超敏反应时，大量抗原-抗体复合物产生并激活补体系统，在多种细胞因子的共同参与下，可导致大片肝细胞坏死，发生重型肝炎。乙型肝炎的肝外损伤主要由免疫复合物引起。

3. 丙型肝炎　HCV 进入人体后，首先引起病毒血症，并间断地出现于整个病程。目前认为 HCV 感染致肝细胞损伤有下列因素参与：①HCV 的直接杀伤作用；②宿主免疫因素；③自身免疫；④细胞凋亡。

4. 丁型肝炎　目前认为 HDV 本身及其表达产物对肝细胞有直接作用，但尚缺乏确切证据。

5. 戊型肝炎　可能与甲型肝炎相似。

（二）病理

1. 急性肝炎　常见肝肿大，肝细胞气球样变和嗜酸性变，形成点、灶状坏死，汇管区炎症细胞浸润，坏死区肝细胞再生，网状支架和胆小管结构正常。急性肝炎如出现碎屑状坏死，提示极可能转为慢性。

2. 慢性肝炎　主要病变为肝细胞变性和点灶性坏死，常发生肝细胞碎屑样和桥状坏死，汇管区炎性细胞浸润，肝小叶及汇管区内纤维组织增生，肝细胞再生结节形成。

3. 重型肝炎　急性重型肝炎肝体积明显缩小，包膜皱缩，重量减轻。肝细胞坏死严重而广泛，无纤维间隔形成，亦无明显肝细胞再生。肝脏切面呈黄色，故称黄色肝萎缩。亚急性重型肝炎肝细胞呈亚大块坏死，肝细胞再生和汇管区或小叶内结缔组织增生，淤胆明显。肉眼检查肝脏表面有大小不等的结节。慢性重型肝炎在慢性肝炎或肝硬化病变基础上出现亚大块或大块坏死，大部分病例尚可见桥状及碎屑状坏死。

4. 肝炎肝硬化　活动性肝硬化伴明显炎症，假小叶边界不清。静止性肝硬化结节内炎症轻，假小叶边界清楚。

5. 淤胆型肝炎　除有轻度急性肝炎病变外，常因胆汁代谢、排泄障碍而有肝细胞内胆色素滞留、毛细胆管内胆栓形成及汇管区水肿和小胆管扩张等病变。

三、病　理　生　理

1. 黄疸　以肝细胞黄疸为主，因肝细胞膜通透性增加及胆红素的摄取、结合、排泄等功能障碍而引起，当血清胆红素浓度高于 34.2μmol/L 时称为显性黄疸。

2. 肝性脑病　目前认为血氨及其他毒性物质的蓄积是肝性脑病产生的主要原因，另外支链氨基酸/芳香族氨基酸比例失调或肝衰竭时，某些胺类化合物如 β-羟酪胺和苯乙醇胺不能被清除，通过血-脑屏障取代正常神经递质等也可导致肝性脑病。其诱因常见的有：消化道出血、大量利尿剂导致低钾性碱中毒、低钠血症、使用镇静剂或麻醉剂、合并感染、大量放腹水、摄入过多的含氮物质等。

3. 出血　重型肝炎肝细胞坏死使多种凝血因子合成减少、肝硬化脾功能亢进致血小板减少、DIC 导致凝血因子和血小板消耗等均可引起出血。门静脉高压也可引起出血。

4. 急性肾功能不全　又称为肝肾综合征或功能性肾衰竭。重型肝炎和肝硬化时，有效循环血量减少，有效血容量下降，肾缺血，内毒素血症等可导致肾小球滤过率和肾血流量下降引起功能性肾衰竭。功能性肾衰竭持续存在和发展，也可导致肾脏实质性损害。

5. 腹水　重型肝炎和肝硬化时，由于醛固酮分泌过多和利钠肾上腺糖皮质激素减少导致钠潴留，其中钠水潴留是早期腹水形成的主要原因。门静脉压力增高、低白蛋白血症、淋巴液生成过多是后期腹水形成的主要原因。

四、护理评估

（一）流行病学资料

1. 传染源　甲肝和戊肝的传染源是急性患者和隐性感染者。患者在起病前 2 周和起病后 1 周从大便中排出 HAV 的量最多，传染性最强。乙肝、丙肝、丁肝传染源分别是急性和慢性（含肝炎后肝硬化）的乙肝、丙肝、丁肝患者与病毒携带者。

2. 传播途径

（1）粪-口传播：甲肝、戊肝以粪-口传播为主，水源污染和水生贝类（如毛蚶）受感染可致暴发流行。

（2）血液和体液传播：乙肝以血源传播为主，如输入染有病毒的血液和血制品，手术、公用剃刀、针刺、器官移植、使用染有病毒的注射器、医疗器械等方式传播，亦可通过精液和阴道分泌物传播。丙肝主要通过输血及注射途径传播。丁肝的传播方式与 HBV 基本相同。

（3）母婴传播：也是重要的传播途径，包括经胎盘、产道、哺乳等方式所引起的 HBV 感染。

（4）接触传播：日常生活密切接触、性接触亦是乙肝的传播途径。

3. 人群易感性　人类对各型肝炎普遍易感。甲肝以幼儿、学龄儿童发病率最多，但遇有暴发流行时各年龄组均可发病。戊肝以青壮年发病为多。乙肝多发生于婴幼儿及青少年，丙肝多见于成人。

4. 流行特征　甲肝的发病率有明显的秋冬季高峰。戊肝也有明显的季节性，流行多发生于雨季或洪水后。乙肝、丙肝、丁肝无明显季节性。乙肝有家庭聚集现象，婴幼儿感染多见，以散发为主，男多于女，南部高于北部，西部高于东部，农村高于城市。

（二）身体状况

案例2-1

　　患者，男，38 岁，教师。因发热、乏力 2 周，黄疸进行性加重 1 周，神志不清 1 日入院。患者于 2 周前觉低热、乏力、食欲缺乏、恶心，逐渐加重，1 周前出现黄疸，进行性加重。近 2 日不思饮食，食后即呕吐，尿量每日 600ml，呈浓茶色，1 日前神志不清，答非所问，对时间、地点定向不清。吸烟史 8 年，经常饮酒。查体：T 38.7℃，重病容，烦躁不安，皮肤、巩膜深度黄染，穿刺部位有大片瘀斑，心、肺（-），腹胀，肝脾肋下未触及，移动性浊音（+），扑翼样震颤（+）。实验室检查结果：血 WBC 11.3×10⁹/L，N 0.86，L 0.14，血清总胆红素 460μmol/L，ALT 105U/L，HBsAg（+），HBeAg（+），凝血酶原活动度（PTA）20%。

　　问题：

　　1. 该患者的严重并发症是什么？

　　2. 此患者最可能的诊断是什么？

　　3. 患者的饮食护理原则是什么？

1. 急性肝炎

（1）急性黄疸型肝炎：临床经过的阶段性较明显，可分黄疸前期、黄疸期、恢复期三期，病程为 2～4 个月。

1）黄疸前期：有发热、显著乏力、食欲减退、厌油食、恶心、呕吐、腹胀、肝区痛、尿色加深等症状，有时有腹痛、腹泻或便秘。肝功能异常。

2）黄疸期：出现黄疸（图 2-5，图 2-6），1～3 周内达高峰。可有一过性粪色变浅、皮肤瘙痒及心动过缓等梗阻性黄疸表现。肝大，质较软，肝区疼痛，有压痛和叩痛。

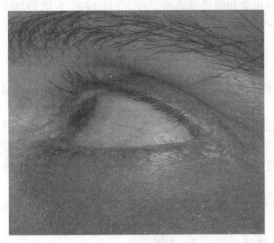

图 2-5　病毒性肝炎患者巩膜黄疸

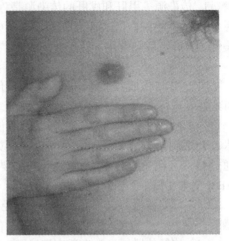

图 2-6　病毒性肝炎患者皮肤黄疸

3）恢复期：食欲好转，体力恢复，腹胀等消化道症状减轻或消失。黄疸逐渐消退，肝、脾回缩，肝功能恢复正常。

（2）急性无黄疸型肝炎：症状及肝功能损伤轻。

2. 慢性肝炎　急性肝炎病程超过半年或原有乙、丙、丁型肝炎或有 HBsAg 携带史而因同一种病原再次出现肝炎症状、体征、肝功能异常者可诊断慢性肝炎。

（1）轻度：病情较轻，可反复出现乏力、头晕、食欲减退、厌油、尿黄、肝区不适、睡眠欠佳、肝稍大有轻微触痛等症状，部分病例临床症状、体征轻微或缺如，肝功能仅 1 项或 2 项轻度异常。

（2）中度：症状、体征、实验室检查介于轻度和重度之间。

（3）重度：有明显或持续的肝炎症状，如乏力、纳差、腹胀、尿黄、便溏等，伴有肝病面容、肝掌（图 2-7）、蜘蛛痣（图 2-8）、脾大并排除其他原因。实验室检查血清 ALT 和（或）AST 反复或持续升高，白蛋白降低或 A/G 值异常，丙种球蛋白明显升高。

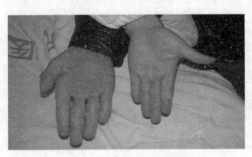

图 2-7　慢性肝炎患者肝掌

图 2-8　慢性病毒性肝炎肝炎患者蜘蛛痣

　　3. 重型肝炎（肝衰竭）　病因及诱因包括身体过劳、营养不良、精神刺激、妊娠、合并细菌感染、饮酒、应用损肝药物等。表现为极度疲乏、严重消化道症状、神经精神症状（嗜睡、性格改变、烦躁不安、昏迷等）、明显出血现象。可出现肝臭、中毒性鼓肠、肝肾综合征等。黄疸迅速加深，肝浊音界迅速缩小。可见扑击样震颤和病理反射。肝功能异常，多数患者出现胆-酶分离现象（胆红素明显增高，氨基转移酶轻度增高或正常），凝血酶原时间（PT）显著延长及凝血酶原活动度（PTA）明显降低（＜40%）（图2-9）。

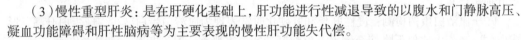

图 2-9　重症病毒性肝炎患者皮肤瘀斑

　　根据病理组织学特征和病情发展速度，重型肝炎可分为三型：

　　（1）急性重型肝炎：又称暴发型肝炎。起病急，发病2周内出现Ⅱ度以上肝性脑病表现。

　　（2）亚急性重型肝炎：又称亚急性肝坏死。以急性黄疸型肝炎起病，发病15日～26周内出现肝衰竭的表现。

　　（3）慢性重型肝炎：是在肝硬化基础上，肝功能进行性减退导致的以腹水和门静脉高压、凝血功能障碍和肝性脑病等为主要表现的慢性肝功能失代偿。

　　4. 淤胆型肝炎　亦称毛细胆管炎型肝炎。起病及临床表现类似急性黄疸型肝炎，但乏力及食欲减退等消化道症状较轻而黄疸重且持久，有皮肤瘙痒、大便颜色变浅、心动过缓、肝肿大明显等梗阻性黄疸的表现。肝功能检查血清胆红素明显升高，以直接胆红素升高为主，多数预后良好。

　　5. 肝炎肝硬化　分为活动期和静止期两型，患者出现明显乏力和消化道症状，黄疸，ALT升高，白蛋白下降。有门静脉高压表现，如腹水、食管及腹壁静脉曲张（图2-10，图2-11），肝缩小、质地变硬，脾肿大，影像学检查门静脉及脾静脉明显增宽。有肝脏炎症活动表现的为活动期，无者为静止期。

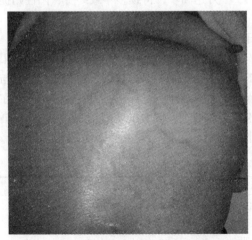

图 2-10　肝炎肝硬化患者腹水及腹壁静脉显露

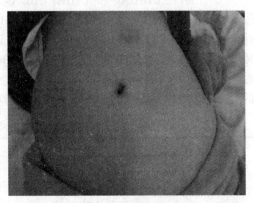

图 2-11　肝炎肝硬化腹水

　　6. 并发症　甲型与戊型肝炎仅有急性感染，并发症少见。肝内并发症多发生在HBV和（或）HCV感染，主要有肝硬化、肝细胞癌、脂肪肝；肝外并发症包括胆道炎症、胰腺炎、甲状腺功能亢进、糖尿病、再生障碍性贫血、溶血性贫血、肾小球肾炎、肾小管性酸中毒、心肌炎等。不同病原所致重型肝炎均可发生严重并发症，主要有肝性脑病、上消化道出血、肝肾综合征、感染等。

案例2-1分析(1)

该患者神志不清，答非所问，对时间、地点定向不清，扑翼样震颤（＋），考虑肝性脑病；皮肤大片瘀斑，尿呈浓茶水样，考虑大出血；24 小时尿量 600ml，考虑肝肾综合征。

（三）辅助检查

1. 肝功能检查

（1）血清酶检测：以血清 ALT 最为常用，是判断肝细胞损害的重要指标，但 ALT 增高程度与肝细胞损害的严重性无关。急性肝炎在黄疸出现前 3 周，ALT 即开始增高，直至黄疸消退后 2～4 周恢复正常。慢性肝炎患者病情活动进展时 ALT 也增高。重型肝炎由于大量肝细胞坏死，ALT 随黄疸迅速加深反而下降，出现胆-酶分离现象。血清碱性磷酸酶（ALP）、γ-谷氨酰转移酶（GGT）增高提示胆汁排泄不畅。血清胆碱酯酶（CHE）活性明显降低常提示肝损害严重。

（2）血清白蛋白检测：慢性肝炎和肝硬化时常表现为血清白蛋白减少，球蛋白升高，形成白/球（A/G）比值下降甚至倒置，反映肝功能损害严重，对诊断有一定参考价值。

（3）血清和尿胆色素检测：黄疸型肝炎时血清直接和间接胆红素均增高。黄疸期尿胆红素及尿胆原均增加。

（4）凝血酶原时间（PT）和凝血酶原活动度（PTA）检测：凝血酶原及多种凝血因子主要由肝脏合成，肝病时 PT 延长，并与肝损害程度呈正比。PTA<40% 提示重型肝炎。

（5）血氨检测：血氨增高提示肝性脑病。

2. 肝炎病毒标志物检测

（1）甲肝：患者在起病开始至 12 周内血清抗 HAVIgM 呈阳性，故此抗体检测具有早期诊断价值。抗 HAVIgG 在肝炎恢复期出现，2～3 个月达高峰，持续多年或终身，阳性则提示既往感染。

（2）乙肝：①HBsAg 和抗 HBs：HBsAg 阳性表示 HBV 感染。抗 HBs 为保护性抗体，提示可能通过预防接种或过去感染产生对 HBV 的免疫力。②HBeAg 和抗 HBe：HBeAg 阳性是病毒复制活跃与传染性强的指标之一，抗 HBe 是 HBV 感染时间较久、病毒复制减弱与传染性降低的指标。③HBcAg 和抗 HBc：HBcAg 阳性意义同 HBeAg，但用一般方法不能在血液中检出。抗 HBc-IgM 阳性表示 HBV 的急性感染。低滴度抗 HBc-IgG 是过去 HBV 感染的指标。④HBV DNA：阳性提示 HBV 有活动性复制、传染性较大（表 2-1）。

表2-1　HBV标志物的临床意义

HBV 标志物	临床意义
HBsAg（表面抗原）	HBV 感染后 2 周，血中首先出现 HBsAg，见于乙肝患者或携带者
抗 HBs（HBsAb、表面抗体）	感染 HBV 或接种乙肝疫苗后出现，表示人体对 HBV 有免疫力。是保护性抗体，能清除血液循环中的 HBV，防止 HBV 侵入肝细胞
HBeAg（e 抗原）	提示 HBV 复制活跃，与 HBV DNA 有较强的相关性
抗 HBe（HBeAb、核心抗体）	抗 HBe 转为阳性后，有两种可能：①HBV 复制处于静止期，传染性降低；②HBV 基因发生变异，HBV 复制仍活跃，有较强的传染性，甚至病情加重
HBcAg（核心抗原）	是病毒复制的直接证据，表示传染性强，但其很少处于游离状态，常规检测方法难以检出

续表

HBV 标志物	临床意义
抗 HBc（HBcAb、核心抗体）① HBc-IgM；②HBc-IgG	①感染后较早出现的抗体，对诊断急性乙型肝炎或慢性乙型肝炎急性发作有帮助， 不是保护性抗体 ②高滴度表示现症感染，低滴度表示既往感染，可长期存在
HBV DNA	是反映 HBV 复制和传染性的最直接、最特异、最敏感的指标，其定量检测有助于 治疗病例的选择及疗效判断。HBV DNA 含量高低与传染性呈正比
HBV DNAP	是 HBV 复制和具有传染性的直接标志，DNAP 阳性表示传染性强

案例2-1分析(2)

该患者，2 周内出现发热（38.7℃）、恶心、呕吐、乏力、浓茶色尿，24 小时尿量 600ml，皮肤、巩膜深度黄染，大片瘀斑，腹部移动性浊音（+），扑翼样震颤（+）。实验室检查：血 WBC $11.3×10^9$/L，N 0.86，L 0.14，血清总胆红素 460μmol/L，ALT 105U/L，HBsAg（+），HBeAg（+），PTA 20%。该患者的临床诊断是急性重型乙型肝炎。

（3）丙肝：检测血清中抗 HCV 是 HCV 感染的标志，此抗体无保护性。HCV RNA 具有早期诊断价值。

（4）丁肝：血清中 HDVAg 是 HDV 感染的直接证据。抗 HDVIgM 阳性是 HDV 感染的标志。高滴度抗 HDVIgG 提示感染持续存在，低滴度抗 HDVIgG 提示感染静止或终止。本病尚可检出 HBV 感染的标志物。

（5）戊肝：抗 HEVIgM、抗 HEVIgG 均可作为近期感染的标志。

（四）心理、社会状况

本病病程长，有传染性，可发展为慢性肝炎、肝硬化、肝癌，经济负担沉重，思想顾虑多，可产生紧张、焦虑、悲观等心理，因此应评估患者及家属对疾病的认知程度，了解患者家庭和社会支持情况，患者所能得到的社区保健资源和服务等。

（五）治疗要点

治疗原则以适当休息、合理营养为主，可辅以适当的药物治疗。应防止过劳和精神刺激，避免饮酒和使用有肝损害的药物。

1. 急性肝炎　休息、饮食，一般不需抗病毒治疗，但急性丙型肝炎例外。

2. 慢性肝炎　适当的休息、合理的饮食和营养、心理辅导、调节机体免疫、改善和恢复肝功能、抗病毒、抗纤维化等治疗。抗病毒药物主要有干扰素类（普通干扰素、长效干扰素）及核苷类（拉米夫定、阿德福韦酯、恩替卡韦、替比夫定等）。有效的抗病毒治疗是控制病情的关键。

3. 重型肝炎　原则是以支持和对症疗法为基础的综合治疗，促进肝细胞再生，预防和治疗各种并发症。有条件可采用人工肝支持系统、肝移植治疗。

4. 淤胆型肝炎　治疗同急性黄疸型肝炎。在护肝治疗的基础上，可试用糖皮质激素。

5. 肝炎肝硬化　参照慢性肝炎和重型肝炎的治疗。有脾功能亢进、门静脉高压时，可考虑手术或介入治疗。

6. 对症治疗

1）肝性脑病的防治：①及早消除诱发因素：如消化道出血、电解质紊乱、过量利尿、严重感染、大量放腹水等。②氨中毒的防治：严格限制蛋白质摄入；口服新霉素，杀灭大肠埃希菌；

口服食醋或乳果糖 30～60ml/d，以酸化肠道、减少氨的吸收，亦可用食醋保留灌肠；静脉滴注谷氨酰胺降血氨；静脉滴注乙酰谷氨酰胺中和血氨。③维持氨基酸平衡：输入支链氨基酸或以支链氨基酸为主的复合氨基酸。④防治脑水肿：应用20%甘露醇溶液进行脱水治疗。

2）出血的防治：应用法莫替丁等止酸药防治应激性溃疡出血，出血时可使用止血药；也可输入新鲜血、血小板和凝血因子等。

3）继发感染的防治：早期发现感染，及早使用敏感抗生素，避免使用损肾、损肝的抗生素。

4）肝肾综合征的防治：及早消除诱发因素，以防诱发肾功能不全。早期应及时补充循环血量，出现肾功能不全时给予护肾、利尿等处理。

五、主要护理问题

1. 体温过高　与感染有关。
2. 活动无耐力　与肝受损、能量代谢障碍有关。
3. 营养失调：低于身体需要量　与食欲下降、呕吐等有关。
4. 意识障碍：肝性脑病　与氨中毒、氨基酸比例失衡、假性神经递质形成有关。
5. 肝肾综合征　与重症肝炎肝减毒能力下降，肾受损有关。
6. 出血　与肝功能下降有关。
7. 有感染的危险　与机体抵抗力下降有关。
8. 潜在并发症：继发细菌感染、出血、肝性脑病、肝肾综合征等。
9. 有皮肤完整性受损的危险　与出血、胆盐沉着刺激皮肤引起瘙痒有关。
10. 有传播感染的可能　与病原排出有关。
11. 焦虑、恐惧　与住院隔离、对病情不了解、病情严重、预后不良等有关。

六、护　理　措　施

（一）一般护理

1. 隔离　甲型和戊型肝炎采取消化道隔离，乙型、丙型和丁型肝炎采取血液-体液隔离及接触隔离。

2. 休息　急性肝炎早期应卧床休息，当症状好转、肝功能改善后，可每日轻微活动1～2小时，以患者不感觉疲劳为度。以后随病情进一步好转，可逐渐恢复日常生活及工作，但避免过劳及重体力活动。慢性肝炎患者应劳逸结合，活动期应卧床休息，静止期活动以不疲劳为度。重症肝炎绝对卧床休息。

3. 饮食　急性肝炎进食高糖、高维生素、低脂、易消化、清淡、适合患者口味的饮食。慢性肝炎进食高糖、高维生素、低脂、适量蛋白饮食，蛋白质 1.5～2.0g/（kg·d），以优质蛋白为主，如牛奶、鸡蛋、瘦肉、鱼，慢性肝炎合并肝硬化，血氨偏高者，应限制或禁食蛋白质，蛋白质摄入量<0.5g/（kg·d），合并腹水、少尿者，应低盐或无盐饮食。重症肝炎进食高糖、高维生素、低脂、无蛋白饮食，病情好转，逐渐增加蛋白质的量。肝炎患者应禁烟、酒。

> **案例2-1分析(3)**
>
> 　　该患者为急性重型肝炎，肝功能异常，应给予低脂、低盐、高糖、高维生素、易消化流质或半流质饮食，严格限制蛋白质摄入。因有恶心、呕吐等，应鼓励患者进食，采取少食多餐；但患者有腹胀症状，不宜食用牛奶、糖等产气食物。

4. 日常卫生　黄疸型肝炎由于胆盐沉着刺激皮肤的感觉神经末梢，可引起皮肤瘙痒。应指导患者进行皮肤的自我护理，具体措施为：穿纯棉柔软、宽松的内衣裤，保持床单的清洁、平整、干燥，避免皮肤破损；每日用温水擦洗皮肤，不用刺激性的肥皂和化妆品；及时剪短指甲，防止抓破皮肤，如皮肤破损，要保持皮肤清洁，防止感染；瘙痒严重，可局部涂止痒剂或口服抗组胺药。

（二）病情观察

1. 出血　重症肝炎患者应观察局部穿刺后有无出血难止，皮肤瘀斑瘀点、牙龈出血、鼻出血、呕血、便血等出血表现，密切观察生命体征，注意出血程度；检测凝血酶原时间、凝血酶原活动度、血小板计数、血型、血红蛋白等，做到早期发现，及时处理。

2. 肝性脑病　密切观察病情，注意早期表现。患者若有严重的肝功能障碍，出现情绪异常，性格改变，烦躁或淡漠，思维混乱，语言失去逻辑性，行为反常，定向力障碍，记忆力或计算力减退，睡眠颠倒等，应考虑肝性脑病，及时报告医生，配合医生抢救。

3. 肝肾综合征　严格记录24小时尿量，检测尿常规、尿比重、血钠、血钾、血肌酐、血尿素氮等，如尿量明显减少，血钾、血肌酐、血尿素氮增高，考虑肝肾综合征，及早告知医生处理。

（三）对症护理

1. 意识障碍的护理　①密切观察生命体征、意识、瞳孔、尿量、出血倾向，并及时准确记录出入液量；②及时发现和消除诱因，如消化道出血、感染、电解质紊乱；③遵医嘱使用促肝细胞再生等药物；④对兴奋、躁动的患者，做好安全防护措施，避免患者坠床、外伤，必要时遵医嘱给予镇静处理；⑤昏迷者，按昏迷常规处理。

2. 出血的护理　①观察出血部位有无增加及出血量、生命体征，特别是血压；②及时抽血定血型，并配血备用，监测血红蛋白量及凝血功能；③告知患者不要用手挖鼻孔、用牙签剔牙，不要用硬牙刷刷牙，注射后局部至少压迫10~15分钟，以防出血；④如出血，及时给予止血。

3. 肝肾综合征的护理　①对上消化道出血、感染等患者加强观察，及时发现肝肾综合征；②严格记录出入液量；③及时留取血、尿标本检测尿常规、尿比重、血尿素氮、肌酐、血清钾等，并了解检测结果；④正确使用利尿剂；⑤必要时采取血液透析。

4. 继发感染的护理　①注意观察体温、血象及其他感染征象；②加强对感染的预防，保持室内空气的流通，减少探视，做好病室环境的消毒，防止交叉感染。做好口腔护理，按时翻身，及时清理呼吸道分泌物，防止口腔及肺部感染。注意饮食卫生及餐具的清洗和消毒，防止肠道感染。保持衣被清洁，防止皮肤感染。

（四）用药护理

慢性乙肝、丙肝最重要的治疗是抗病毒，患者良好的依从性是确保疗效的前提。

1. 用药前评估　评估患者的文化程度、民族、工作性质、家庭支持系统、患者对疾病的认知程度及对抗病毒药的理解程度，以确保患者抗病毒治疗的连续性，避免擅自停药、换药而导致的严重不良后果。

2. 用药前讲解　详细向患者讲解抗病毒药物的作用、使用方法、注意事项。

3. 介绍防止药物漏服的方法　可采用预设手机铃声、便携式药盒、小卡片等方式防止药物漏服。

4. 观察药物的不良反应　核苷类抗病毒药物不良反应较少，重点观察干扰素类抗病毒药物的不良反应。①流感样症候群：表现为发热、寒战、头痛、肌肉酸痛和乏力等，可在睡前注射，或在注射干扰素的同时服用解热镇痛药，以减轻流感样症状。随疗程进展，此类症状可逐渐减轻或消失。②一过性骨髓抑制：主要表现为外周血白细胞（中性粒细胞）和血小板减少。应定期复查血象，如发现中性粒细胞及血小板明显降低，应报告医生，及早处理。③精神异常：可表现为抑郁、妄想症、重度焦虑等精神病症状。因此，使用干扰素前应评估患者的精神状况，尤其是对出现明显抑郁症和有自杀倾向的患者，治疗过程中也应密切观察。抗抑郁药可缓解此类不良反应，但对症状严重者，应及时停用干扰素。④干扰素可诱导产生自身抗体和自身免疫性疾病：包括抗甲状腺抗体、抗核抗体和抗胰岛素抗体。多数情况下无明显临床表现，部分患者可出现甲状腺疾病（甲状腺功能减退或亢进）、糖尿病、血小板减少、银屑病、白斑、类风湿关节炎和系统性红斑狼疮样综合征等，严重者应停药。⑤其他少见的不良反应：包括肾脏损害（间质性肾炎、肾病综合征和急性肾衰竭等）、心血管并发症（心律失常、缺血性心脏病和心肌病等）、视网膜病变、听力下降和间质性肺炎等，发生上述反应时，及时报告医生，停止干扰素治疗。

5. 加强出院前用药指导　重点强调抗病毒治疗期间随访的重要性，随访时间、内容。

（五）心理护理

告知患者所患病毒性肝炎的类型、传播途径、隔离期、隔离措施、消毒方法、预后，家属如何进行预防等，减轻患者的焦虑、恐惧心理。指导患者保持乐观、豁达的心情，增强战胜疾病的信心。

七、健 康 教 育

（一）预防知识教育

1. 管理传染源

（1）隔离传染源：早期发现并予隔离，期限具体叙述如下。①甲型、戊型肝炎应自发病之日起，按肠道隔离 3 周。②乙型、丙型、丁型肝炎及病毒携带者，按体液和接触隔离措施由急性期至病毒消失。③从事饮食服务、食品加工、饮用水供应、托幼保育等工作的肝炎患者和病毒携带者，应暂时调离原职工作。

（2）观察接触者：接触甲型、乙型、丙型肝炎者应医学观察 45 日，密切接触戊型肝炎者应医学观察 60 日。

（3）献血员管理：各型病毒性肝炎患者及病毒携带者严禁献血，有肝炎病史及肝功能异常者亦不能献血。健康人献血前应按规定进行健康检查。

2. 切断传播途径　甲肝和戊肝应预防消化道传播，患者和健康人之间应做好生活隔离，食具、茶具、生活用具严格分开。注意个人卫生，做到餐前、便后用肥皂和流动水洗手。乙肝、丙肝、丁肝主要应预防以血液为主的体液传播，凡接受输血、应用血制品、接受大手术等患者，应定期检测肝功能及病毒标志物，以便及时发现感染肝炎病毒所致的各型肝炎。对患者用物及排泄物进行消毒。

3. 保护易感人群

（1）甲型肝炎：对婴幼儿、儿童和血清抗 HAVIgG 阴性的易感人群，均可接种甲肝疫苗。对近期与甲肝有密切接触的易感者可选用人血清或胎盘免疫球蛋白肌内注射，注射时间越早越好，不应迟于接触后 7~14 日。

（2）乙型肝炎：新生儿、HBsAg、抗 HBs 阴性者均应接种乙肝疫苗。被动免疫可用乙肝免疫球蛋白（HBIg），一般与乙肝疫苗联合使用，用于阻断母婴传播和意外暴露于 HBV 的易感者。

（3）戊型肝炎：世界上第一个预防戊型肝炎的疫苗"重组戊型肝炎疫苗"，由我国厦门大学夏宁邵教授带领的研究小组于 2012 年研制成功。采用 0、1、6 个月的接种程序，每次肌内注射 30μg/0.5ml，保护率达 100%。

（二）相关知识教育

1. 强调急性肝炎彻底治愈的重要性　讲述肝炎迁延不愈对个人、家庭、社会造成的危害，实施恰当的治疗计划，可促进疾病早日康复。

2. 介绍各型病毒性肝炎的预后及慢性化因素　一般甲肝、戊肝不会发展为慢性肝炎，而其余各型肝炎部分患者反复发作可发展为慢性肝炎、肝硬化甚至肝癌。反复发作的诱因为过度劳累、暴饮暴食、酗酒、不合理用药、感染、不良情绪等，应帮助患者分析复发原因，给予避免。

3. 肝炎与婚育的关系　急性肝炎患者病情稳定 1 年后方可结婚，已婚者 1 年内应节制性生活。慢性肝炎患者应节制性生活，女性不宜妊娠。女性乙肝患者及病原携带者妊娠，可接种乙肝疫苗和注射乙肝高价免疫球蛋白以阻断母婴传播。

执业考试模拟题

1. 急性乙型肝炎最早出现的血清学指标是（　）
　　A. HBsAg　　　B. 抗-HBs　　　C. HBeAg
　　D. 抗-HBe　　　E. 抗-HBc

2. 急性乙型肝炎最晚出现的血清学指标是（　）
　　A. HBsAg　　　B. 抗-HBs　　　C. HBeAg
　　D. 抗-HBe　　　E. 抗-HBc

3. 属于 DNA 病毒的是（　）
　　A. HAV　　　B. HBV　　　C. HCV
　　D. HDV　　　E. HEV

4. 属于缺陷病毒的是（　）
　　A. HAV　　　B. HBV　　　C. HCV
　　D. HDV　　　E. HEV

5. 慢性病毒性肝炎病程为（　）
　　A. 1 年以上　　　B. 半年以上
　　C. 2 年以上　　　D. 3 个月以上
　　E. 3 年以上

6. 甲型和戊型病毒性肝炎的主要传播途径是（　）
　　A. 经血液传播
　　B. 经体液传播
　　C. 密切生活接触传播
　　D. 经食物和水源传播
　　E. 虫媒传播

7. 乙型肝炎患者体内是否存在 HBV 复制，可测（　）
　　A. 抗-前 S2 抗体　　　B. HBsAg
　　C. HBV DNA　　　D. 抗-HBe
　　E. 抗-HBcIgG

8. 乙型肝炎免疫球蛋白可用于（　）
　　A. 阻断母婴传播和 HBV 意外暴露者
　　B. 乙型肝炎的常规预防接种
　　C. 婴幼儿和年老体弱者的预防接种

　　D. 防止 HCV 重叠感染
　　E. 防止 HDV 重叠感染

9. Dane 颗粒核心部分不包括（　）
　　A. HBV DNA　　　B. HBV DNAP
　　C. HBcAg　　　D. HBeAg
　　E. HBsAg

10. 乙肝疫苗主要成分是（　）
　　A. HBsAg　　　B. HBcAg
　　C. HBeAg　　　D. HBV DNAP
　　E. 乙肝高价免疫球蛋白

11. 乙肝疫苗接种有效的指标是出现（　）
　　A. HBsAg　　　B. 抗-HBs　　　C. 抗-HBc
　　D. 抗-HBe　　　E. Dane 颗粒

12. 乙肝血清五项（两对半）中，不包括（　）
　　A. HBsAg　　　B. HBcAg　　　C. HBeAg
　　D. 抗-HBs　　　E. 抗-HBe

13. 关于抗-HBs 与抗-HBc，下列哪一项是正确的（　）
　　A. 两者均为自身抗体
　　B. 两者均为保护性抗体
　　C. 抗-HBs 为自身抗体，抗-HBc 为保护性抗体
　　D. 抗-HBs 为保护性抗体，抗-HBc 不是保护性抗体
　　E. 抗-HBs 不是保护性抗体，抗-HBc 为保护性抗体

14. 控制乙型肝炎传播和流行最关键的措施是（　）
　　A. 接种乙肝疫苗
　　B. 接种乙肝高价免疫球蛋白
　　C. 注射时，一人一针一管
　　D. 尽量不输血和血制品
　　E. 牙刷和剃须刀不共用

15. 重症肝炎患者使用乳果糖的目的是（ ）
    A. 补充热量
    B. 增加肝脏营养
    C. 减少肝细胞坏死
    D. 增加肝细胞再生
    E. 减少氨吸收

16. 丙型肝炎的主要传播途径是（ ）
    A. 粪-口传播　　　　B. 水传播
    C. 食物传播　　　　D. 血液传播
    E. 媒介传播

17. 人被乙型肝炎病毒感染后多表现为（ ）
    A. 急性黄疸型肝炎
    B. 急性无黄疸型肝炎
    C. 慢性重症乙型肝炎
    D. 隐性感染
    E. 慢性乙肝轻型

18. 慢性肝炎常见体征不包括（ ）
    A. 肝病面容　　　　B. 肝掌
    C. 蜘蛛痣　　　　　D. 杵状指
    E. 脾大

19. 急性黄疸型肝炎患者尿中含有胆红素的原因是（ ）
    A. 血间接胆红素过多
    B. 血直接胆红素过多
    C. 血尿素氮过多
    D. 肾小球滤过性增高
    E. 血尿胆原过多

20. 患者血清中出现抗-HBs、抗-HBc、抗-HBe均阳性，其他乙肝病毒指标均阴性时，应考虑（ ）
    A. 急性乙型肝炎　　B. 慢性乙型肝炎
    C. 急性乙肝潜伏期　D. 急性乙肝恢复期
    E. 慢性乙肝轻型

21. 患者，女。妊娠6个月，乏力、食欲缺乏，腹胀1个月，黄疸进行性加深。查体：皮肤、巩膜深度黄疸，肝界不缩小，移动性浊音(+)，凝血酶原时间为29秒（对照11秒），最可能的诊断为（ ）
    A. 急性重型肝炎　　B. 亚急性重型肝炎
    C. 淤胆型肝炎　　　D. 急性黄疸型肝炎
    E. 妊娠急性脂肪肝

22. 患者，男，27岁。既往体健，体检时肝功能正常，抗HBs（HBsAb）阳性，HBV其他血清病毒标志物均为阴性。他很担心自己患上乙型肝炎，护士应告知他此时的状况是（ ）
    A. 乙型肝炎且有传染性

B. 乙型肝炎但病情稳定
    C. 乙型肝炎病毒携带状态
    D. 处于乙型肝炎恢复期
    E. 对乙型肝炎病毒具有免疫力

23. 患者，女，29岁，孕妇，既往体健，近1年来发现HBsAg阳性，但无任何症状，肝功能正常，此孕妇目前所处的状态是（ ）
    A. 无症状HBsAg携带者
    B. 轻度慢性乙型肝炎
    C. 中度慢性乙型肝炎
    D. HBV既往感染
    E. 急性无黄疸型乙型肝炎

24. 患者，男，36岁。轻度乏力、纳差、肝区不适半个月。查体：无明显黄疸，肝肋下1cm，脾未触及。实验室检查：ALT 120U，肝功能正常，HBsAg（-），2个月前因胃溃疡出血输血1000ml，病情恢复顺利。首先应考虑诊断为（ ）
    A. 甲型肝炎　　　　B. 乙型肝炎
    C. 丙型肝炎　　　　D. 丁型肝炎
    E. 戊型肝炎

25. 某幼儿园近半个月连续发现10余名3~4岁幼儿精神不振，食欲减退，其中2人眼睛发黄，HBsAg（-），抗HAVIgM（+），抗HAV-IgG（-）。最可能是患上了（ ）
    A. 甲型肝炎　　　　B. 乙型肝炎
    C. 丙型肝炎　　　　D. 丁型肝炎
    E. 戊型肝炎

26. 急性黄疸型肝炎黄疸前期最突出的表现是（ ）
    A. 消化道症状　　　B. 呼吸道症状
    C. 全身中毒症状　　D. 循环系统症状
    E. 血液系统症状

27. 患者，女，40岁。乙型肝炎15年，肝硬化5年入院。护士在进行入院评估时患者自诉"皮肤特别痒，睡觉时会把皮肤挠破"。分析导致患者皮肤瘙痒的原因可能是（ ）
    A. 氨基转移酶增高
    B. 慢性肾功能不全
    C. 药物过敏
    D. 胆红素增高
    E. 血浆白蛋白降低

28. 下列实验室指标中，对重型肝炎诊断价值最小的是（ ）
    A. 谷丙转氨酶>500U/L
    B. 胆红素>170μmol/L

C. 胆碱酯酶 < 2500U/L

D. 凝血酶原活动度 < 40%

E. 血清白蛋白 < 32g/L

29. 测定 HBV 感染最直接、特异和敏感的指标是（ ）

A. HBsAg　　　　B. HBeAg

C. HBcAg　　　　D. DNAP

E. HBV DNA

30. 下列血清学检查结果提示乙型肝炎有较大传染性的是（ ）

A. 抗-HBe 阳性，抗-HBc 阳性

B. HBsAg 阳性，抗-HBc 阳性

C. 抗-HBs 阳性，抗-HBe 阳性，抗-HBc 阳性

D. HBsAg 阳性，HBeAg 阳性，抗-HBc 阳性

E. 抗-HBs 阳性，抗 HBc 阳性

31. 在肝炎患者中，最能反映病情严重程度的实验室血清学检查项目是（ ）

A. 谷丙转氨酶　　　B. 谷草转氨酶

C. 凝血酶原活动度　　D. 血清胆碱酯酶

E. γ-谷氨转肽酶

32. 关于戊型肝炎的叙述正确的是（ ）

A. 抗 HEVIgM 阳性可确诊

B. HEV 是单股正链 DNA 病毒

C. 戊型肝炎主要经血液途径传播

D. 戊型肝炎隐性感染者无传染性

E. 戊型肝炎不会暴发或流行

33. 某护士给一 HBeAg 阳性患者输液时，不慎扎破手指，下列处理最为合理的是（ ）

A. 立即乙醇消毒

B. 接种乙肝疫苗

C. 肌内注射高效价乙肝免疫球蛋白，2 周后接种乙肝疫苗

D. 定期复查肝功能 HBVIgM

E. 肌内注射高效价乙肝免疫球蛋白

34. 患者，男，36 岁。食欲减退、上腹部不适、疲乏无力 1 周，伴巩膜及皮肤黄染 2 日。既往体健。入院 3 日后出现嗜睡，有扑翼样震颤，肝未扪及。血清总胆红素 200μmol/L。血清谷丙转氨酶 150U/L，血清 HBsAg（+），此患者的肝炎类型是（ ）

A. 急性黄疸型乙型肝炎

B. 淤胆型肝炎

C. 急性重型乙型肝炎

D. 亚急性重型乙型肝炎

E. 慢性重型乙型肝炎

35. 患者，男，32 岁。因近 2 周食欲减退、上腹部不适、疲乏无力就诊。查体：肝肋下 2.5cm，

有轻度触痛。为明确诊断首先应检查的项目是（ ）

A. 血清间接胆红素

B. 血清总胆红素

C. 血清白蛋白

D. 血清谷丙转氨酶

E. 血清谷氨酰基转氨酶

36. 某学校一个班 2 周内有 8 位学生相继出现乏力、食欲减退、巩膜黄染，ALT 增高，经诊断是急性甲型病毒性肝炎，为避免感染传播，下列处理较合适的是（ ）

A. 立即疏散该班

B. 立即检查肝功能

C. 立即注射甲肝疫苗

D. 立即注射乙肝疫苗

E. 立即注射免疫球蛋白和甲肝疫苗

37. 某孕妇，26 岁。既往体健，近 1 年来发现 HBsAg 阳性，但无任何症状，肝功能正常。经过 10 个月怀胎，足月顺利分娩一名 4000g 女婴，为阻断母婴传播，对此新生儿最适宜的预防方法是（ ）

A. 丙种球蛋白

B. 高效价乙肝免疫球蛋白

C. 乙肝疫苗+丙种球蛋白

D. 乙肝疫苗+高效价乙肝免疫球蛋白

E. 乙肝疫苗

38. 患者，男，52 岁。发现乙肝 10 年，食欲减退、呕吐、疲乏无力、尿黄 1 周。自昨日起烦躁不安，性格改变，行为异常，呼气中有腥臭味。目前最主要的护理问题是（ ）

A. 体液过多

B. 活动无耐力

C. 皮肤完整性受损

D. 营养失调：低于机体需要量

E. 潜在并发症：肝性脑病

39. 某孕妇，30 岁。既往体健，近半年来发现 HBsAg 阳性，但无任何症状，肝功能正常。经过 10 个月怀胎，足月顺利分娩一名 3500g 男婴，分娩后，医生对此新生儿进行预防注射，切断的传播途径是（ ）

A. 注射途径　　　　B. 母婴传播

C. 消化道传播　　　D. 血液-体液传播

E. 日常生活密切接触

40. 患者，男，16 岁。经医院确诊为慢性乙型肝炎病毒携带者，以下护理措施错误的是（ ）

A. 全休半年

B. 适当隔离

C. 加强锻炼，提高机体免疫功能

D. 忌烟酒

E. 注意随访

（41～43 题共用题干）

患者，男性，32 岁。因发热、恶心、食欲缺乏伴尿黄、明显乏力 7 天入院。患者主诉症状出现前无明确诱因。查体：巩膜、皮肤中度黄染，肝下缘于肋下 2cm 触及，质软有触痛，脾未触及。实验室检查：ALT 832U/L，总胆红素 70μmol/L。

41. 进一步诊断所需的检查应除外

　　A. 抗 HAVIgM　　　　B. 肝功能

　　C. 乙肝血清五项　　　D. 腹部 B 超

　　E. 腹部磁共振

42. 该患者最可能的诊断是

　　A. 淤胆型肝炎　　　　B. 急性黄疸型肝炎

　　C. 急性重症肝炎　　　D. 慢性重症肝炎

　　E. 慢性肝炎

43. 为确诊最可靠的检查项目是

　　A. 抗 HAVIgM　　　　B. 抗 HBVIgM

　　C. 抗 HDV　　　　　　D. 抗 HEV

　　E. 抗 HAVIgG

（44～45 题共用题干）

患者，女，20 岁，工人。因发热、疲乏、腹部不适、恶心、食欲减退、尿黄 6 日入院。查体：巩膜中度黄染，肝肋下 2cm，质软，无明显触痛。周围血液 RBC 4.0×10^{12}/L，WBC 8.8×10^9/L，Hb 138g/L，血清谷丙氨酶 740U/L，总胆红素 84μmol/L。

44. 该病例的诊断最可能是（　　）

　　A. 急性胆道感染　　　B. 钩体病

　　C. 恙虫病　　　　　　D. 病毒性肝炎

E. 败血症

45. 对本例明确诊断最有意义的检查项目是（　　）

　　A. B 型超声波检查　　B. 钩体凝溶试验

　　C. 外斐反应　　　　　D. 肝炎病毒标记检测

　　E. 血培养

（46～48 题共用题干）

患者，男，35 岁。反复乏力、纳差 3 年，黄疸进行性加深 1 个月，腹胀、尿量减少 1 周。查体：精神差，皮肤巩膜深度黄染，肝掌征（＋），腹部移动性浊音（＋），肝、脾未扪及。实验室检查：ALT 160U/L，AST 220U/L，ALB 28g/L，总胆红素 440μmol/L，直接胆红素 230μmol/L。

46. 最可能的临床诊断是（　　）

　　A. 急性黄疸型肝炎

　　B. 亚急性重型肝炎

　　C. 慢性重型肝炎

　　D. 晚期肝硬化

　　E. 慢性肝炎重度

47. 患者 2 天来出现发热，38.5～39.5℃，腹痛，满腹压痛和反跳痛。需要立即进行的检查为（　　）

　　A. 腹部 B 超　　　　　B. X 线检查

　　C. 腹水常规　　　　　D. 腹水培养＋药敏

　　E. 血培养

48. 如果患者随后出现尿量明显减少，24 小时只有 350ml，不宜应用的措施是（　　）

　　A. 大量放腹水　　　　B. 静脉滴注呋塞米

　　C. 输白蛋白　　　　　D. 输血浆

　　E. 多巴胺静脉滴注

（林丽萍）

第二节　艾　滋　病

艾滋病是获得性免疫缺陷综合征（acquired immune deficiency syndrome，AIDS）的简称，是由人类免疫缺陷病毒（human immunodeficiency virus，HIV）引起的慢性致死性传染病。本病主要经性接触、血液和母婴传播。HIV 主要侵犯、破坏 $CD4^+$ T 淋巴细胞，导致机体出现明显的获得性免疫功能受损乃至缺陷，最终并发各种严重机会性感染及恶性肿瘤。本病具有传播迅速、发病缓慢、病死率高、预后差的特点。

一、病　原　学

HIV 属反转录病毒科，慢病毒亚科中的一种单链 RNA 病毒（图 2-12，图 2-13）。HIV 为球形，直径为 90～140nm，外层由双层磷脂蛋白膜糖蛋白 gp120 和跨膜蛋白 gp41 构成。

核心有 RNA、反转录酶、整合酶、蛋白酶及结构蛋白（核心蛋白 p24、基质蛋白 p18）。

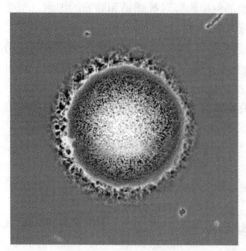

图 2-12　HIV 电镜照片

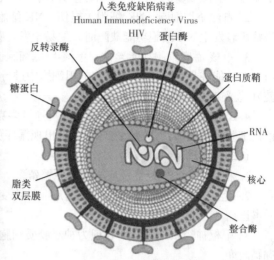

图 2-13　HIV 结构示意图

根据基因差异，HIV 分为 HIV-1 和 HIV-2。HIV-1 是引起艾滋病的主要病原，包括我国在内，全球流行的主要毒株是 HIV-1。HIV-2 传染性和致病性均较低，主要局限于西部非洲。

本病毒既嗜淋巴细胞，又嗜神经细胞，主要感染 CD4$^+$T 细胞，也能感染单核-吞噬细胞、B 淋巴细胞、小神经胶质细胞和骨髓干细胞等。HIV 感染人体后能刺激人体产生抗体，但中和抗体很少，不产生持久的保护性免疫，仍有传染性。

HIV 是一种变异性很强的病毒，对外界抵抗力低。56℃ 30 分钟能部分灭活，100℃ 20 分钟可将 HIV 完全灭活。75% 的乙醇、0.2% 次氯酸钠及漂白粉（含氯石灰）均能灭活 HIV。但 0.1% 甲醛、紫外线和 γ 射线均不能灭活 HIV。

二、发病机制与病理

（一）发病机制

艾滋病主要是由于 HIV 有选择性地损伤和破坏 CD4$^+$ T 淋巴细胞，导致细胞溶解或破裂，使 CD4$^+$ T 细胞数量大大减少，导致机体细胞免疫缺陷，引起机会性感染和恶性肿瘤。目前研究发现艾滋病的发病主要与以下各种免疫细胞的损伤有关：

1. CD4$^+$T 细胞损伤　CD4$^+$ 的辅助性 T 细胞是 HIV 的主要靶细胞（图 2-14），然后 HIV-RNA 及核心蛋白进入受染细胞的胞质中。病毒 RNA 链在反转录酶作用下形成环状单股 DNA，然后以此 DNA 为模板在 DNA 多聚酶作用下复制形成双股 DNA。此双股 DNA 一部分作为前病毒整合到宿主细胞核的染色体中，另一部分则存留在细胞质内，经过 2～10 年的

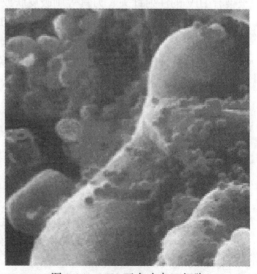

图 2-14　HIV 正在攻击 T 细胞

潜伏性感染期，当前病毒被激活后，通过转录和翻译而形成新的 RNA 和相关蛋白，然后在细胞膜上装配成新的 HIV，并以芽生方式释出，再感染其他细胞。

2. 自然杀伤细胞（NK 细胞）损伤　NK 细胞是免疫监督对抗感染和肿瘤的细胞。当艾滋病患者发生 NK 细胞功能缺陷时，便易于发生感染和肿瘤。

3. 单核-吞噬细胞功能异常　单核-巨噬细胞也可受到 HIV 的侵袭，成为病毒的储存场所，HIV 能在骨髓单核-吞噬细胞的祖细胞中进行高水平复制，使单核-吞噬细胞损伤，从而使其抗感染功能减弱。

4. B 淋巴细胞损伤　HIV 感染后，可通过多克隆抗体激活 B 淋巴细胞，使外周血液中 B 淋巴细胞数量增加，分泌免疫球蛋白，出现循环免疫复合物和周围血 B 淋巴细胞增多等。

（二）病理

1. 特点　组织中炎症反应少，病原繁殖多。

2. 免疫器官病变　淋巴结表现为反应性病变及肿瘤性病变，肿瘤性病变有卡波西肉瘤及淋巴瘤。

3. 中枢神经系统病变　表现为神经胶质细胞的灶状坏死，血管周围炎性细胞浸润和脱髓鞘改变。

三、护 理 评 估

（一）流行病学资料

1. 传染源　艾滋病患者和无症状艾滋病毒感染者为本病的传染源，患者传染性最强，无症状艾滋病病毒感染者危险性更大。

2. 传播途径

（1）性接触传播：为本病的主要传播途径，以同性恋者发病率较高，异性恋者亦可相互传染。

（2）经血液及血制品传播：输入染有病毒的血液、血制品或共用污染的注射器和针头（如静脉吸毒、药物依赖者）可感染艾滋病。

（3）母婴传播：感染 HIV 的孕妇可通过胎盘、产道、哺乳使胎儿受感染。

（4）其他途径：在移植 HIV 携带者的器官或人工授精时亦可感染；偶有医务人员不慎被染有 HIV 的注射针头、刀具等刺破皮肤或被病毒污染皮肤破损处而感染。

3. 人群易感性　普遍易感，多发生于 50 岁以下的青壮年。高危人群为：男性同性恋者、静脉药物依赖者、性乱交者、血友病及多次输血者、HIV 感染母亲所生婴儿。

4. 流行特征　艾滋病于 1981 年首先在美国的同性恋人群中发现，1982 年美国疾病预防控制中心公布了 AIDS 的定义。到目前为止，已波及全球 200 多个国家及地区。

（二）身体状况

案例2-2

　　患者，男，42 岁，自由职业者。曾有静脉吸毒史，以"发热伴腹泻、食欲减退、消瘦 3 个月"入院。查体：T 38.5℃，全身多处淋巴结肿大，质韧、无触痛，能活动。唇周苍白，口腔黏膜布满白色膜状物，四肢大关节畸形。血常规示 WBC $3.0×10^9$/L，Hb 78g/L。

问题：

1. 该患者考虑最有可能的临床诊断是什么？该患者口腔所见提示何病变？

2. 该患者首先应做哪项实验室检查？

3. 该患者的皮肤护理应注意哪些问题？

潜伏期一般为 15～60 日。HIV 侵入机体后 2～10 年可以发展为 AIDS 期，HIV-2 所需时间更长。我国将艾滋病的全过程分为急性感染期、无症状感染期和艾滋病期。

1. 急性感染期　HIV 感染后 2～4 周，可出现一过性发热、出汗、乏力、头痛、咽痛、恶心、腹泻及关节、肌肉痛等类似感冒症状，此期症状一般持续 1～3 周后自然消失，因症状轻微，无特异性而被忽略。此期可检出 HIV-RNA 抗原，HIV 抗体约在感染后 5 周出现，$CD4^+T$ 细胞计数一过性减少，$CD4^+/CD8^+$ 值倒置。部分患者可有轻度白细胞和血小板减少或肝功能异常（图 2-15）。

2. 无症状感染期　可从急性期进入此期，或无明显的急性期症状而直接进入此期。临床上无任何症状，但血清中能检出 HIV 及 HIV 抗体，$CD4^+T$ 细胞计数逐渐下降，有传染性。此期可持续 6～8 年或更久。

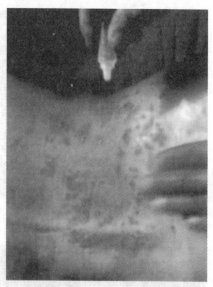

图 2-15　HIV 急性感染期皮疹

3. 艾滋病期　为感染 HIV 后的最终阶段。此期主要临床表现为 HIV 相关症状、各种机会性感染及肿瘤。$CD4^+T$ 细胞计数明显下降，大多<$200/mm^3$（$0.2×10^9/L$），HIV 血浆病毒载量明显升高。

（1）HIV 相关症状：主要表现为持续 1 个月以上的发热、疲乏、腹泻；体重减轻 10% 以上。部分表现为神经精神症状，如精神淡漠、记忆力减退、癫痫、痴呆等。另外还可出现持续性全身性淋巴结肿大，其特点为：①除腹股沟以外有两个或两个以上部位的淋巴结肿大。②淋巴结直径≥1cm，无压痛，无粘连。③持续时间为 3 个月以上。

（2）主要临床表现

1）机会性感染：由于严重的细胞免疫缺陷而出现多种条件致病性微生物感染，如卡氏肺孢子菌、隐孢子虫、巨细胞病毒、疱疹病毒、军团菌、隐球菌、念珠菌、弓形虫、鸟分枝杆菌、结核杆菌等。卡氏肺孢子虫性肺炎占艾滋病肺部感染的 70%～80%，且是引起艾滋病患者死亡的主要原因。临床主要表现为慢性咳嗽、短期发热、渐进性呼吸困难、发绀、动脉血氧分压降低，少数患者肺部能闻及啰音，X 线特征为间质性肺炎。念珠菌感染患者出现鹅口疮、食管炎或溃疡。

案例2-2分析(1)

患者有静脉吸毒史，不规则发热伴间断腹泻、食欲减退、消瘦 3 个月，全身多处淋巴结肿大，血白细胞 $3.0×10^9/L$，综合患者的临床表现、实验室检查、病史情况，该患者应考虑"艾滋病"的可能。患者口腔白色膜状物提示为念珠菌感染出现的鹅口疮。

2）肿瘤：多为卡波西肉瘤（图 2-16，图 2-17）及淋巴瘤（图 2-18）。卡波西肉瘤常侵犯下肢皮肤和口腔黏膜（图 2-19），表面为深蓝色浸润斑或结节，可融合成大片状，表面出现溃疡并向四周扩散，还可向淋巴结和内脏转移（图 2-20）。

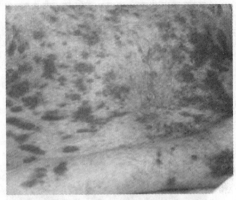 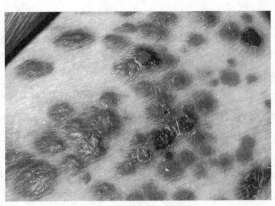

图 2-16　卡波西肉瘤（一）　　　　　　　图 2-17　卡波西肉瘤（二）

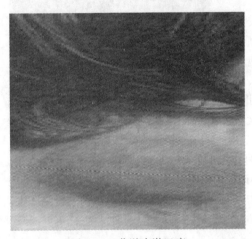 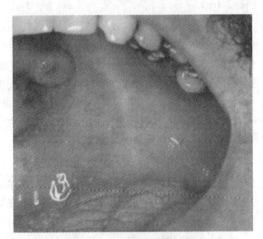

图 2-18　艾滋病淋巴瘤　　　　　　　图 2-19　卡波西肉瘤口腔损害

3）神经系统病变：本病约有 60%患者有神经系统症状，出现亚急性脑炎、脊髓炎、神经炎，患者可出现头晕、头痛、幻觉、癫痫、进行性痴呆、痉挛性共济失调及肢体瘫痪等中枢神经系统病变的临床表现。

（三）辅助检查

1. 常规检查　血常规有不同程度的贫血，白细胞数减少，主要为淋巴细胞减少。尿常规可出现蛋白尿。

2. 病原学检查　取感染者血液、脑脊液、精液及其他体液分离 HIV，阳性率较高，但方法复杂，成本较高，一般仅用于实验室研究。

3. 血清学检查　一般用酶联免疫吸附试验检测抗 HIV 作为初筛，对连续两次阳性者，再用固相放射免疫沉淀试验或免疫印迹法确诊。

4. 免疫学检查　T 细胞绝对计数下降及 $CD4^+$ T 淋巴细胞计数下降，$CD4^+$/$CD8^+$值下降，<1.0。

 案例2-2分析(2)

　　此时应先检测患者血清抗-HIV 是否为阳性以进行初筛。

（四）心理、社会状况

艾滋病预后不良，患者缺乏战胜疾病的信心和决心，出现焦虑、抑郁、孤独无助或恐惧等心理障碍，甚至出现报复、自杀等行为。社会上人们对艾滋病知识缺乏，对患者有恐惧心理，采取歧视态度。

（五）治疗要点

应强调综合治疗，包括抗病毒、控制机会性感染、抗肿瘤和免疫治疗等。

1. 抗病毒治疗 目前国内用于治疗 HIV 感染的抗病毒药物有：

（1）核苷类反转录酶抑制剂：抑制 HIV 反转录酶，减少病毒复制和转录，推迟 HIV 感染者发展为艾滋病。常用的药物有齐多夫定、拉米夫定、司他夫定、双脱氧胞苷、双脱氧肌苷。

（2）非核苷类反转录酶抑制剂：作用于反转录酶，使其失去活性。常用药物有：奈韦拉平、地拉韦定。

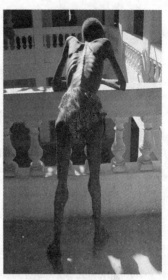

图 2-20 艾滋病恶病质

（3）蛋白酶抑制剂：抑制蛋白酶，阻断 HIV 复制和成熟过程中必需的蛋白酶。常用药物有利托那韦、沙奎那韦、英地那韦、奈非那韦。

（4）其他：国外抗 HIV 药物还有进入抑制剂、融合抑制剂、整合酶抑制剂、成熟抑制剂。

（5）联合用药：为增强抗病毒能力，发挥持续抑制 HIV 复制的作用，延缓或阻断因 HIV 变异而产生的耐药，目前主张联合用药，称为高效抗反转录病毒疗法（highly active anti-retroviral therapy，HAART）或称鸡尾酒疗法。

2. 免疫疗法 可用白细胞介素 2、胸腺素等，以提高免疫功能。

3. 并发症治疗 根据机会性感染的病原选择相应的治疗，如肺孢子虫肺炎可选用喷他脒或复方磺胺甲噁唑治疗。卡波西肉瘤可用多柔比星化疗。

4. 支持及对症处理 包括输血、营养支持疗法及针对厌食等症状治疗。

5. 预防性治疗 结核菌素阳性的艾滋病患者给予抗结核治疗，医务人员被污染的针头刺伤，用齐多夫定预防性治疗等。

四、主要护理问题

1. 发热 与艾滋病毒感染、继发各种感染有关。
2. 活动无耐力 与长期发热、营养不良、腹泻等导致机体消耗增多有关。
3. 组织完整性受损 与艾滋病后期机会性感染、肿瘤有关。
4. 腹泻 与免疫功能低下引起肠道感染有关。
5. 气体交换受损 与肺孢子菌肺炎、细菌性肺炎等肺部感染有关。
6. 营养失调：低于机体需要量 与长期发热、纳差、进食减少、腹泻等有关。
7. 有传播感染的可能 与病原排出有关。
8. 社交孤立 与艾滋病患者实施强制性管理，采取严格血液-体液隔离，他人歧视有关。
9. 恐惧 与疾病难治、预后不良、社会歧视等有关。

五、护理措施

（一）一般护理

1. 隔离 对患者实施血液-体液隔离及保护性隔离。合并严重机会感染、病情复杂、治疗不配合的患者尽量住单间。医护人员、探视人员有呼吸道感染时，尽量避免直接接触患者。

2. **休息**　急性期应注意休息，避免劳累，静止期应注意劳逸结合。

3. **饮食**　给予高糖、高蛋白、高维生素、清淡可口、易消化的饮食，注意食物的色、香、味，设法增进患者的食欲，少食多餐。食物清洁、新鲜，预防肠道感染的发生。进食时尽量与患者发热、服药后严重胃肠道反应避开。呕吐严重者，可在进餐前 30 分钟遵医嘱给予止吐药物。吞咽困难或不愿进食者，给予鼻饲或静脉营养。

（二）病情观察

1. **呼吸系统**　注意是否出现慢性咳嗽、气促、发绀、短期发热等表现。

2. **中枢神经系统**　注意观察脑膜刺激征、意识状态等。

3. **消化系统**　注意观察有无吞咽疼痛、胸骨后烧灼感、腹泻、体重减轻等。

4. **口腔**　注意观察鹅口疮、舌毛状白斑、牙龈炎等。

5. **其他**　注意观察皮肤、眼部的变化。

（三）对症护理

1. **发热的护理**　病室维持适宜的温度、湿度，鼓励病人多喝水，根据医嘱采取降温措施。

2. **皮肤的护理**　及时评估皮肤黏膜有无损伤及继发感染，受压部位有无发红及溃疡；勤剪指甲；保持床铺的干燥、清洁、平整，勤换衣被；经常清洗皮肤；卧床不起者应定时翻身，骨骼隆突处每日加强护理，以防压疮。

案例2-2分析(3)

　　患者的皮肤护理应注意：保持皮肤干燥、清洁，定期翻身，防止发生压疮，勤剪指甲，避免皮肤抓伤及继发感染。

3. **腹泻的护理**　密切观察患者的生命体征；观察并记录大便的次数、性状、气味，及时采集大便送检；准确记录 24 小时液体出入量；注意肛周皮肤护理，便后用软纸擦拭，涂油保护；加强饮食护理，给予低脂、少渣、易消化的流质、半流质饮食，腹泻好转后逐渐增加饮食量。

4. **呼吸困难的护理**　呼吸困难患者给予半坐卧位；及时清理呼吸道分泌物，保持呼吸道通畅；必要时吸氧；正确执行医嘱，及时给予抗感染的药物。

（四）用药护理

用药前详细评估患者的文化程度、工作性质、宗教信仰及家庭支持系统，了解患者在治疗过程中存在的具体困难和可获得的帮助。详细讲解抗病毒治疗方案、药物可能的不良反应及用药依从性的重要意义，告诉患者家人每日监督患者按时服用抗病毒药，避免漏服、少服、错服等情况的发生，协助患者按要求执行药物治疗方案。

艾滋病的主要治疗药物是齐多夫定，该药有严重的骨髓抑制作用，早期表现为贫血，晚期有中性粒细胞减少和血小板减少，亦可出现恶心、头痛、肌炎等症状，应密切观察药物副作用，定期检查血常规。

（五）心理护理

与患者进行有效沟通，了解及分析患者的真实想法，针对患者的心理障碍进行疏导，尊重患者的人格，满足合理要求，保护患者的隐私，发挥患者的主观能动性，争取家属及亲友的支持，并给予患者关怀、同情、理解，解除患者的孤独、焦虑、恐惧感，不应采取歧视、惩罚的态度，也不应表现出怕传染的恐惧心理。主动向患者讲解艾滋病的治疗、预后、成功案例，树立战胜疾病的信心。了解患者的社会支持系统状况，鼓励亲属、朋友给患者提供生活和精神上的帮助。

案例2-2分析(4)

　　该患者有静脉吸毒史，CD4$^+$/CD8$^+$值＜1，血清抗-HIV（＋），应考虑艾滋病。患者应加强血液与体液隔离与消毒。查体：皮肤可见瘀斑，双侧颊黏膜散在溃疡，并有白色分泌物，应进行口腔及皮肤的护理。艾滋病患者免疫功能低下，心理负担重，应预防感染，加强心理护理，使患者树立战胜疾病的信心和决心。

六、健康教育

（一）预防知识教育

　　1. 管理传染源　建立艾滋病监测网络，加强对人群的检测及国境检疫，及时发现患者及艾滋病毒感染者，对患者和感染者的血液和体液进行严格消毒处理。

　　2. 切断传播途径　加强性道德教育，洁身自好，禁止性乱交，取缔娼妓，提倡使用避孕套，严禁吸毒，预防艾滋病的传播。

　　3. 保护易感者　对密切接触者和医护人员加强自身防护，定期检查。

（二）相关知识教育

　　患者因机体免疫功能低下而发生机会性感染使病情恶化甚至死亡，应教患者及家属学会减少机会性感染的措施。鼓励患者及家属树立战胜疾病的信心，积极配合医护人员进行治疗与护理。

（三）定期检查

　　艾滋病毒感染者应嘱其每3～6个月做一次临床及免疫学检查，出现症状及早就诊。

执 业 考 试 模 拟 题

1. 下列哪条不是 AIDS 的传播途径（　　）
   A. 同性性行为　　　　B. 异性性行为
   C. 共餐共宿　　　　　D. 母婴传播
   E. 静脉内吸毒

2. 下列哪项不是 HIV 感染的高危人群（　　）
   A. 静脉吸毒者　　　　B. 医务工作者
   C. 血友病患者　　　　D. 野外工作人员
   E. HIV 感染者所产婴儿

3. 在 HIV 直接和间接作用下杀伤的细胞中，不包括（　　）
   A. 生殖道上皮细胞
   B. CD4$^+$T 细胞和 CD8$^+$T 细胞
   C. 骨髓干细胞
   D. 单核-巨噬细胞
   E. NK 细胞和 B 细胞

4. HIV 感染的临床分期不包括（　　）
   A. 潜伏期
   B. 急性感染期
   C. 无症状感染期
   D. 持续性全身淋巴结肿大综合征期

   E. 艾滋病期

5. 下列途径不易传播 HIV 的是（　　）
   A. 不洁输血　　　　　B. 同性性交
   C. 异性性交　　　　　D. 哺乳
   E. 蚊虫叮咬

6. 目前，确诊 HIV 感染最简便、有效的检测方法是（　　）
   A. 病毒分离
   B. PCR 检测 HIV DNA
   C. 检测 HIV 血清抗体
   D. 用 ELISA 法检测血清 HIV 抗原
   E. 测定 CD4$^+$T 淋巴细胞

7. 依照《艾滋病防治条例》，艾滋病毒感染者和艾滋病患者应当将其患病情况告知（　　）
   A. 朋友　　　　　　　B. 父母
   C. 兄弟姐妹　　　　　D. 医务人员
   E. 与其有性关系者

8. 可能传播艾滋病毒的途径是（　　）
   A. 同桌吃饭　　B. 输血　　C. 共用浴具
   D. 握手　　　　　　　E. 拥抱

9. 艾滋病患者服用齐多夫定时,应定期检查( )
　　A. 肝功能　　　B. 电解质　　　C. 血糖
　　D. 血象　　　E. 红细胞沉降率

10. 某孕妇在产前检查中发现患有艾滋病,护士在对此患者的护理行为中违反伦理要求的是( )
　　A. 像对待其他患者一样,一视同仁
　　B. 热心护理患者,解决患者所需
　　C. 注意保护患者隐私
　　D. 以患者为例大力宣传艾滋病知识
　　E. 主动接近患者,鼓励患者积极配合治疗

11. 某医院在为患者体检时发现其感染艾滋病毒,不能采取的措施是( )
　　A. 应立即向当地卫生防疫机构报告
　　B. 身体约束
　　C. 不歧视
　　D. 进行医学随访
　　E. 遵守标准防护原则,严格执行操作规程和消毒隔离制度,防止发生艾滋病医院感染和医源性感染

12. 艾滋病最主要的传播途径是( )
　　A. 性接触　　　　　B. 输液或输血
　　C. 母婴　　　　　D. 昆虫
　　E. 器官移植

13. 艾滋病毒侵入人体后,主要侵犯和破坏( )
　　A. 辅助性 T 淋巴细胞　　B. 中性粒细胞
　　C. 单核-巨噬细胞　　　D. B 淋巴细胞
　　E. 红细胞

14. 患者在检查时发现血清抗-HIV 阳性,护士对其进行健康教育指导时,不正确的是( )
　　A. 排泄物用漂白粉消毒
　　B. 严禁献血
　　C. 性生活应使用避孕套
　　D. 不能和他人共用牙刷
　　E. 外出时应戴口罩

15. 患者,女,24 岁。体检发现为 HIV 感染者,护士对其进行健康指导,不正确的是( )
　　A. 鼓励感染者树立信心
　　B. 定期随访
　　C. 不要献血和捐献器官
　　D. 可以怀孕
　　E. 防止感染

16. 患者,男,37 岁。不规则发热伴间断腹泻、食欲减退 2 个月,既往有静脉吸毒史。查体:体温 38.5℃,全身淋巴结肿大,质韧、无触痛,能活动。血白细胞 $4.0×10^9$/L,血清抗-HIV(+)。此患者最可能的疾病是( )
　　A. 支气管肺癌　　　　B. 艾滋病
　　C. 白血病　　　　　D. 败血症
　　E. 淋巴病

17. 患者,女,41 岁。因发热、咳嗽,明显消瘦就诊,既往有输血史。查血清抗-HIV(+)。诊断为艾滋病并进行治疗,能反映此病预后和疗效的检查项目是( )
　　A.CD4+/CD8+值　　　B. 血清抗-HIV 检测
　　C. 骨髓检查　　　　D. 血培养
　　E. 淋巴结活检

18. 患者,女,35 岁。发热、咳嗽 2 周,伴胸痛、气短、极度乏力,拟诊为艾滋病。血白细胞 $4.0×10^9$/L,CD4+/CD8+值<1,X 线提示双肺间质性肺炎。不恰当的护理是( )
　　A. 严格执行消毒隔离措施
　　B. 增加患者与亲友、家属沟通的机会,获得更多心理支持
　　C. 给予高蛋白、高热量、高维生素的清淡、易消化饮食
　　D. 加强与患者沟通,鼓励患者树立战胜疾病的信心
　　E. 安置患者于隔离病室内,病室外挂黄色标志进行严密隔离

19. 患者,男,32 岁。反复发热、腹泻 2 个月。经实验室检查"抗 HIV(+)",初步诊断为"艾滋病"。护士对患者进行健康史评估时,下列内容中最不重要的是( )
　　A. 有无输血史　　　B. 有无静脉吸毒史
　　C. 有无吸食大麻史　　D. 性伴侣的情况
　　E. 有无不洁性行为史

20. 患者,男,37 岁。因发热、咳嗽,伴间断腹泻、食欲减退及明显消瘦半年就诊,有同性恋史。查血清抗-HIV(+),诊断为艾滋病,患者表现出恐惧、绝望,对治疗护理不合作,目前患者最需要的护理措施是( )
　　A. 心理支持
　　B. 物理降温
　　C. 遵医嘱给抗生素
　　D. 加强口腔及皮肤护理
　　E. 给高糖、高蛋白、高纤维素饮食

(林丽萍)

第三节　麻　疹

麻疹（measles）是麻疹病毒引起的一种急性出疹性呼吸道传染病。临床上以发热、上呼吸道炎症、眼结膜充血、麻疹黏膜斑及全身斑丘疹为主要表现。本病传染性强，易造成流行。我国广泛应用麻疹减毒活疫苗后，麻疹的发病率显著下降，病后有持久免疫力。

一、病　原　学

麻疹病毒属副黏病毒科，呈球形，中心为单股负链核糖核酸，包膜为脂蛋白。此病毒抗原性稳定，仅有一个血清型，常用人羊膜或鸡胚细胞培养而制备减毒活疫苗。麻疹病毒在外界生活能力不强，室温下存活 2～3 小时，不耐热，对日光和消毒剂均敏感，在空气飞沫中保持传染性不超过 2 小时，但耐寒且耐干燥，在低温下能长期存活。

二、发病机制与病理

麻疹病毒侵入易感者的呼吸道黏膜和眼结膜上皮细胞后，在其上皮细胞内复制，并于感染后第 2～3 日通过淋巴组织侵入血流，形成第一次病毒血症。此后病毒在全身单核巨噬细胞系统大量复制，并在此广泛繁殖，大量病毒再次侵入血流，造成第二次病毒血症，引起全身广泛性损害，出现高热和出疹，此时传染性最强。目前认为全身性迟发型超敏性细菌免疫反应起了非常重要的作用。

三、护　理　评　估

（一）流行病学资料

1. 传染源　麻疹患者是唯一的传染源。自发病前 2 日至出疹后 5 日均有传染性，如合并肺炎其传染期可延长至出疹后 10 日。患者鼻、口咽、气管及眼结膜分泌物中均含有麻疹病毒，具有较强的传染性。

2. 传播途径　主要通过空气飞沫传播。通过患者的喷嚏、咳嗽、说话等由飞沫传播。密切接触者亦可经污染病毒的手传播。

3. 人群易感性　人群普遍易感，易感者接触患者后 90% 以上均可发病。

4. 流行特征　由于儿童普遍接种麻疹疫苗，目前成人麻疹大量增加。四季均可发病，以冬、春季多见。好发年龄为 6 个月至 5 岁儿童。

（二）身体状况

案例2-3

患儿，女，3 岁。发热、咳嗽，流涕、畏光 5 日，加重伴皮疹 2 日入院。查体：T 39.5℃，结膜充血，在第 1 磨牙相对应的颊黏膜处可见灰白色点。耳后、颈部、发际有散在红色丘斑疹，疹间皮肤正常。

问题：

1. 考虑最有可能的临床诊断是什么？

2. 为及早明确诊断，应做哪项检查？

3. 从透疹角度出发该患者高热护理措施应该注意哪些问题？

典型麻疹按病程发展可分为以下 4 期：

1. 潜伏期　一般为 6～18 日，平均为 10 日左右。曾接受主动或被动免疫后，可延长至 21～28 日。在潜伏期末可有轻度发热、精神欠佳、全身不适。

2. 前驱期（出疹前期）　发热开始至出疹，一般为 3～4 日。

（1）发热：为首发症状，见于所有患者，多为中度以上发热。

（2）上呼吸道炎：在发热同时出现流涕、流泪、喷嚏、咳嗽、咽充血等卡他症状，并有眼结膜充血（图 2-21）、畏光流泪、眼睑水肿，以及下眼睑边缘有一条明显充血红线，对诊断极有意义。

（3）麻疹黏膜斑（Koplik 斑）：见于 90% 以上的患者，具有早期诊断价值。麻疹黏膜斑（图 2-22）在发病后 2～3 日出现，在两侧第 1 磨牙相对应的颊黏膜上见直径 0.5～1.0mm 灰白色小点，周围有红色晕圈，但在 1～2 日内迅速增多融合成片，出疹 2～3 日后逐渐消失。

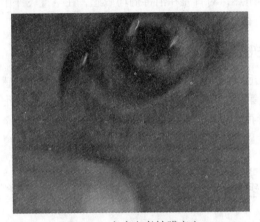

图 2-21　麻疹患者结膜充血

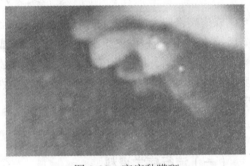

图 2-22　麻疹黏膜斑

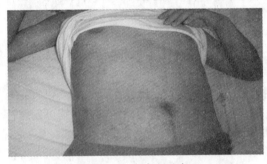

图 2-23　麻疹斑丘疹

（4）其他：常伴有全身不适、精神不振、食欲减退、呕吐、腹泻等症状。

3. 出疹期　皮疹多在发热 3～4 日后出现，先见于耳后、发际，渐及颜面部、颈部，从上而下延至躯干、四肢，最后到手掌、足底。皮疹为 2～4mm 略高出皮肤的斑丘疹（图 2-23），颜色从浅红色、鲜红色到暗红色，数量由少逐渐增多而融合成片。压之退色，疹间有正常皮肤。出疹时体温升高，嗜睡、全身毒血症状加重，严重者可有谵妄甚至抽搐，常有浅表淋巴结肿大，肝脾轻度肿大，易并发肺炎、喉炎等并发症。

案例2-3分析(1)

从患者发热、皮疹特点、在第 1 磨牙相对应的颊黏膜处可见灰白色点（麻疹黏膜斑），可以初步拟诊为麻疹。

4. 恢复期　出疹后 3～5 日体温随之下降，症状也逐渐好转。皮疹逐渐隐退，可有糠麸样脱屑及淡褐色色素沉着，2～3 周后完全消失。

5. 非典型麻疹　有轻型麻疹、重型麻疹、异型麻疹、出血型麻疹等。

6. 并发症　麻疹最常见的并发症是支气管肺炎，多见于 5 岁以下患儿，占麻疹患者死因的 90%以上。其次为喉炎、心肌炎、心力衰竭、脑炎、营养不良和维生素 A 缺乏等，并可使原有的结核病恶化。

（三）辅助检查

1. 血常规　血白细胞总数减少，淋巴细胞相对增多。若中性粒细胞升高提示继发细菌感染。如淋巴细胞严重减少，常提示预后不良。

2. 病原学检查　取前驱期或出疹初期患者眼、鼻咽分泌物及血、尿体外接种易感细胞，分离麻疹病毒。以出疹前后 3 日内分离率较高。

3. 多核巨细胞检测　初期患者的鼻咽分泌物、痰和尿沉渣涂片可见多核巨细胞。

4. 血清学检查　酶联免疫吸附试验检测血清中麻疹 IgM，有早期诊断价值。

案例2-3分析(2)

检测血清 IgM 抗体有助于早期诊断。

（四）心理、社会状况

麻疹患者由于发热、皮疹可引起烦躁不安、焦虑等心理反应。病情严重者，可出现并发症，甚至危及生命，引起患者及家属紧张、恐惧等心理反应。社会人员缺乏此病的护理知识，容易出现并发症。

（五）治疗要点

1. 一般治疗　注意补充水、电解质、维生素，尤其是维生素 A 和维生素 D。

2. 对症治疗　体温超过 39℃者酌情给予小剂量（常用量的 1/3～1/2）退热剂；烦躁者可给予苯巴比妥等镇静剂；咳嗽剧烈时可用祛痰镇咳药，继发细菌感染可给予抗生素治疗。

3. 并发症的治疗　支气管肺炎、心肌炎、急性喉炎、脑炎的预防及治疗。

四、主要护理问题

1. 体温过高　与麻疹病毒感染和继发细菌感染有关。
2. 皮肤完整性受损　与皮疹有关。
3. 营养失调：低于机体需要量　与高热、出疹、不思饮食有关。
4. 潜在并发症：支气管肺炎、喉炎、急性心力衰竭等。
5. 有传播感染的可能　与病原排出有关。

五、护理措施

（一）一般护理

1. 隔离与消毒　无并发症者，在家中隔离。有并发症者，需住院隔离及治疗。严格呼吸道隔离，做好病室消毒。隔离至出疹后 5 日，有并发症隔离至出疹后 10 日。

2. 休息　居室应安静、清洁、阳光充足、空气新鲜，每日开窗通风 2 次，室内温度维持在 18～22℃，湿度 50%～60%，衣被合适，避免冷风直吹，防止受凉。卧床休息至皮疹消退、体温正常为止。

3. 饮食　应给予营养丰富、易消化的流质、半流质饮食，并注意补充水分，可给予果汁，维持水、电解质平衡。

（二）病情观察

1. 生命体征等　密切观察体温、脉搏、呼吸、神志、面色。

2. 皮疹的变化　观察出疹顺序、皮疹颜色及分布，如出疹过程不顺利，提示并发症发生的可能。

3. 并发症　严格观察可能出现的并发症。

（三）对症护理

1. 发热的护理　体温持续在 39℃以上时，应采取减少盖被、温水擦浴或遵医嘱用小剂量退热剂，禁用大剂量退热剂、冷敷及乙醇擦浴，因体温骤降可引起末梢循环障碍而使皮疹突然隐退不利于透疹。

案例2-3分析(3)

　　麻疹发热禁用大剂量退热剂、冷敷及乙醇擦浴，因体温骤降可引起末梢循环障碍而使皮疹突然隐退不利于透疹。

2. 皮疹的护理　保持皮肤清洁，勤换内衣，勿用肥皂擦洗，减少皮肤刺激。勤剪指甲，避免患儿抓伤皮肤引起继发感染。

3. 五官的护理　多喂白开水，用 0.9%氯化钠溶液或温开水漱口，保持口腔清洁、舒适。室内光线应柔和，眼部因炎性分泌物多而形成眼痂者，应用 0.9%氯化钠溶液清洗双眼，再滴入抗生素眼药水或涂眼膏，角膜干燥或有夜盲症现象时可用 3%硼酸溶液清洗眼部，并滴入鱼肝油。保持外耳道干燥，防止眼泪及呕吐物流入耳道，引起中耳炎。及时清除鼻腔分泌物，保持鼻腔清洁、通畅。

4. 并发症的护理　并发症是麻疹患者的主要死亡原因，应密切观察病情变化，以便及时发现。发现支气管肺炎、喉炎患者给予雾化吸入，以稀释痰液。如喉梗阻明显者，增加雾化吸入次数，并增加地塞米松缓解喉头水肿，严重者做好气管切开的准备。

（四）用药护理

遵医嘱正确使用退热剂、镇静剂、抗生素等，及时观察药物疗效及毒副作用。并发急性心力衰竭使用强心剂时，准确计算药物剂量，用 1ml 注射器准确抽吸，用 10%葡萄糖溶液稀释后缓慢静脉注射。

（五）心理护理

与患者及家属进行有效的沟通，做好解释和安慰工作，减轻心理压力。关心体贴患者，使患者增强战胜疾病的信心，积极主动地配合治疗和护理。

六、健 康 教 育

（一）预防知识教育

1. 管理传染源　对麻疹患者应早发现、早诊断、早隔离、早治疗。隔离期为出疹后 5日，有并发症者延长至 10 日。对密切接触者应检疫 3 周，已进行被动免疫者延长至 4 周。

2. 切断传播途径　麻疹流行期间不带易感儿童去公共场所，托儿所暂不接纳新生。医务人员做好隔离、消毒工作。

3. 保护易感者　对 8 个月以上未患过麻疹的小儿可接种麻疹减毒活疫苗，对年幼、体弱患者可肌内注射人血丙种球蛋白或胎盘球蛋白。

（二）家庭护理指导

向家属介绍麻疹的流行特点、病程、隔离时间、早期症状、并发症和预后，指导家属做好消毒隔离、皮肤护理及病情观察，预防继发细菌感染及并发症。

执业考试模拟题

1. 麻疹出疹期典型皮疹出疹的顺序是（ ）
   A. 躯干→四肢→手掌→足底
   B. 耳后、发际→额面→颈→躯干→四肢→手掌、足底
   C. 额面→颈→躯干→四肢
   D. 耳后、发际→躯干→四肢→手掌、足底
   E. 面→颈→耳后→躯干→四肢

2. 下列对于麻疹的早期诊断最有价值的是（ ）
   A. 明显的上呼吸道炎症状
   B. 结膜充血、畏光、流泪、眼睑水肿
   C. 咳嗽和声音嘶哑
   D. 口腔颊部黏膜可见白色点状黏膜斑
   E. 颈部淋巴结肿大

3. 控制麻疹流行最有效而可行的措施是（ ）
   A. 普遍肌内注射丙种球蛋白
   B. 普遍接种麻疹减毒活疫苗
   C. 普遍接种麻疹活疫苗加普遍肌内注射丙种球蛋白
   D. 隔离患儿
   E. 成人血 10～15ml 两侧臀部深层肌内注射

4. 麻疹患者在出疹期首先出现皮疹的部位是（ ）
   A. 耳后、发际　　B. 躯干
   C. 颜面　　　　　D. 手掌、足底
   E. 颈部

5. 根据我国计划免疫实施程序，8 个月初接种（ ）
   A. 麻疹疫苗
   B. 乙脑疫苗
   C. 百白破
   D. 脊髓灰质炎减毒疫苗糖丸
   E. 流感疫苗

6. 某医院保健科护士在为小儿接种麻疹疫苗，在接种前检查发现有浑浊现象，应采取的措施是（ ）
   A. 停止接种，报告医院相关部门处理
   B. 停止接种，通知疫苗生产厂家
   C. 先接种疫苗，再报告医院处理
   D. 先接种疫苗，再报告疾控中心处理
   E. 浑浊疫苗直接废弃，无需记录和报告

7. 麻疹出疹是在发热后的（ ）

   A. 当日　　　　B. 1～2 日　　　C. 2～3 日
   D. 3～4 日　　　E. 7～10 日

8. 麻疹病毒主要的传播途径是（ ）
   A. 虫媒　　　　B. 血液　　　　C. 接触
   D. 呼吸道　　　E. 消化道

9. 关于麻疹的流行病学叙述正确的是（ ）
   A. 患者是唯一的传染源
   B. 以消化道传播为主
   C. 病后可获得暂时性免疫力
   D. 发病以夏季为主
   E. 恢复期患者存在携带病毒现象

10. 麻疹患儿无并发症者具有传染性的时段为（ ）
    A. 出疹期
    B. 出疹前 10 日至出疹后 5 日
    C. 出疹前 5 日至出疹后 5 日
    D. 出疹前 10 日至出疹后 10 日
    E. 出疹前 5 日至出疹后 10 日

11. 有关麻疹的皮疹特点叙述正确的是（ ）
    A. 皮疹为充血性疱疹
    B. 疹间皮肤正常
    C. 压之不退色
    D. 相互不可融合
    E. 大小均匀一致

12. 麻疹最常见的并发症为（ ）
    A. 肺炎　　　　B. 脑炎　　　　C. 心肌炎
    D. 睾丸炎　　　E. 胰腺炎

13. 麻疹患儿合并并发症者具有传染性的时段是（ ）
    A. 出疹期
    B. 出疹期前 10 日至出疹后 10 日
    C. 出疹前 5 日至出疹后 5 日
    D. 出疹前 5 日至出疹后 5 日
    E. 出疹前 5 日至出疹后 10 日

14. 下列麻疹治疗护理的注意事项中，叙述错误的是（ ）
    A. 隔离休息
    B. 及早使用抗生素预防并发症
    C. 注意口咽鼻的护理
    D. 居室通风良好，保持适宜的温度和湿度

E. 病程发热期间应给予清淡易消化饮食

15. 患儿，女，4 岁。麻疹恢复期，体温突然再次升高，出现嗜睡、惊厥等症状，该患儿最可能发生的并发症是（　）
    A. 肺炎　　　　B. 喉炎　　　　C. 脑炎
    D. 心肌炎　　　E. 支气管炎

16. 患儿，男，7 岁。发热 3 日后于头颈部出现淡红色充血性斑丘疹，压之退色，疹间皮肤正常，体温上升至 39.2℃，护士可采取的护理措施为（　）
    A. 乙醇擦浴　　　　　B. 冰袋冷敷
    C. 冰盐水灌肠降温　　D. 阿司匹林口服
    E. 让患儿卧床休息，多饮温开水

17. 患儿，女，6 岁。因患麻疹在家隔离治疗，有关隔离消毒措施的叙述不正确的是（　）
    A. 房间应经常通风换气
    B. 隔离至出疹后 5 日
    C. 患儿衣被及玩具等在阳光下暴晒 2 小时

D. 家长护理患儿后，须在流动空气中停留 30 分钟以上才能去邻居家
    E. 接触的易感儿须隔离观察 7 日

18. 患儿，4 岁。高热 2 日，皮疹 1 日，拟诊为麻疹，下列表现对麻疹具有早期诊断意义的是（　）
    A. 发热　　　　　　B. 麻疹黏膜斑
    C. 典型皮疹　　　　D. 淋巴结肿大
    E. 检测到麻疹 IgG 抗体

19. 患儿，男，4 岁。其幼儿园同班一个儿童前日被确诊为麻疹，家长非常紧张，护士给予家长健康的指导正确的是（　）
    A. 接种麻疹疫苗
    B. 隔离检疫 10 日
    C. 饮用板蓝根冲剂
    D. 每日室外活动 1 小时
    E. 可注射人血丙种球蛋白

（宝音陶克陶）

第四节　水　　痘

　　水痘（chickenpox）是由水痘-带状疱疹病毒引起的儿童常见的急性出疹性传染病。临床特征为全身皮肤黏膜相继出现斑疹、丘疹、疱疹、结痂并可同时存在，皮疹呈向心性分布。本病一般预后良好，患者感染后可获得持久免疫。

一、病　原　学

　　水痘-带状疱疹病毒属疱疹病毒科，呈球形，核心为双股 DNA，包膜为脂蛋白，含补体结合抗原，无血凝素及溶血素。该病毒仅有一种血清型。人是该病毒的唯一已知自然宿主。病毒在外界生存力弱，对温度和酸碱度比较敏感，能被乙醚等消毒剂灭活，不能在痂皮中存活。

二、发病机制与病理

　　病毒经上呼吸道、口咽、眼结膜及皮肤侵入人体，在局部皮肤、黏膜细胞内复制，2～3 日后少量病毒进入血液和淋巴液，在单核-巨噬细胞系统内增殖后再次进入血液引起短期病毒血症，病毒侵犯全身各组织器官，引起病变。临床上水痘皮疹分批出现与间歇性病毒血症有关。发病后 2～5 日特异性抗体出现，病毒血症消失，症状随即好转。本病主要病理变化限于表皮棘细胞，细胞变性肿胀，继而形成透明的单房性水疱，内含大量病毒。水痘痊愈后病毒可长期潜伏在脊髓后根神经节或脑神经的感觉神经节内，当机体免疫力下降时病毒被再激活，引起带状疱疹。

三、护 理 评 估

（一）流行病学资料

1. 传染源　水痘患者是唯一的传染源。病毒存在于病变皮肤黏膜组织、疱疹液及血液中，可由鼻咽分泌物排出体外，出疹前一日至疱疹完全结痂均有很强的传染性。易感者接触带状疱疹患者后可引起水痘，不会发生带状疱疹。

2. 传播途径　以呼吸道飞沫传播和直接接触传播为主要传播途径。

3. 人群易感性　人群普遍易感，水痘主要见于儿童，病后可以获得持久免疫力，一般不发生水痘。

4. 流行特征　本病一年四季均可发生，以冬春季高发。好发年龄为学龄及学龄前儿童。

（二）身体状况

> **案例2-4**
>
> 　患儿，男，5岁。因发热1日，躯干及面部皮疹半日入院。患者1日前无明显诱因出现发热，体温37.8℃，伴头痛、咽痛、轻咳。查体：体温38.2℃，一般情况可，躯干、面部皮肤有红色斑丘疹、疱疹及结痂，伴有痒感。
>
> 问题：
>
> 1. 考虑最有可能的临床诊断是什么?
> 2. 有关该患者的皮肤护理应注意什么?
> 3. 该患者应避免使用何种护理措施降温?

潜伏期为10～21日，平均为14日。典型患者临床上分为前驱期和出疹期。

1. 前驱期　婴幼儿常无症状或症状轻微。年长儿可有低热、头痛、乏力、食欲缺乏、咽痛等上呼吸道感染症状。本期持续1～2日。

2. 出疹期　皮疹先见于躯干、头部，逐渐延及面部，最后达四肢。皮疹分布以躯干为多，面部及四肢较少，呈向心性分布。开始为粉红色针帽头大的斑疹，数小时内变为丘疹，再经数小时变为水疱，从斑疹、丘疹、水疱到开始结痂，短者仅6～8小时，皮疹发展快是本病特征之一。水疱呈椭圆形，2～5mm大小，水疱基部有一圈红晕，当水疱开始干时红晕亦消退，皮疹往往很痒。疱疹液初呈清澈水珠状，以后稍混浊，疱疹壁较薄易破。水痘皮损表浅，按之无坚实感，数日后从水疱中心开始干瘪，最后成痂，经1～2周脱落。无继发感染者痂脱后不留瘢痕，痂才脱落时留有浅粉色凹陷，而后成为白色（图2-24）。

图2-24　水痘四期皮疹

案例2-4分析(1)

该患者发热 1 日后发现躯干皮肤有细小的红色斑丘疹，数小时出现疱疹、结痂，伴有痒感。根据患者皮疹的特点，该患者可能的临床诊断是水痘。

水痘多为自限性疾病，10 日左右自愈。免疫缺陷的小儿或正在应用肾上腺糖皮质激素的患者如果感染水痘易形成播散性水痘，病死率高。孕妇妊娠早期患水痘可引起胎儿患先天性畸形。孕妇患水痘后数天内分娩可致先天性水痘综合征。

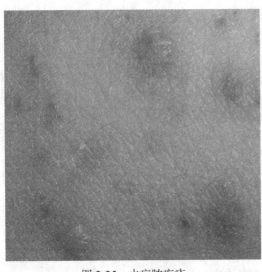

图 2-25　水痘脓疱疹

3. 并发症　主要为原发性水痘肺炎、脑炎和继发性细菌感染。

（三）辅助检查

1. 血象　白细胞总数正常或稍高，淋巴细胞相对增多。

2. 疱疹刮片检查　刮取新形成疱疹（图2-25）的基底组织碎片涂片，染色后镜检。

3. 免疫学检查　取双份血清做补体结合试验、中和试验、间接荧光抗体试验等检测抗体，第 2 份血清效价增高 4 倍或以上有诊断价值。

4. 病毒分离　取发病3日内患者的疱疹液做组织培养，分离病毒。

（四）心理、社会状况

水痘患者由于皮疹瘙痒可引起烦躁不安、焦虑、睡眠障碍等心理反应。因为此病通过空气飞沫传播，家属亦有紧张心理，社会人员对于此病缺乏相应的预防措施，容易被感染。

（五）治疗要点

1. 一般治疗　注意休息，加强营养，维持水和电解质平衡。保持皮肤清洁，防止继发感染，皮肤瘙痒时可局部应用炉甘石洗剂或口服抗组胺药。疱疹破溃或有继发感染者，局部涂抗生素软膏。

案例2-4分析(2)

水痘患者的皮肤应保持清洁，避免抓破，防止继发感染，皮肤瘙痒时可局部应用炉甘石洗剂或口服抗组胺药。疱疹破溃或有继发感染者，局部涂抗生素软膏。

2. 抗病毒治疗　有免疫缺陷或应用免疫抑制剂的患者使用抗病毒药物。阿昔洛韦为目前首选抗病毒药物，但须在水痘发病后 24 小时内应用才有效。严重病例可静脉滴注干扰素。

四、主要护理问题

1. 皮肤完整性受损　与水痘病毒引起的皮疹及继发感染有关。
2. 体温过高　与感染有关。
3. 潜在并发症：皮肤继发细菌感染、肺炎、脑炎等。

五、护 理 措 施

（一）一般护理

1. 隔离与消毒　无并发症者，在家中隔离，有并发症者，需住院隔离及治疗。按呼吸道隔离，隔离至水痘疱疹完全结痂，做好病室消毒，每日用紫外线消毒一次，每次一小时。

2. 休息　居室应安静、清洁、阳光充足、空气新鲜，每日开窗通风 2 次，维持适宜的温度及湿度，适当休息。

3. 饮食　应给予营养丰富、易消化的流质、半流质饮食，并注意补充水分。

（二）病情观察

1. 生命体征　主要观察体温的变化，每日测 4 次体温。

2. 皮疹的变化　观察皮疹分布、颜色，是否破溃、感染、结痂。

3. 并发症　严格观察可能出现的并发症。

（三）对症护理

1. 发热的护理　患者多有中、低度发热，不必用药物降温。如有高热，可用物理降温或适量退热剂。

2. 皮疹的护理　每日清洁、消毒皮肤 2 次，衣被清洁，以免增加瘙痒感。保持皮肤清洁、干燥，勤换内衣，剪短指甲，婴儿可戴并指手套或用长袖遮盖双手，避免抓破皮疹引起继发感染。皮疹瘙痒严重的患者，可涂炉甘石洗剂或 5%碳酸氢钠溶液，也可遵医嘱口服抗组胺药物。疱疹已破溃者、有继发感染者，局部用抗生素软膏或遵医嘱口服抗生素控制感染。

3. 并发症的护理　水痘偶可发生播散性水痘，并发肺炎、脑炎、心肌炎，应注意观察及早发现，并给予相应的护理。

（四）用药护理

遵医嘱正确使用抗病毒药，必要时用抗生素，及时观察药物的疗效及毒副作用。避免使用糖皮质激素类药物（包括激素类软膏），因可使病毒在体内增殖和扩散，使病情恶化。退热忌用阿司匹林，以免诱发瑞氏综合征。

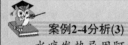

案例2-4分析(3)

水痘发热忌用阿司匹林，以免诱发瑞氏综合征。

（五）心理护理

与患者及家属进行有效的沟通，做好解释和安慰工作，减轻心理压力。关心体贴患者，使患者树立战胜疾病的信心，积极主动地配合治疗和护理。

六、健 康 教 育

（一）预防知识教育

1. 管理传染源　水痘患者应按呼吸道隔离和接触隔离隔离至疱疹全部结痂或出疹后 7 日。带状疱疹患者不必隔离，但应避免与易感儿及孕妇接触。

2. 切断传播途径　水痘流行期间，易感儿不宜去公共场所，外出时应戴口罩。

3. 保护易感人群　水痘减毒活疫苗适用于 1 岁以上健康儿童、青少年及成人、高危人群、密切接触者进行主动免疫。对于免疫功能低下者、使用免疫抑制剂或孕妇，如有接触史，可用丙种球蛋白、带状疱疹免疫球蛋白肌内注射，进行被动免疫。

（二）家庭护理指导

帮助患者家属掌握本病相关的护理措施。指导家属给予患者足够的水分、电解质和营养，保持室内空气流通。教会家长进行皮肤护理、发热护理、饮食护理及病情观察，防止继发感染。

执业考试模拟题

1. 水痘的病原体是（　　）
    A. 水痘病毒　　　　　B. 带状疱疹病毒
    C. 水痘-带状疱疹病毒　D. 一种肠道病毒
    E. 一种呼吸道病毒

2. 水痘的主要传播途径是（　　）
    A. 直接接触和空气飞沫传播
    B. 血液传播
    C. 性接触传播
    D. 虫媒传播
    E. 动物源性接触传播

3. 水痘皮疹的特点是（　　）
    A. 离心性分布，头面躯干稀疏
    B. 皮疹呈全身散在性分布
    C. 离心性分布，躯干无皮疹
    D. 向心性分布，头面部无皮疹
    E. 向心性分布，头面躯干密集，四肢稀疏

4. 水痘抗病毒治疗的首选药物是（　　）
    A. 重组人干扰素　　　B. 白细胞介素 2
    C. 利巴韦林　　　　　D. 贺普丁
    E. 阿昔洛韦

5. 患儿，4 岁。入院前曾与水痘患儿接触，护士应为其采取的措施是（　　）
    A. 多喝水
    B. 进行检疫
    C. 大剂量注射肾上腺糖皮质激素
    D. 静脉注射抗病毒药
    E. 补充维生素 C

6. 患儿，女，6 岁。由家长带到社区保健中心接种水痘疫苗。接种前，护士应特别向家长询问患儿的近况是（　　）
    A. 活动情况　　　　　B. 发热情况
    C. 大便情况　　　　　D. 小便情况
    E. 情绪情况

7. 患儿，3 岁，麻疹恢复期。查房发现体温突然升高，浅昏迷伴抽搐，该患儿可能的并发症是（　　）
    A. 支气管炎　　　　　B. 支气管肺炎
    C. 喉炎　　　　　　　D. 心肌炎
    E. 脑炎

8. 关于水痘的特点叙述正确的是（　　）
    A. 柯氏斑　　　　　　B. 帕氏线
    C. 口唇苍白周　　　　D. 退疹后色素沉着
    E. 同一部位皮疹分批出现

9. 水痘的主要传染源是（　　）
    A. 受感染的动物　　　B. 病原携带者
    C. 水痘患者　　　　　D. 带状疱疹患者
    E. 密切接触传播

10. 水痘疹的特点是（　　）
    A. 无痒感　　　　　　B. 同时出现
    C. 向心性分布　　　　D. 躯干少四肢多
    E. 不出现在口腔、结膜、生殖器等处

11. 患儿，女，5 岁。发热 2 日后出现皮疹，躯干多，四肢末端少，为红色斑丘疹，数小时后变成小水疱，痒感重，该患儿的诊断可能是（　　）
    A. 麻疹　　　　B. 水痘　　　　C. 猩红热
    D. 腮腺炎　　　E. 幼儿急疹

12. 患儿，女，4 岁。体温 38.7℃，咽痛，躯干可见少量斑疹、丘疹、疱疹，诊断为"水痘"。应避免使用的药物是（　　）
    A. 维生素 C　　　　　B. 糖皮质激素
    C. 对乙酰氨基酚　　　D. 阿昔洛韦
    E. 维生素 B_{12}

13. 患儿，女，10 岁。确诊为水痘，现处于出疹期，自述皮疹瘙痒难忍。有关患儿的护理措施叙述正确的是（　　）
    A. 瘙痒处可涂抹地塞米松霜
    B. 皮疹完全消退前不可洗澡，以防感染
    C. 可隔衣物挠抓皮疹患处
    D. 遵医嘱口服抗组胺药
    E. 皮疹处不可涂抹炉甘石洗剂

（14～18 题共用题干）

患儿，3 岁半。发热 1 天后出现皮疹而入院。查体：体温 38.6℃，脉搏 100 次/分，呼吸 32 次/分，精神一般，咽后壁充血，躯干、面部有散在的淡红色斑丘疹及疱疹，其余部位未发现异常。

14. 根据检查结果，患儿最有可能的诊断是（　　）
    A. 麻疹　　　　　　　B. 猩红热
    C. 幼儿急疹　　　　　D. 伤寒
    E. 水痘

15. 如需隔离，护士对患儿采取的主要隔离方式是（　　）
    A. 呼吸道隔离　　　B. 消化道隔离
    C. 接触性隔离　　　D. 保护隔离
    E. 虫媒隔离

16. 如需隔离，则隔离期应至（　　）
    A. 出疹后 2 日　　　B. 出疹后 3 日
    C. 出疹后 10 日　　　D. 皮疹全部结痂
    E. 皮疹全部消退

17. 护士对患儿正确的护理措施，应除外（　　）
    A. 饮食宜清淡，多喝水

B. 及时更换内衣
C. 疱疹破溃时涂 1%甲紫溶液
D. 给予阿司匹林及时降温
E. 适宜的温湿度

18. 水痘患儿出皮疹时，其皮肤病变限于（　　）
    A. 表皮
    B. 真皮
    C. 黏膜层
    D. 皮下结缔组织及脂肪组织
    E. 肌层

（宝音陶克陶）

第五节　流行性腮腺炎

流行性腮腺炎（epidemic parotitis mumps）是由腮腺炎病毒引起的急性呼吸道传染病。临床特征为发热、腮腺非化脓性肿大、疼痛，各种腺体及器官均可受累，引起脑炎、脑膜炎、脑膜脑炎、睾丸炎、卵巢炎、胰腺炎等。本病为自限性疾病，大多数预后良好。

一、病原学

腮腺炎病毒属副黏病毒，为单股的 RNA 病毒，呈球形，仅一个血清型，含有 V 抗原（病毒抗原）和 S 抗原（可溶性抗原），感染后可产生相应抗体。V 抗体具有保护作用，S 抗体无保护性，但出现较早，可用于诊断。该病毒耐寒不耐热，对紫外线及一般消毒剂敏感。

二、发病机制与病理

腮腺炎病毒通过飞沫经上呼吸道侵入，在局部黏膜上皮细胞中增殖，引起局部炎症和免疫反应，然后入血液产生第一次病毒血症，病毒经血播散到全身各器官，首先使腮腺、颌下腺、舌下腺、胰腺、性腺等发生炎症，也可侵犯神经系统。在这些器官中病毒再度繁殖并再次侵入血液循环，散布至第一次未曾侵入的其他器官引起炎症，临床上呈现不同器官相继出现病变的症状。

本病的病理特征是受累组织的非化脓性炎症。

三、护理评估

（一）流行病学资料

1. 传染源　人是腮腺炎病毒的唯一自然宿主，腮腺炎患者及隐性感染者是本病的传染源，自腮腺肿大前 7 日到消肿后 9 日均有传染性。患者的唾液、尿液中可分离出病毒，有脑膜炎表现者脑脊液中可分离出病毒。

2. 传播途径　病毒主要通过空气飞沫传播，也可以通过直接接触或被污染的食具、玩具等途径传播。无免疫力的成人亦可发病。

3. 人群易感性　普遍易感，感染后可以获得持久免疫力。15 岁以下儿童是主要的易感者。

4. 流行特征　本病一年四季均可散发，多见于冬春两季。多呈散发或流行，在集体儿童机构可以形成暴发。

（二）身体状况

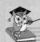

案例2-5

患儿，男，7 岁。发热 3 日伴右耳下疼痛、腹痛半日入院。查体：T 40℃，右腮腺肿胀、压痛明显，右上腹压痛，无反跳痛。

问题：
1. 该患儿最有可能的临床诊断是什么？
2. 最可能的并发症是什么？
3. 为明确诊断应选择什么检查？

发病前 2～3 周患者有流行性腮腺炎接触史。

1. **典型病例**　初期可有发热、乏力、肌肉酸痛、食欲缺乏、头痛、呕吐、咽痛等症状，但多数患儿症状不重或不明显。起病 1～2 日腮腺肿胀，一般先见于一侧，1～2 日后对侧肿胀。腮腺肿胀以耳垂为中心，向周围蔓延，边缘不清楚，局部皮肤不红，表面灼热，有弹性感及触痛（图 2-26）。腮腺管口红肿，挤压腮腺开口无脓性分泌物流出。患儿感到局部疼痛和感觉过敏，张口、咀嚼时更明显。部分患儿有颌下腺、舌下腺肿胀。同时伴中等度发热，少数高热。腮腺肿胀大多于 1～3 日达高峰，持续 4～5 日逐渐消退而恢复正常，整个病程为 10～14 日。

案例2-5分析(1)

该患儿发热 3 日伴右耳下疼痛，右腮腺肿胀、压痛明显，最可能的临床诊断是腮腺炎。

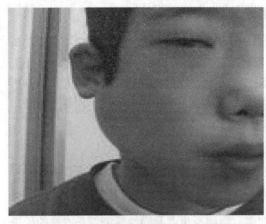

图 2-26　流行性腮腺炎患者右侧腮腺肿大

2. **不典型病例**　可无腮腺肿胀而以单纯睾丸炎或脑膜脑炎的症状出现，也有仅见颌下腺或舌下腺肿胀者。

3. **并发症**

（1）睾丸炎：常见于腮肿后 1 周左右，突发高热、寒战、睾丸肿痛，伴剧烈触痛，重者阴囊皮肤显著水肿，鞘膜腔内有黄色积液，病变大多侵犯一侧，急性症状持续 3～5 日，全程持续 10 日左右。由于病变常为单侧，即使双侧也仅部分生精小管受累。故很少导致不育症。

（2）卵巢炎：主要表现为骤起畏寒、发热，下腹部或腰骶部疼痛，月经周期失调，严重者可触及肿大的卵巢，伴有压痛。不影响生育力。

（3）胰腺炎：多发生于腮腺肿大后数日，表现为体温再次上升，并出现恶心、呕吐、上中腹疼痛和压痛，多在 1 周内恢复。

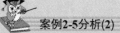

案例2-5分析(2)
　　腹痛半日，右上腹压痛，患儿有可能并发胰腺炎，应加强观察。

　　（4）神经系统并发症：多发生在腮腺肿胀后 4～5 日，少数亦可发生于腮腺肿胀前。可出现脑膜炎、脑膜脑炎或脑炎的表现，其中以脑膜脑炎多见。症状多在 1 周内消失，预后良好。偶因并发重症脑膜脑炎或脑炎而致死。

（三）辅助检查
　　1. 血常规　白细胞总数正常或稍低，淋巴细胞相对增多。
　　2. 血清和尿淀粉酶测定　90%的患者血、尿淀粉酶增高，并与腮腺肿胀平行。此项检查可作为早期诊断的依据。

案例2-5分析(3)
　　血、尿淀粉酶增高可作为早期诊断的依据。

　　3. 特异性抗体测定　血清特异性 IgM 抗体阳性提示近期感染。
　　4. 病毒分离　患者唾液、尿或血、脑脊液中可分离出腮腺炎病毒。

（四）心理、社会状况
　　流行性腮腺炎患者可因疼痛影响进食，导致烦躁不安。如出现并发症而担心预后不良，如脑膜炎担心出现后遗症，生殖腺炎症担心今后引起不孕不育等而出现焦虑。社会成员由于对流行性腮腺炎缺乏应有的卫生知识，关心协作不够，容易感染。

（五）治疗要点
　　该病为自限性疾病，无特殊药物治疗，主要为对症处理及支持治疗。早期可抗病毒治疗，腮腺疼痛明显者可冷敷及用中药外敷。

四、主要护理问题

　　1. 体温过高　与病毒感染有关。
　　2. 营养失调：低于机体需要量　与发热、进食不足有关。
　　3. 疼痛：腮腺胀痛　与腮腺炎病毒引起的腮腺炎症有关。
　　4. 潜在并发症：脑膜脑炎、睾丸炎、胰腺炎等。

五、护 理 措 施

（一）一般护理
　　1. 隔离与消毒　发现腮腺炎患者后立即采取呼吸道隔离措施，直至腮腺肿大消退后 3 日。有接触史的易感者应观察 3 周。流行期间应加强托幼机构的晨检。居室应空气流通，对患儿口、鼻分泌物及污染物应进行消毒。
　　2. 休息　症状明显或有并发症者应注意卧床休息。
　　3. 饮食　保证营养及水分的摄入。给予营养丰富、易消化的流质、半流质饮食，忌酸、辣、干、硬食物，以免因唾液分泌及咀嚼加剧疼痛。

（二）病情观察

1. 生命体征　主要观察体温、脉搏。

2. 腮肿情况　观察腮腺肿胀疼痛表现及程度。

3. 并发症　注意有无脑膜脑炎、睾丸炎、急性胰腺炎等临床征象。

（三）对症护理

1. 发热的护理　监测体温及热型，保证休息至热退，减少并发症的发生。鼓励患儿多饮水。高热者可用温水擦浴或乙醇擦浴，必要时可行头部冷敷、可用适量解热药物降温。体温过高或有脑膜炎、心肌炎等并发症者遵医嘱给予肾上腺糖皮质激素。

2. 疼痛的护理　用冷毛巾局部冷敷收缩血管，以减轻炎症充血及疼痛，亦可用中药湿敷。保持口腔清洁，用温盐水或复方硼酸溶液漱口，减少口腔残余食物，防止继发感染。

3. 并发症的护理　并发胰腺炎时禁食、补液、胃肠减压。并发睾丸炎用丁字带将肿大的睾丸托起，局部冷敷，以减轻疼痛。并发脑炎、脑膜炎时给予降温、降低颅内压等处理。

（四）用药护理

正确用药，及时观察疗效及毒副作用。使用20%甘露醇时，需快速静脉滴注，但不能漏出血管外，以防组织坏死。气温低有结晶时，可将整瓶药液放在热水中加热，使结晶溶解。

（五）心理护理

告知家属，本病为自限性疾病，大多预后良好，减轻焦虑及紧张情绪。医护人员与患者及家属进行有效的沟通，使其熟悉流行性腮腺炎的基本知识，理解病程中限制饮食、消毒隔离的意义。

六、健 康 教 育

（一）预防知识教育

1. 管理传染源　患者采用呼吸道隔离至腮腺肿胀完全消退为止。对于接触者一般不进行医学留验，儿童应医学观察3周。

2. 切断传播途径　流行期间，幼儿园等儿童较集中的机构应加强空气消毒、空气流通，勤晒被褥。

3. 保护易感者　应用减毒活疫苗进行预防接种是预防本病的重点，预防效果可达95%以上。对易感者接触后5日内注射特异性高价免疫球蛋白可预防本病的发生。

（二）相关知识教育

指导家属进行隔离消毒，学会病情观察，若有并发症表现，应及时送医院就诊。介绍减轻疼痛的方法，使患者配合治疗。

执 业 考 试 模 拟 题

1. 流行性腮腺炎的基本病理变化是（　　）

A. 受累腺体的化脓性炎症

B. 受累腺体的非化脓性炎症

C. 腮腺的充血、肿胀

D. 腮腺的充血、肿胀及粒细胞浸润

E. 受累腺体的充血、肿胀及粒细胞浸润

2. 流行性腮腺炎表现为（　　）

A. 非化脓性炎症，腮腺管口红肿

B. 腮腺肿大，局部红、肿、痛明显

C. 耳后肿大，局部皮肤发红

D. 颌下肿大，有压痛，局部皮肤发红

E. 腮腺肿大，挤压后腮腺管有脓性分泌物流出

3. 关于流行性腮腺炎的叙述不正确的是（　　）

A. 自限性疾病

B. 好发于儿童

C. 无特殊治疗

D. 化脓性炎症

E. 非化脓性炎症

4. 流行性腮腺炎儿童期常见的并发症是（　　）

    A. 脑膜脑炎　　　　　B. 肺炎

    C. 喉炎　　　　　　　D. 心肌炎

    E. 化脓性胰腺炎

5. 患儿，男，6岁。确诊为流行性腮腺炎，为预防该病传染，应嘱其隔离至（　　）

    A. 体温恢复正常

    B. 腮腺肿大完全消退

    C. 腮腺肿大完全消退，再观察7日

    D. 腮腺肿大完全消退，再观察3日

    E. 发病后21日

6. 患儿，男，6岁。发热3日，腮腺肿痛2日。查体：T 39.5℃，双侧腮腺肿大，不红，进食时疼痛加剧，下列护理措施不正确的是（　　）

    A. 局部热敷

    B. 保持口腔清洁

    C. 积极降温处理

    D. 鼓励患儿多饮水，忌酸、辣、硬而干燥的食物

    E. 呼吸道隔离患儿至腮肿完全消退后3日

7. 患儿，女，7岁。诊断为流行性腮腺炎。护士指导家长为女儿选择食品正确的是（　　）

    A. 鼓励患儿多饮水

    B. 可每日给予适量的干果

    C. 可选择高纤维素食品

    D. 可选择高热量的牛肉

    E. 选择刺激唾液分泌的酸性食物

8. 患儿，男，6岁。诊断为流行性腮腺炎。护士健康指导不正确的是（　　）

    A. 鼓励患儿多饮水

    B. 睾丸肿痛时可用丁字带托起

    C. 忌酸、辣、硬而干燥的食物

    D. 本病为自限性疾病，无特殊疗法

    E. 如合并脑膜脑炎，则应长期口服肾上腺糖皮质激素

9. 患儿，女，6岁。患流行性腮腺炎3日，一侧腮腺肿大，外周血检查基本正常。护士还应重点关注（　　）

    A. 血糖和尿糖

    B. 尿常规检查

    C. 肝功能检查

    D. 胸部X线检查

    E. 血及尿淀粉酶检查

（宝音陶克陶）

第六节　流行性感冒

流行性感冒（influenza）简称流感，是由流感病毒引起的急性呼吸道传染病。流感是一个古老的、第一个实行全球性监测的、病毒性急性呼吸道传染病。临床特征为发热、乏力、头痛、全身肌肉酸痛等全身中毒症状较重，上呼吸道症状较轻，但重症病例可引起呼吸或多器官衰竭，病情进展快、病死率高。

甲型H1N1型流感是由变异后的新型甲型流感病毒H1N1亚型所引起的急性呼吸道传染病。临床上以发热、流涕、咳嗽、头痛、全身肌肉酸痛等流感症状为主要表现，少数病例病情严重，进展迅速。

人感染高致病性禽流感（简称人禽流感）是由禽甲型流感病毒感染人引起的急性呼吸道传染病。临床表现同流行性感冒，严重者可引起败血症、休克、多脏器功能衰竭、Reye综合征及肺出血等并发症而致人死亡。

一、病　原　学

流感病毒属于黏液病毒，含单股RNA，根据抗原结构不同分为甲、乙、丙三型。其特点是容易发生变异，其中甲型流感病毒最容易发生变异，根据其表面血凝素（HA）和神经氨酸酶（NA）蛋白结构及其基因特性又可分成许多亚型，至今甲型流感病毒已发现的血凝素有16个亚型（H1～H16），神经氨酸酶有9个亚型（N1～N9）。甲型流感病毒在动物中广泛存在，目前已知所有亚型的甲型流感病毒都可以感染鸟类特别是水禽，还可以感染其他

动物，如猪、马、海豹、鲸鱼及水貂等，有时可感染人，如 H5N1 亚型、H7N9 亚型可引起人感染高致病性禽流感，常引起大流行和中、小流行。乙型流感病毒变异较少，可感染人类，引起暴发或小流行。丙型较稳定，可感染人类，多为散发病例，目前发现猪也可被感染。

流感病毒不耐热，100℃ 1 分钟或 56℃ 30 分钟灭活。对常用消毒剂敏感，1%甲醛、过氧乙酸、含氯消毒剂等能迅速破坏其传染性。对紫外线敏感，阳光直射下 40～48 小时可使病毒失去活性。耐低温和干燥，真空干燥或-20℃以下仍可存活。

二、发病机制与病理

带有流感病毒颗粒的飞沫吸入呼吸道后，病毒的神经氨酸酶破坏神经氨酸，使黏蛋白水解，糖蛋白受体暴露。甲型、乙型流感病毒通过 HA 结合上皮细胞含有唾液酸受体的细胞表面启动感染。流感病毒通过细胞内吞作用进入细胞，在细胞核内进行转录和复制，产生大量新的子代病毒颗粒，这些病毒颗粒通过呼吸道黏膜扩散并感染其他细胞。季节性流感只有极少数有病毒血症或肺外组织感染的情况。在人 H5N1 禽流感有时会出现病毒血症、胃肠感染、肺外传播，偶有中枢神经系统感染。流感病毒感染后支气管的炎症反应和肺功能的异常可持续数周至数月。

本病病理变化为呼吸道纤毛上皮细胞呈簇状脱落、上皮细胞的化生、固有层黏膜细胞的充血、水肿伴单核细胞浸润等病理变化。重者可以出血、支气管和细支气管细胞广泛坏死，伴有纤毛上皮细胞脱落、纤维蛋白渗出、炎细胞浸润、透明膜形成、肺泡和支气管上皮细胞充血、间质性水肿、单核细胞浸润的病理改变。

三、护理评估

（一）流行病学资料

1. 传染源　季节性流感主要为患者及隐性感染者，从潜伏期末到发病的急性期都有传染性。动物亦可能为重要储存宿主和中间宿主。禽流感主要是病禽和携带流感病毒的家禽，特别是感染了 H5N1 病毒的鸡。

2. 传播途径　主要通过空气飞沫传播，也可通过口腔、鼻腔、眼睛等处黏膜直接或间接接触传播。接触患者的呼吸道分泌物、体液和污染病毒的物品也可能引起感染。

3. 人群易感性　普遍易感，病后具有一定的免疫力，但不同亚型间无交叉免疫力。流感病毒常发生变异，如甲型流感病毒每隔 2～3 年就有抗原变异株出现，使人群重新易患而反复发病。感染率最高的通常是青少年。

4. 流行特征　流感在流行病学上最显著的特点是突然暴发，迅速扩散，从而造成不同程度的流行。我国北方地区流行高峰一般发生在冬春季，南方地区全年流行，高峰多在夏季和冬季，一般流行 3～4 周后会自然停止，发病率高但病死率低（人感染高致病性禽流感除外）。甲型流感常以流行形式出现，能引起世界大流行。乙型流感常引起局部流行。丙型流感多为散发，主要侵袭婴幼儿。引起重症流感的人群主要是妊娠期妇女、体重指数>30 的肥胖者、<5 岁的儿童及≥65 岁的老年人，伴有慢性呼吸系统疾病、心血管系统疾病（高血压除外）、肾病、肝病、血液系统疾病、神经系统及神经肌肉疾病、代谢及内分泌系统疾病，免疫功能抑制及低下者。

（二）身体状况

案例2-6

　　患者，男，24 岁，农民。于 2011 年 4 月 22 日发热、咳嗽、咽痛、头痛、全身肌肉酸痛、腹痛、腹泻稀水样便，发病前曾有病死家禽接触史。至市第一医院就诊，拟以"流感"收住入院。查体：急性病容，T 39℃，肺部闻及湿啰音。X 线：肺部实变，胸腔积液。实验室检查：白细胞计数不高，淋巴细胞数降低，ALT 升高。入院后给予相应治疗，但疗效不明显，病情加重出现急性呼吸窘迫综合征、肺出血等重症。由于患者病情危重，经全力抢救无效，于 5 月 2 日凌晨死亡。

　　问题：

　　1. 患者最可能的诊断是什么？

　　2. 患者首先应做哪项实验室检查以确立病因诊断？

　　本病潜伏期一般为 1～7 日，多数为 2～4 日。

　　1. **流感症状及体征**

　　（1）单纯型流感：最常见。突然起病，高热，可有畏寒、寒战，多伴头痛、全身肌肉关节酸痛、乏力、食欲减退等全身症状，常伴有咽喉痛、鼻塞、流涕、干咳等。颜面潮红，眼结膜轻度充血。如无并发症呈自限性过程，多于发病 3～4 日后体温逐渐消退，全身症状好转，但咳嗽、体力恢复常需 1～2 周。轻症者如普通感冒，症状轻，2～3 日可恢复。

　　（2）中毒型流感：极少见。表现为高热、休克及弥散性血管内凝血（DIC）等严重症状，病死率高。

　　（3）胃肠型流感：除发热外，以呕吐、腹泻为显著特点，儿童多于成人。2～3 日即可恢复。

案例2-6分析(1)

　　患者在发病前曾有病死家禽接触史。查体：急性病容，体温 39℃，肺部闻及湿啰音。X 线检查肺部实变，胸腔积液。从病死家禽接触史、临床表现及肺部 X 线表现，推断患者可能是"禽流感"。

　　2. **特殊人群的临床表现**

　　（1）儿童：一般儿童主要症状为发热、咳嗽、流涕、鼻塞及咽痛、头痛，少部分出现肌痛、呕吐、腹泻。婴幼儿流感症状往往不典型，可出现高热惊厥。新生儿流感少见，但易合并肺炎，常有败血症表现，如嗜睡、拒奶、呼吸暂停等。儿童喉炎、气管炎、支气管炎、毛细支气管炎、肺炎及胃肠道症状较成人常见。

　　（2）老年人：常有呼吸系统、心血管系统等原发病，患流感后病情多较重，病情进展快，发生肺炎率高于青壮年人，其他系统损伤主要为病毒性心肌炎导致的心电图异常、急性心肌梗死、心力衰竭等。

　　（3）妊娠妇女：中晚期妊娠妇女除发热、咳嗽等症状外，易发生肺炎，迅速出现呼吸困难、低氧血症甚至急性呼吸窘迫综合征（ARDS），导致流产、早产、胎死宫内等。

　　（4）免疫缺陷人群：发生重症流感的危险性明显增加，发病后可迅速出现发热、咳嗽、呼吸困难及发绀，病死率高。

　　3. **重症病例的临床表现**　主要有以下几个方面：

　　（1）流感病毒性肺炎：季节性甲型流感主要发生于婴幼儿、老年人、慢性心肺疾病及免疫功能低下者。人禽流感引起的肺炎常可发展成急性肺损伤或 ARDS，病死率高。

（2）肺外表现：主要表现为心脏损害、神经系统损伤、肌炎和横纹肌溶解综合征，危重症患者可发展为多器官功能衰竭和 DIC 等。

4. 并发症　呼吸系统的并发症主要有细菌性肺炎、鼻炎、鼻旁窦炎、气管炎、支气管炎等。肺外并发症主要有瑞氏综合征、中毒性休克、心肌炎及心包炎等。

（三）辅助检查

1. 血常规　白细胞计数正常或减少。继发细菌感染时白细胞总数和中性粒细胞比例增高。

2. 血生化　部分病例出现低钾血症，少数病例肌酸激酶、谷草转氨酶、谷丙转氨酶、乳酸脱氢酶、肌酐等升高。

3. 病原学相关检查　主要包括病毒分离、核酸、抗原和抗体检测。病毒分离为实验室检测的金标准，病毒的抗原和核酸检测可以用于早期诊断，抗体检测可以用于回顾性调查，但对病例的早期诊断意义不大。

（1）病毒核酸检测：以 RT-PCR 法检测呼吸道标本（咽拭子、鼻拭子、痰、鼻咽或气管抽取物）中的流感病毒核酸，能快速区分病毒类型和亚型，一般能在 4～6 小时内获得结果。

（2）病毒分离培养：从呼吸道标本培养物中可分离出流感病毒。

（3）病毒抗原检测：采用免疫荧光方法检测呼吸道标本可查见流感病毒抗原，使用单克隆抗体来区分甲型、乙型流感，一般可在数小时以内获得结果。

案例2-6分析(2)
患者应做特异性抗原检测及病毒分离以明确病因。

（4）血清学诊断：检测流感病毒特异性 IgM 和 IgG 抗体水平。动态检测的 IgG 抗体水平恢复期比急性期有 4 倍或以上升高有回顾性诊断意义。

4. 影像学检查　多数患者无肺内受累。发生肺炎者影像学检查可见肺内斑片状、多叶段渗出性病灶；进展迅速者，可发展为双肺弥漫的渗出性病变或实变，个别病例可见胸腔积液。

（四）心理、社会状况

甲型 H1N1 流感、人感染高致病性禽流感作为一种突发公共卫生事件，除具有其他的突发公共事件所有的特点之外，还具有传染性疾病的一般特征。所引起的心理反应主要表现在情绪变化复杂多样、恐惧，并因恐惧而导致行为变化，认知偏差。

（五）治疗要点

1. 一般治疗　卧床休息，多饮水，注意营养。高热者给予解热镇痛药，必要时使用祛痰止咳药物。儿童忌服含阿司匹林的药物，以避免产生瑞氏综合征。

2. 抗病毒治疗　在发病 36～48 小时内尽早开始抗流感病毒药物治疗。常用药物：①神经氨酸酶抑制剂：如奥司他韦（达菲）、扎那米韦等，能有效缓解流感患者的症状，缩短病程，减少并发症。②M_2 离子通道阻滞剂：如金刚烷胺和金刚乙胺。

3. 重症病例的治疗　治疗原则为积极治疗原发病，防治并发症，并进行有效的器官功能支持。

（1）呼吸支持：①给氧：保证动脉血氧饱和度（SpO_2）>90%，孕妇等特殊情况下，SpO_2维持在 92%～95%。②出现急性肺损伤、ARDS，可考虑行无创正压通气、有创机械通气。

（2）循环支持：①感染性休克：补液、血管活性药物、正性肌力药物，必要时用小剂量糖皮质激素。②心源性休克：遵循 ABC 原则，补充血容量，血管活性药物应用，正性肌力药物应用，机械性辅助循环支持，如主动脉内球囊反搏。

（3）肾脏支持：可采用持续的血液滤过或间断血液透析治疗。

四、主要护理问题

1. 体温过高　与病毒感染有关。
2. 舒适的改变　与头痛及全身肌肉酸痛有关。
3. 气体交换受损　与肺部炎症有关。
4. 活动无耐力　与发热、毒血症有关。
5. 潜在并发症：细菌性肺炎、Reye 综合征等。
6. 有传染感染的可能　与流感病毒排出有关。

五、护 理 措 施

（一）一般护理

1. 隔离与消毒　流行性感冒及甲型 H1N1 型流感主要采用呼吸道隔离与接触隔离，呼吸道隔离至热退后 2 日。病室每日空气消毒 2 次，患者用过的衣物、手帕等应用煮沸、紫外线照射、1%含氯石灰澄清液浸泡等消毒。人感染高致病性禽流感采取严密隔离。

2. 休息　症状明显或有并发症者应注意卧床休息。

3. 饮食　急性期患者给予高糖、高蛋白质、高维生素、易消化饮食，如米汤、稀粥、牛奶、蛋类、米粉、果汁等。进食不足者，静脉补液。

（二）病情观察

老、幼或原有慢性病者患流感后易继发细菌性肺炎，应密切观察体温、咳嗽性质、痰的颜色、呼吸困难情况、肺部是否出现湿啰音等临床表现。

（三）对症护理

1. 高热的护理　①卧床休息，监测体温。②可用温水或乙醇擦浴、冷敷，应用安乃近等解热止痛药。③出汗后擦干汗液，更换衣被。④供给足够的水分，进食易消化和富含维生素的饮食。⑤必要时经静脉补充液体。

2. 呼吸道的护理　①观察咳嗽的性质、痰液颜色、痰液咳出的难易。②指导并鼓励患者进行有效的咳嗽排痰方法，协助患者排痰，如翻身、拍背。必要时遵医嘱给予祛痰止咳剂。③鼻塞可用 1%麻黄碱溶液滴鼻。④咽痛患者可用草珊瑚含片。⑤肺炎型流感易并发呼吸衰竭和循环衰竭，应密切观察病情变化，注意有无呼吸、循环衰竭征兆，一旦发现异常应及时通知医生并协助处理。

3. 预防继发细菌感染　①随时洗手，严格消毒空气、物品、分泌物等，防止在护理操作或使用呼吸机过程中发生交叉感染。②严重病例易并发细菌感染，可遵医嘱应用广谱抗生素，预防继发细菌感染

（四）用药护理

正确使用抗病毒药、抗生素、退热剂，观察药物的疗效及副作用。金刚烷胺主要有头晕、失眠、共济失调等神经精神方面的副作用。奥司他韦不良反应主要有消化道症状（恶心、呕吐、腹泻、腹痛），呼吸道症状（咳嗽、咳痰），中枢神经系统症状（眩晕、头痛、失眠）。

（五）心理护理

护理人员应关心、体贴患者，及时发现患者的心理变化，积极疏导。耐心讲解甲型 H1N1 型流感、人感染高致病性禽流感的相关知识，增强患者战胜疾病的信心及勇气，鼓励患者保

持乐观的情绪及心态，积极配合治疗和护理。

六、健康教育

（一）预防知识教育

1. 管理传染源　隔离治疗患者，单位流行应进行集体检疫，健全和加强疫情报告。

2. 切断传播途径　流行期间减少集会，加强环境消毒。

3. 保护易感者　接种流感疫苗是最有效预防流感及其并发症的手段。疫苗需每年接种方能获得有效保护。可服用抗病毒药物进行预防，但不能代替疫苗接种，只能作为没有接种疫苗或接种疫苗后尚未获得免疫能力的高风险人群的紧急临时预防措施。亦可采用中草药预防。

（二）相关知识教育

尽量保持室内空气流通；咳嗽、打喷嚏时使用纸巾等，避免飞沫传播；经常彻底洗手，避免脏手接触口、眼、鼻。饮食宜清淡、营养，多吃新鲜的蔬菜和水果，保持良好心态，适量运动，睡眠充足。

执业考试模拟题

1. 预防流感最有效的方法是（　　）

　　A. 使用抗生素　　　　B. 使用抗毒素

　　C. 使用中草药　　　　D. 免疫预防

　　E. 使用抗病毒化学药物

2. 患者，男，27岁，农学院技术员。7日前到越南养鸡场参观，2日前高热，全身酸痛，咳嗽，X线检查发现双肺实质炎症及左侧胸腔少量积液，临床诊断考虑（　　）

　　A. 传染性非典型肺炎　　B. 流行性感冒

　　C. 钩端螺旋体病　　　　D. 人禽流感

　　E. 恙虫病

3. 流感常引起暴发流行或大流行的原因是（　　）

A. 流感病毒毒力强

B. 流感病毒易变异

C. 老年人抵抗力下降

D. 侵入机体的流感病毒数量多

E. 人群中新生人口比例增加

4. 流感的临床表现不包括（　　）

A. 起病缓慢

B. 高热

C. 头痛、乏力、全身酸痛

D. 严重者可出现肺炎、呼吸困难

E. 上呼吸道症状相对较轻

（林丽萍）

第七节　严重急性呼吸综合征

严重急性呼吸综合征（severe acute respiratory syndrome，SARS）是一种由新型冠状病毒引起的具有极强的传染性和较高病死率的急性呼吸系统传染病，又称传染性非典型肺炎。临床特征以发热为首发症状，有头痛、干咳少痰、胸闷、乏力、肌肉酸痛等主要症状，严重者出现快速进展的呼吸系统衰竭和多脏器功能衰竭。

本病是一种新发传染病，2002年年底首先在我国广东省出现，其后迅速蔓延至全国24个省区及全世界33个国家和地区，至2003年7月底终止，累计感染8000余人，死亡900余人。2003年4月我国将其列入法定传染病范畴，2004年12月修订的《中华人民共和国传染病防治法》将其定为乙类传染病，但其预防和控制措施按甲类传染病执行。

一、病　原　学

SARS病毒是冠状病毒的一个新变种，属于冠状病毒科，为单股正链RNA病毒（图2-27）。

此病毒对热敏感，加热至56℃ 15分钟、紫外线照射60分钟及常用消毒剂（过氧乙酸溶液、乙醇、次氯酸钠溶液等）均将其杀灭。

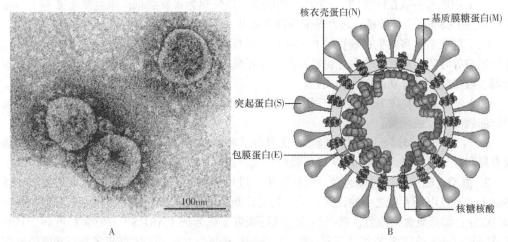

图2-27　SARS-CoV 结构

二、发病机制与病理

严重急性呼吸综合征发病机制尚不清楚。主要发病机制可能与SARS冠状病毒诱导的免疫损伤有关。病毒进入人体后，先侵害单核吞噬细胞系统，然后到达肺组织造成直接损害。

三、护理评估

（一）流行病学资料

1. 传染源　SARS患者及疑似患者为主要的传染源。进展期患者传染性最强，潜伏期患者传染性低或无传染性，康复患者无传染性。此外SARS可能属于动物源性传染病。

2. 传播途径　主要通过患者呼出或排出的飞沫、体液传播，亦可接触被污染的物品进行传播。

3. 人群易感性　人群普遍易感，发病患者以青壮年多见，儿童和老年人较少见。患者发病后无再次发病的报告，患病后可能获得免疫。

4. 流行特征　冬末春初高发，人口密集的大城市高发，农村地区少发病。有明显的家庭和医院聚集现象，社区发病以散发为主。

（二）身体状况

案例2-7

患者，女，32岁。以"发热3日，原因待查"入院，发热第1日伴头痛、肌肉酸痛、乏力，偶有干咳，痰量少；发热第2日呼吸增快，有气促；询问病史，6日前曾进行SARS相关病毒的研究。查体：T 38.8℃，P 95次/分，R 28次/分，BP 120/80mmHg，神清，面色稍红，四肢暖，心肺无异常。辅助检查：血常规 Hb 112g/L，WBC 7.3×10⁹/L，分类 N 0.88，M 0.03，PLT 80×10⁹/L，大便潜血阴性。X线检查开始主要为分布在肺野外周的边缘有模糊的实变影，2日后变成絮状、片状、斑片状浸润性阴影。

问题：

1. 考虑最有可能的临床诊断是什么？

2. 对该患者应采取哪些治疗措施？

本病潜伏期为 2～21 日，多为 4～5 日。

1. 典型　典型病例根据病程分为 3 期：

（1）初期：一般在病程的 1～7 日。起病急，以发热为首发症状，体温常超过 38℃，常伴有寒战、头痛、全身酸痛、乏力等全身毒血症状，部分患者可有干咳、胸痛、腹泻等症状。

（2）进展期：多发生在病程的 8～14 日。此期患者持续高热，出现咳嗽、气促、胸闷、呼吸困难等呼吸道症状，严重者表现为进行性呼吸困难和低氧血症。少数重症患者可因呼吸衰竭、败血症、肝肾功能损害而死亡。

（3）恢复期：发病 2～3 周后，多数患者体温开始降低至正常，全身毒血症状逐渐减轻，但肺部病变吸收较缓慢。

2. 轻型　病情较轻，低热、轻咳，无气促、呼吸困难等症状，无明显低氧血症，肺部仅有局限性斑片状影，一般 3～7 日可吸收，无后遗症。

3. 重型　临床经过同普通型，但病情重、进展快，迅速出现呼吸衰竭，在典型 SARS 基础上再具备以下五项之中的任何一项，均可诊断为重型 SARS。①呼吸困难，呼吸频率＞30 次/分；②低氧血症或急性肺损伤或急性呼吸窘迫综合征（ARDS）；③多肺叶病变且病变范围超过 1/3 或胸部 X 线片显示 48 小时内病灶进展＞50%；④休克或多器官功能障碍综合征；⑤具有严重基础性疾病或合并其他感染或年龄＞50 岁。

案例2-7分析(1)

　　患者 6 日前有 SARS 病毒接触史。发热、干咳，很快发展为呼吸增快、急促，X 线检查开始在肺野外周的边缘有模糊的实变影，2 日后变成絮状、片状、斑片状浸润性阴影。从以上临床特征可初步拟诊为严重急性呼吸综合征。

4. 并发症　常见并发症包括肺部继发感染、肺间质改变、纵隔气肿及皮下气肿、气胸、胸膜病变、心肌病变、骨质缺血性改变等。

（三）辅助检查

1. 血常规　初期、中期外周血白细胞正常或降低，淋巴细胞计数减少。T 淋巴细胞及其亚群中 CD3$^+$、CD4$^+$和 CD8$^+$ T 淋巴细胞显著降低，恢复期时都能恢复正常。此项检测有利于了解患者的细胞免疫功能和病情预后情况。

2. 血液生化检测　ALT、LDH 及其同工酶均有不同程度升高，血气分析可发现血氧饱和度降低。

3. 分子生物学检测　反转录聚合酶链反应（RT-PCR）法为检测患者呼吸道分泌物、血液、粪便、尿液中 SARS 病毒的常用方法，具有早期诊断价值。

4. 血清抗体检测　可采用酶联免疫检测法（ELISA）或间接免疫荧光法检测血清中 SARS 病毒特异性抗体。

（四）心理、社会状况

严重急性呼吸综合征病情危重，进展快，传染性极强，病死率高。按照甲类传染病患者进行严密隔离，隔离后患者多孤独、悲观、绝望、渴望见到家人。社会人群对于此病缺乏应有的卫生防御知识，过于紧张、敏感。

（五）治疗要点

1. 一般治疗　卧床休息，注意维持水、电解质平衡，避免剧烈咳嗽。

2. 对症处理和器官功能保护　高热者给予物理降温措施；咳嗽、咳痰者给予祛痰、镇咳药；维持水电解质平衡，保护心、肝、肾重要脏器功能；呼吸困难、轻度低氧血症者，给予持续鼻导管吸氧；白细胞明显减少者可输血。

3. 应用肾上腺糖皮质激素　目的在于抑制异常的免疫病理反应，减轻全身炎症反应状态，从而改善机体的一般状况，减轻肺的渗出、损伤，防止或减轻后期的肺纤维化。

4. 吸氧　早期吸氧至关重要，吸氧方式有无创正压通气、有创正压通气等。

案例2-7分析(2)

严重急性呼吸综合征目前尚无特效的治疗药物，主要进行对症处理和器官功能保护。

四、主要护理问题

1. 体温过高　与 SARS 冠状病毒感染有关。

2. 气体交换受损　与肺部感染有关。

3. 潜在并发症：ARDS、多器官功能衰竭。

4. 有感染的危险　与 SARS 冠状病毒经飞沫、接触传播有关。

5. 恐惧　与病情危重受死亡威胁有关。

6. 社交孤独　与严密隔离有关。

五、护　理　措　施

（一）一般护理

1. 隔离与消毒　应设置独立的 SARS 隔离病区，执行严密隔离和呼吸道隔离的各项措施，任何家属及无关人员禁止进入病区及病室。做好医务人员的个人防护及消毒，做好隔离病区空气消毒和患者污染物品、排泄物的消毒及处理（图 2-28～图 2-30）。

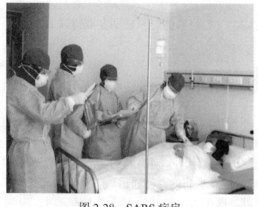

图 2-28　SARS 病房

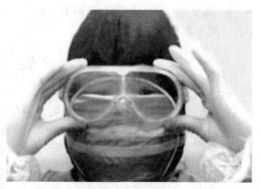

图 2-29　个人防护

2. 休息　进展期绝对卧床休息，恢复期劳逸结合。

3. 饮食　给予高糖、高维生素、易消化、营养丰富的流质或半流质饮食，并注意提供足够的水、电解质和维生素。

（二）病情观察

1. 生命体征　重点观察体温和呼吸变化。

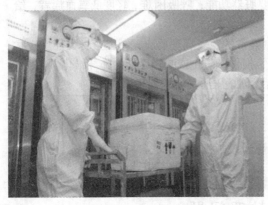

图 2-30　SARS 实验室

2. 肺炎表现　密切观察咳嗽、呼吸困难、发绀、胸部体征等肺炎表现及变化。

3. 并发症　观察有无肺部继发感染、肺间质改变、纵膈气肿等。

4. 实验室监测　监测动脉血气分析，尤其血氧饱和度的变化；定期复查血常规、血电解质、肝肾功能、心肌酶谱、肺部影像学检查。

（三）对症护理

1. 呼吸困难的护理　帮助患者取舒适体位，避免用力咳嗽，咳嗽剧烈者给予祛痰镇咳药。气促患者给予持续鼻导管或面罩吸氧。病情严重者可气管内插管或切开，经插管或切开处射流给氧，有利于呼吸道分泌物排出，保持呼吸道通畅。重症患者抢救时给予呼吸机给氧。

2. 并发症的护理　出现肺部继发感染，及时给予抗生素；出现气胸，及时采取胸腔闭式引流等措施。

（四）用药护理

正确使用糖皮质激素、抗生素、血管活性药物、强心剂、脱水剂等，观察药物疗效及副作用。

（五）心理护理

1. 加强沟通　护理人员及时评估患者及家属的心理状态，多与患者进行沟通，向患者说明这种严重传染病隔离的必要性和重要性，鼓励患者战胜疾病的信心，引导患者加深对本病的自限性和可治愈的认识。

2. 合理安排观察室　对疑似病例，应合理安排收住条件，减少患者担心院内交叉感染的压力。

3. 减少孤独感　在隔离病房安装电视、电话，一般患者能与亲戚朋友取得联系，进行交流，减少孤独感。

六、健 康 教 育

（一）预防知识指导

1. 管理传染源　发现或怀疑本病，应在 2 小时内向疾病预防控制中心报告。对患者及密切接触者，在指定地点接受隔离观察，隔离期为 14 日。

2. 切断传播途径　流行期间减少大型群众性集会或活动，对患者的物品、住所及逗留过的公共场所进行充分消毒。医院设立发热门诊，建立本病的专门通道。

3. 保护易感者　灭活疫苗正在临床试验阶段。医护人员及其他人员进入病区时，应注意做好个人防护工作，需戴 12 层面纱口罩或 N95 口罩，戴帽子和眼防护罩以及手套、鞋套等，穿好隔离衣，避免体表暴露。

（二）相关知识教育

向社区居民宣传该病的卫生知识和保持生活、工作环境空气流通的重要性，指导社区、学校、托幼机构在流行季节进行空气消毒。

执业考试模拟题

1. 传染性非典型肺炎的最主要传染源是（ ）
   - A. 患者
   - B. 隐性感染者
   - C. 病原携带者
   - D. 受感染动物
   - E. 治愈患者

2. 传染性非典型肺炎最主要的传播途径是（ ）
   - A. 飞沫传播
   - B. 接触传播
   - C. 果子狸等野生动物传播
   - D. 消化道传播
   - E. 损伤皮肤受染

3. 传染性非典型肺炎的病原体为（ ）
   - A. 轮状病毒
   - B. 新型冠状病毒
   - C. 衣原体
   - D. 支原体
   - E. 螺旋体

4. 传染性非典型肺炎的早期症状不包括（ ）
   - A. 高热
   - B. 全身性中毒症状
   - C. 大量咳痰
   - D. 胸痛
   - E. 腹泻

5. 发现传染性非典型肺炎疑似患者，其处理措施为（ ）
   - A. 留院观察，单人病房
   - B. 转送定点医院，单人病房
   - C. 留院观察，多人病房
   - D. 转送定点医院，多人病房
   - E. 收住入院，多人病房

6. 治疗和处置非典型肺炎患者时，医护人员应特别加强个人防护的工作为（ ）
   - A. 送药
   - B. 注射
   - C. 采集标本、支气管镜、气管插管
   - D. X线检查
   - E. B超检查

7. 传染性非典型肺炎最主要的治疗措施为（ ）
   - A. 抗菌治疗
   - B. 抗病毒治疗
   - C. 激素治疗
   - D. 对症、支持为主的综合治疗
   - E. 中医治疗

（8～12 题共用题干）

患者，男，31 岁。主诉因"近日高热、咳嗽伴有头痛，全身酸痛不适、乏力等"就诊，经检查确诊为传染性非典型肺炎并收住院治疗。

8. 应将患者安置于（ ）
   - A. 隔离病房
   - B. 手术室
   - C. 普通病房
   - D. ICU 病房
   - E. 抢救室

9. 应对患者实施（ ）
   - A. 接触隔离
   - B. 保护性隔离
   - C. 呼吸道隔离
   - D. 消化道隔离
   - E. 严密隔离

10. 在隔离过程中，错误的护理措施是（ ）
   - A. 住双人房间
   - B. 护士进入病房穿隔离衣
   - C. 患者衣物需严格消毒处理
   - D. 病室空气消毒每天一次
   - E. 拒绝家属陪护

11. 患者病情进一步加重，对其进行气管切开术，污染敷料应（ ）
   - A. 紫外线照射
   - B. 高压灭菌
   - C. 焚烧
   - D. 煮沸
   - E. 浸泡

12. 患者病情进一步恶化死亡，护士应为其进行（ ）
   - A. 一般消毒处理
   - B. 保护性处理
   - C. 院外消毒处理
   - D. 终末消毒处理
   - E. 太平间美容处理

（宝音陶克陶）

第八节 手足口病

手足口病（hand foot and mouth disease，HFMD）是由多种肠道病毒感染所引起的传染病，多发生于 5 岁以下的婴幼儿，临床表现为发热、口腔溃疡，手、足、口腔等部位出现疱疹，少数患者可引起脑炎、脑膜炎、脑脊髓炎、心肌炎、肺水肿、循环衰竭等并发症。个别重症患者病情发展快，导致死亡。致死原因主要为脑干脑炎及神经源性肺水肿。

2008 年 5 月全国共报告手足口病 17.6 万余例，死亡 40 例，报告病例数居前五位的省份是广东、浙江、河北、山东和湖南。自 2008 年 5 月 2 日起，手足口病被国家卫生行政部门纳入丙类传染病管理。

一、病 原 学

引起手足口病的肠道病毒有二十多种，柯萨奇病毒 A 组的 4、5、9、10、16 型，B 组的 2、5 型，埃可病毒以及肠道病毒 71 型均为手足口病较常见的病原体，其中以柯萨奇病毒 A16 型（CoxA16）和肠道病毒 71（EV71）型最为常见。对含氯的消毒剂、0.3% 的过氧乙酸溶液敏感，紫外线照射 30 分钟可杀灭此病原体。

二、发病机制与病理

病原体随污染的水、食物通过消化道进入人体，在小肠黏膜的淋巴结繁殖，或通过呼吸道侵入扁桃体、咽部淋巴结，并在此进行增殖，释放入血，出现病毒血症，引起手足口病和其他系统感染。

口腔溃疡性损伤和皮肤斑丘疹为手足口病的特征性病变。

三、护 理 评 估

（一）流行病学资料

1. 传染源　人是肠道病毒 71 型的唯一宿主，患者和隐性感染者均为本病的传染源。

2. 传播途径　主要经粪-口途径和（或）呼吸道飞沫传播，亦可经接触患者皮肤、黏膜疱疹液而感染，通常以发病后 1 周内传染性最强。

3. 人群易感性　人群对肠道病毒普遍易感，受感后可获得免疫力。各年龄组均可发病，以 3 岁以下幼儿发病率最高。

4. 流行特征　手足口病分布极广泛，主要集中在农村地区。四季均可发病，5～7 月份为高发期。本病常呈暴发流行后散在发生。该病流行期间，幼儿园易发生集体感染。

（二）身体状况

案例2-8

患儿，男，1 岁半。发热 3 日伴手、足和臀部出现红色斑丘疹、疱疹，疹子不痒、不痛、不结痂、不结瘢。入院查体：T 39℃，舌及两颊部口腔黏膜有水疱，手、足和臀部有红色水疱。

问题：

1. 考虑最有可能的临床诊断是什么？

2. 若患者入院出现走路不稳，有可能的原因是什么？

本病潜伏期多为 2～10 日，平均 3～5 日。临床上可分普通病例与重症病例两类：

1. 普通病例表现　急性起病，发热，主要侵犯手、足、口、臀四个部位，因皮疹不像蚊虫咬、不像药物疹、不像口唇牙龈疱疹、不像水痘，所以又称"四不像"，且还有不痛、不痒、不结痂、不结瘢"四不"特征。口腔黏膜疹出现较早，初为粟米样斑丘疹或水疱，周围有红晕，主要位于舌及两颊部，疱疹破裂致溃疡引起疼痛。手、足和臀部出现斑丘疹、疱疹（图 2-31），疱疹周围有炎性红晕，疱内液体较少（图 2-32）。可伴有食欲缺乏、呕吐、头痛等。

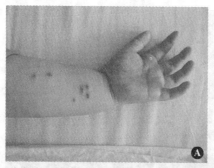

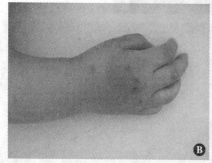

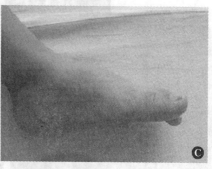

图 2-31　手足口病患儿手、足部位的疱疹

案例2-8分析(1)
　　根据患者典型的手、足、口、臀部的皮疹，该患者可能的临床诊断是手足口病。

2. 重症病例表现　少数病例（尤其是小于 3 岁者）病情进展迅速，在发病 1～5 日出现脑膜炎、脑炎、脑脊髓炎、肺水肿、循环障碍等。

（1）神经系统表现：精神差、嗜睡、易惊、头痛、呕吐、谵妄甚至昏迷。肢体抖动，肌阵挛、眼球震颤、共济失调、眼球运动障碍。无力或急性弛缓性麻痹，惊厥。查体可见脑膜刺激征，腱反射减弱或消失，巴宾斯基征等病理征阳性。

案例2-8分析(2)
　　患者年龄小于 3 岁，若入院后出现走路不稳，有可能为重症病例，出现脑炎，损伤小脑而导致的共济失调。

（2）呼吸系统表现：呼吸浅促、呼吸困难或节律改变，口唇发绀，咳嗽，咳白色、粉红色或血性泡沫样痰液，肺部可闻及湿啰音或痰鸣音。

（3）循环系统表现：面色苍灰、皮肤花纹、四肢发凉，指（趾）发绀，出冷汗，毛细血管再充盈时间延长。心率增快或减慢，脉搏浅速或减弱甚至消失，血压升高或下降。

（三）辅助检查

1. 血常规　白细胞计数正常或降低，病情危重者白细胞计数可明显升高。

2. 血生化检查　部分病例可有轻度 ALT、AST、肌酸激酶同工酶（CK-MB）升高，病情危重者可有肌钙蛋白、血糖升高。C 反应蛋白（CRP）一般不升高，乳酸水平升高。

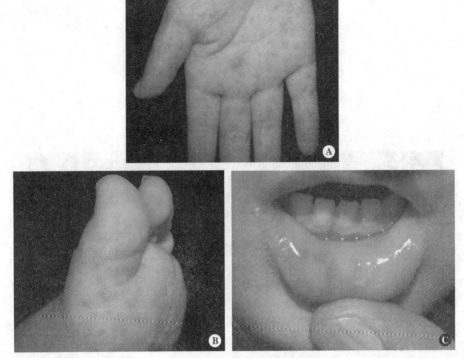

图 2-32　手足口病典型疱疹

3. 血气分析　呼吸系统受累时可有动脉血氧分压降低，血氧饱和度下降，二氧化碳分压升高，酸中毒。

4. 脑脊液检查　神经系统受累时可表现为外观清亮，压力增高，白细胞计数增多，多以单核细胞为主，蛋白正常或轻度增多，糖和氯化物正常。

5. 病原学检查　肠道病毒特异性核酸阳性或分离到肠道病毒。咽、气道分泌物、疱疹液、粪便阳性率较高。

6. 血清学检查　急性期与恢复期血清肠道病毒中和抗体 4 倍以上升高有诊断价值。

（四）心理、社会状况

患者及家属由于对疾病缺乏了解，加之对医院环境陌生，又要进行隔离，往往不知所措，患儿哭闹不安，家属有担忧、恐惧心理。社会人员对于此病缺乏相应的预防措施，容易被感染。

（五）治疗要点

本病主要是对症处理。可适当给予抗病毒药物，如利巴韦林、阿昔洛韦等，重症者可给予糖皮质激素。神经系统受累者，给予甘露醇控制颅内压，镇静、止惊可用地西泮、苯巴比妥钠等。循环障碍者给予米力农，呼吸衰竭者给予氧疗，必要时及时行气管插管，使用正压机械通气。

四、主要护理问题

1. 体温过高　与肠道病毒感染有关。

2. 营养失调：低于机体需要量　与口腔疱疹引起溃疡导致进食不足，发热机体消耗多有关。

3. 皮肤黏膜完整性受损　与皮疹有关。

4. 潜在并发症：心肌炎、脑炎、脑膜炎等。

五、护 理 措 施

（一）一般护理

1. 消毒与隔离　轻症病例在家中隔离，直到体温正常、皮疹消退，一般隔离 2 周左右，重症病例需住院隔离。以呼吸道隔离为主，接触隔离为辅。

2. 休息　高热患者应卧床休息。居室应安静、清洁、阳光充足、空气新鲜，保持合适的温度、湿度，保证患者能够充分休息。

3. 饮食　给予清淡、温性、可口、易消化的流质或半流质饮食，禁食冰冷、辛辣等刺激性食物。对拒食者，要给予补液，及时纠正水、电解质平衡紊乱。饭前便后一定要洗净双手，所用的餐具定期煮沸消毒并专人专用。

（二）病情观察

1. 生命体征等　观察体温、脉搏、呼吸、血压、神志、瞳孔等。

2. 皮疹　观察皮疹形态、分布及有无继发感染。

3. 并发症　观察有无脑炎、脑膜炎、脑脊髓炎、心肌炎、肺水肿、循环衰竭等并发症。

（三）对症护理

1. 口腔的护理　加强口腔护理，每次进食前后，用温水或 0.9%氯化钠溶液漱口，已有溃疡者，可给予西瓜霜喷剂局部喷雾，以消炎止痛促进溃疡面愈合。鼓励患者多饮水，保持口腔清洁。

2. 皮肤的护理　保证患者衣服、被褥清洁，衣服要宽松、柔软，床铺平整干燥，尽量减少对皮肤的各种刺激。剪短患者指甲，必要时包裹患儿双手，防止抓破皮疹导致感染；皮疹或疱疹已破溃者，局部皮肤可涂抹抗生素药膏或炉甘石洗剂。臀部有皮疹时要保持臀部干燥清洁，便后用温水清洗，避免皮疹感染。

3. 并发症的护理　若患者出现肢体抖动，恶心、呕吐、高热应立即通知医生，并告知家属让患者卧床休息，头部偏向一侧，尽量减少患者的头部活动。若患者出现心率增快、呼吸急促、口唇发绀、精神极差等症状，且心率增快与体温升高不呈比例，多为病毒性心肌炎或肺炎的临床表现，应配合医生紧急抢救治疗。

（四）用药护理

应正确、及时、合理用药，观察疗效及毒副作用。

（五）心理护理

医护人员与患者及家属进行有效的沟通，使其熟悉手足口病的基本知识。做好解释和安慰工作，减轻心理压力。爱护体贴患儿，消除患儿的陌生感和恐惧感，保持情绪稳定，避免哭闹，配合治疗。

六、健 康 教 育

（一）预防知识教育

1. 管理传染源　及时报告疫情，托幼单位应做好晨间检查。患者粪便、用具及时消毒处理，预防疾病的蔓延扩散。

2. 切断传播途径　流行期间，儿童尽量避免去公共场所，以减少感染的机会。医院应设立专门的诊室，严防交叉感染。

3. 保护易感者　有严重并发症的手足口病流行地区，密切接触患者的体弱婴幼儿可肌内注射丙种球蛋白。

（二）相关知识教育

向家属介绍手足口病的流行特点、病程、隔离时间、早期症状、并发症和预后，指导家属做好消毒隔离、皮肤护理以及病情观察等，防止继发感染和并发症的发生。

执 业 考 试 模 拟 题

1. 下列有关手足口病的流行病学特征叙述错误的是（　　）
   A. 一年四季均可发病
   B. 有严格的地区性
   C. 暴发流行后散在发生
   D. 流行期间，托幼机构易发生集体感染
   E. 5～7月份为高发期
2. 引起手足口病的常见病毒有（　　）
   A. 柯萨奇病毒A16型
   B. 埃可病毒
   C. 肠道病毒EV71型
   D. 柯萨奇病毒B组
   E. 柯萨奇病毒A16型和肠道病毒EV71型
3. 下列哪项不是手足口病的传染源（　　）
   A. 重症患者　　　　　B. 隐性感染者
   C. 病毒携带者　　　　D. 家畜
   E. 轻型散发病例
4. 关于手足口病的描述错误的是（　　）
   A. 发热，体温可达38℃以上
   B. 手、足和臀部出现斑丘疹、疱疹
   C. 疱疹处痒、痛，有结痂
   D. 口腔黏膜出现疱疹
   E. 可伴有咳嗽、流涕、食欲缺乏、恶心、呕吐、头痛等症状

（宝音陶克陶）

第九节　肾综合征出血热

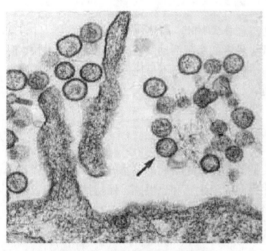

图2-33　肾综合征出血热病毒

肾综合征出血热（hemorrhagic fever with renal syndrome，HFRS）亦称流行性出血热（EHF），是由汉坦病毒引起的急性、地方性、自然疫源性传染病。鼠类为主要的传染源。临床上以发热、出血、肾脏损害为主要表现。其主要病理变化是全身广泛性的小血管和毛细血管的损害。

一、病　原　学

肾综合征出血热的病原体属布尼亚病毒科，汉坦病毒属，是负性单链RNA病毒（图2-33）。膜蛋白中含有中和抗原，使宿主产生中和抗体，具有保护作用。核蛋白含有较强的免疫原性和稳定的抗原决定簇，宿主感染后核蛋白抗体出现早，有利于早期诊断。

汉坦病毒对乙醚、氯仿、丙酮、去氧胆酸盐敏感，4～20℃温度下相对稳定，高于37℃及pH 5.0以下易灭活，56℃ 30分钟或100℃ 1分钟可灭活，对紫外线、乙醇和碘酒敏感。

二、发病机制与病理

本病的发病机制至今仍未完全清楚，研究表明一方面是病毒直接感染细胞导致结构和功能损害；另一方面是免疫损伤，病毒抗原与机体产生的特异性抗体结合形成免疫复合物，免疫复合物沉积于皮肤小血管壁、肾小球基膜、肾小管和肾间质血管等处激活补体，造成小血

管管壁和肾脏病变。

本病主要病理变化是全身广泛性的小血管和毛细血管的损害。可见血管内皮细胞的肿胀、变性甚至坏死。管腔内可有微血栓形成。血管周围有渗出、水肿、出血及炎性细胞浸润。肾脏皮质、髓质交界处出血，右心房内膜下出血及垂体病变是本病的特征性病变。

三、护 理 评 估

（一）流行病学

1. 传染源　主要是小型啮齿动物，包括鼠类、家猫、家兔、犬、猪等，在我国黑线姬鼠为野鼠型出血热的主要宿主和传染源，褐家鼠为城市型（日本、朝鲜）和我国家鼠型出血热的主要传染源，大林姬鼠是我国林区出血热的主要传染源。

2. 传播途径　主要为动物源性传播，病毒能通过宿主动物的血及唾液、尿、便排出，鼠向人的直接传播是人类感染的重要途径。具体包括以下几种方式：

（1）经呼吸道传播：出血热病毒的鼠排泄物污染尘埃后形成的气溶胶颗粒，被人吸入呼吸道引起感染。

（2）经消化道传播：进食含出血热病毒的鼠排泄物污染的食物、水，经口腔黏膜及胃肠黏膜感染。

（3）接触传播：被鼠咬伤或鼠类排泄物、分泌物直接与破损的皮肤、黏膜接触。

（4）母婴传播：孕妇患病后可经胎盘感染胎儿。

（5）虫媒传播：鼠体表寄生的螨类（如革螨、恙螨）叮咬人可引起本病的传播。

3. 人群易感性　人群普遍易感，以显性感染为主，以男性青壮年农民、工人发病居多。

4. 流行特征

（1）流行性：本病主要分布在亚洲的东部、北部和中部地区，特别是在沿海城市大鼠中扩散传播。

（2）季节性：全年散发，野鼠型发病高峰多在秋季，从10月份到次年1月份，少数地区春夏间有一发病小高峰。家鼠型主要发生在春季和夏初，从3月份到6月份。其季节性表现与鼠类繁殖、活动及与人的活动接触有关。

（二）身体状况

案例2-9

　　患者，男，42岁，农民。因畏寒、发热、头痛、腰痛7日，少尿2日入院。患者于7日前感畏寒、发热、头痛伴乏力。第2日在当地医院测体温为40.2℃，用退热药治疗，每次用药后均出汗，继之出现眼眶胀痛、腰痛、恶心、呕吐。3日后热退，但出现血压下降，镇卫生院给予补液治疗。自前日起尿量减少，近24小时尿量共约200ml。邻村曾有类似患者。查体：T 36.8℃，急性重病容，腋下可见少数细小出血点，左上肢有瘀点、瘀斑。颜面眼睑水肿，球结膜水肿。腹部轻压痛，双肾区明显压痛及叩击痛。实验室检查：尿蛋白（++++），红细胞（++），颗粒管型（+）。血常规：白细胞20×10^9/L，中性粒细胞87%，可见异型淋巴细胞，血小板60×10^9/L。

　　问题：

　　1. 此患者最可能的临床诊断是什么？

　　2. 典型病例分几期？目前该患者处于什么阶段？

　　3. 关于此患者的护理措施应重点注意什么？

本病潜伏期为4～46日（1～2周）。

1. 典型病例 起病急骤，表现为发热、出血和肾损害三大主征，有发热期、低血压期、少尿期、多尿期和恢复期五期经过。非典型和轻型病例可有越期现象，重型病例三期之间可互相重叠。

（1）发热期：病程第1～3日，主要表现为感染性病毒血症和全身毛细血管损害引起的症状。

1）发热：体温在1～2日内可达39～40℃，热型以稽留热多见，一般持续3～7日。

2）全身中毒症状：头痛、腰痛、眼眶痛，称为"三痛"。常有食欲缺乏、恶心、呕吐、腹痛及腹泻等。重者可有嗜睡、烦躁及谵妄等。

3）毛细血管损害：包括以下几方面。①充血：皮肤充血潮红，主要是颜面、颈、胸部发红，称为"三红"，呈重者"酒醉貌"；黏膜见于眼结膜、软腭、咽部（图2-34）。②出血：皮肤及黏膜有出血点，皮下出血以腋下、胸背部最突出，常呈搔抓样（图2-35）或条索状；黏膜出血见于软腭，呈针尖样出血点；眼结膜呈片状出血，少数患者有咯血、便血、血尿、鼻出血等。腰、臀部、注射部位大片瘀斑和腔道大出血（呕血、黑便、咯血等）。③渗出水肿：球结膜水肿，部分患者出现腹水。④肾损害：尿量减少、蛋白尿和尿镜检发现管型等。

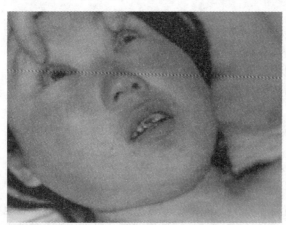

图2-34 肾综合征出血热患者眼结膜充血及面部充血

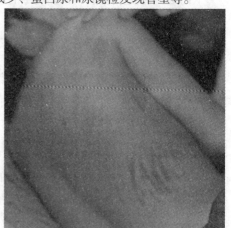

图2-35 肾综合征出血热患者背部抓痕

案例2-9分析(1)

患者农民，高热，有三痛症状，腋下细小出血点，左上肢瘀点、瘀斑，3日后出现血压下降，1日前出现少尿，实验室检查尿蛋白（++++），镜检有颗粒管型。综合上述情况，最可能的诊断是肾综合征出血热。

（2）低血压期：病程第4～6日，一般可持续1～3日，主要临床特点为热退后中毒症状加重，出现低血压，重者可发生休克。

（3）少尿期：病程第5～8日，可持续2～5日，一般认为尿量少于400ml/d为少尿，本期主要临床表现为氮质血症，水电解质平衡失调。也可因蓄积于组织间隙的液体大量回入血液循环，以致发生高血容量综合征。

案例2-9分析(2)

该病典型的临床表现可经过发热期、低血压休克期、少尿期、多尿期、恢复期5个阶段。目前正处于少尿期。

（4）多尿期：病程第 9～14 日，本期特点是尿量增多，增至 2000ml/d 以上。多尿初期，氮质血症、高血压和高血容量仍可继续存在甚至加重。至尿量大量增加后，症状逐渐消失，血压逐渐回降。若尿量多而未及时补充水和电解质，亦可发生电解质平衡失调（低钾、低钠等）及第二次休克。本期易发生各种继发感染，大多持续 1～2 周，少数长达数月。

（5）恢复期：在病程第 3～4 周后，随着肾功能的逐渐恢复，24 小时尿量逐步恢复至 2000ml 以下，症状消失，1～3 个月肾功能基本完全恢复。

2. 并发症

（1）腔道出血：可表现为消化道出血、腹腔出血、阴道出血及肺出血等。

（2）肺水肿：临床上有两种情况，一种是 ARDS，由于肺间质水肿导致低氧血症，常见于休克期和少尿期；另一种是心衰肺水肿，由高血容量或心肌受损所致，主要为肺泡内渗出。

（3）中枢神经系统并发症：颅内出血、脑水肿、高血压脑病等。

（4）其他并发症：继发感染、自发性肾破裂、心肌损害、肝损害等。

（三）辅助检查

1. 血常规　白细胞增高，早期以中性粒细胞升高为主，3～4 日后以淋巴细胞升高为主，并出现异型淋巴细胞，有利于早期诊断。

2. 尿常规　尿蛋白早期突然增加，4～6 日为（+++～++++），尿镜检可见红细胞、管型、膜状物和巨大融合细胞等。

3. 血液生化检查　血肌酐、尿素氮上升（休克期开始）；发热期呼吸性碱中毒多见，休克期、少尿期以代谢性酸中毒为主。

4. 凝血功能检查　凝血时间缩短，纤维蛋白原降低，凝血酶时间延长，纤维蛋白降解物（FDP）升高。

5. 血清及病原学检查　血清中性粒细胞、单核细胞、淋巴细胞及尿沉渣细胞均可检出病毒抗原；特异性 IgM 抗体增高 4 倍以上有诊断价值。

（四）心理、社会状况

由于患者和家属缺乏本病的相关知识，起病突然，病情进展快，症状明显，担心预后而产生恐惧、紧张、焦虑心理。

（五）治疗要点

"三早一就"为本病的治疗原则，即早期发现、早期休息、早期治疗和就近治疗。以综合治疗为主，早期应用抗病毒治疗，针对各期病理生理变化进行对症治疗。把好休克、出血、肾衰竭和感染"四关"。

1. 发热期　抗病毒治疗；减轻外渗；减轻中毒症状；止血及预防 DIC。

2. 低血压休克期　补充血容量；纠正酸中毒；改善微循环。

3. 少尿期　严格控制入量；利尿导泻；透析疗法。

4. 多尿期　维持水电解质平衡；防治继发感染。

5. 恢复期　加强营养；逐渐增加活动量；定期复查肾功能。

四、主要护理问题

1. 体温过高　与汉坦病毒感染有关。

2. 组织灌注量改变　与血管损伤造成血浆大量外渗有关。

3. 体液过多　与血管通透性增加及肾脏损害有关。

4. 潜在并发症：急性肾衰竭、心力衰竭、肺水肿、出血等。

5. 有感染的危险　与病原排出有关。

五、护 理 措 施

（一）一般护理

1. 消毒与隔离　对患者实施接触隔离，工作人员按标准预防进行个人防护。被患者的血液、分泌物及排泄物污染的物品，按常规消毒。

2. 休息　发病后立即绝对卧床休息，不宜搬动，以免加重出血。恢复期仍然要注意休息，逐渐增加活动量。

3. 饮食　给予高糖、高维生素、高蛋白流质、半流质饮食，少食多餐，不能进食者，给予鼻饲或静脉补液。有出血倾向者，给予无渣饮食，以免诱发消化道出血。消化道出血时禁食，少尿期限制水、钠盐、蛋白质的摄入，多尿期注意补充水、钾盐，指导患者多吃含钾丰富的食物。

（二）病情观察

本病变化快、病情危重，其治疗的关键在于及时发现和防治休克、肾衰竭和出血等并发症。因此，及时而准确的病情观察是本病护理的重点。

1. 病情变化　①密切监测生命体征及意识状态的变化。注意体温及血压（低血压<90/60mmHg、休克<80/60mmHg）变化；有无呼吸频率、节律及幅度的改变；有无心音、心率、节律的改变；有无嗜睡、昏迷等。②充血、渗出及出血的表现，如"三红"、"三痛"的表现，皮肤瘀斑的分布、大小及皮肤有无破溃等，有无呕血、便血、腹水及肺水肿等表现。③严格记录24小时出、入水量，注意尿量、颜色、性状及尿蛋白的变化。④氮质血症的表现，注意有无厌食、恶心、呕吐、顽固性呃逆等症状，监测血尿素氮、肌酐的变化。⑤加强电解质和酸碱平衡的监测及凝血功能的检查等。

2. 病期观察　应密切观察病期的变化，若患者出现血压下降或休克提示进入低血压休克期；若患者尿量<400ml/d，提示进入少尿期；若患者尿量>2000ml/d，即已进入多尿期。

3. 并发症观察　①出现呕血、便血提示消化道出血。②出现剧烈头痛、喷射性呕吐、血压升高、抽搐提示颅内出血。③于少尿期出现厌食、恶心、呕吐、烦躁、意识障碍，注意尿毒症的发生。④出现肌肉弛缓、腱反射减弱、心律不齐、心电图示T波高尖提示高钾血症。⑤出现库斯莫尔呼吸提示代谢性酸中毒。⑥突然出现进行性呼吸困难，呼吸>35次/分，动脉血氧分压<60mmHg、氧疗无效则提示ARDS。⑦出现端坐呼吸、发绀、心率增快、咳粉红色泡沫痰、两肺布满湿啰音则提示急性左心衰竭。⑧出现再次发热、咳嗽、咳黄色痰、肺部呼吸音异常则需考虑肺部感染。如出现上述并发症，应给予相应护理。

（三）对症护理

1. 体温过高的护理　以冰敷为主，不能用乙醇擦浴，以免加重皮肤出血，不能用大剂量的解热镇痛剂，以免大量出汗使血容量减少，促使患者提前进入休克期。

2. 出血的护理　严密观察大便、尿及呕吐物的颜色及量，观察血压、脉搏、呼吸、神志、瞳孔，及时发现腔道出血及颅内出血；嘱患者勿用手挖鼻孔，以免损伤黏膜，引起出血；注意口腔清洁，刷牙尽量使用软毛牙刷，勿用牙签剔牙；经常修剪指甲，勿用力搔抓皮肤；注射后针眼按压时间需延长，以防止出血及皮下血肿；遵医嘱应用酚磺乙胺、氨基己酸等止血药物；遵医嘱输血小板或新鲜血。

3. 组织灌注量改变的护理　①发热期：及时补充液体，以口服补液为主，不能口服者，静脉补充平衡盐液和葡萄糖氯化钠溶液1000ml左右，高热、大汗或呕吐、腹泻者可适当增加。②发热后期：遵医嘱给予20%甘露醇溶液静脉滴注，以提高血浆渗透压。③低血压休克期：患者取平卧位，保暖、给氧，迅速建立静脉通道，遵循早期、快速、适量的补液原则，快速静脉输入液体，以平衡盐液为主，晶胶结合，力争4小时内血压稳定；依病情及时应用5%碳酸氢钠溶液，以纠正代谢性酸中毒。血压过低时遵医嘱用多巴胺等血管活性药。

4. 急性肾衰竭的护理　按量出为入、宁少勿多的原则严格控制液体入量；利尿、导泻时，密切观察患者用药后的反应，协助排尿、排便，观察颜色、性状和量，做好记录；出现高血容量综合征者，应立即减慢输液速度或停止输液，患者取坐位或半坐卧位，双腿下垂，并报告医生；做血液透析或腹膜透析的患者，给予相应护理。

5. 循环衰竭的护理　①迅速建立静脉通道扩充血容量，应用碱性液及血管活性药纠正休克。快速扩容时，注意观察心功能，避免发生急性肺水肿。②给予吸氧。③患者可因出血而致循环衰竭，应做好交叉配血、备血，为输血做好准备。急性左心衰竭患者的抢救应注意：高浓度大流量吸氧，迅速减少心脏的前后负荷，及时应用血管扩张药，及早应用强心苷药物强心等。

案例2-9分析(3)

护理措施重点：本病变化快、病情危重，其治疗的关键在于及时发现和防治休克、肾衰竭和出血等并发症。因此，及时而准确的病情观察（病情变化、病期观察、并发症观察）是本病护理的重点。

6. 用药护理　正确用药，观察药物的疗效及副作用。①发热期遵医嘱补足液体，警惕输液反应。②低血压休克期遵医嘱快速扩容时，应警惕急性心力衰竭，若并发急性心力衰竭，立即通知医生，并减慢输液速度，让患者取坐位，双下肢下垂，用30%乙醇湿化氧气后吸氧。同时严密监测血压、心率、尿量，有条件时，根据中心静脉压指导输液量、输液速度。③少尿期应严格控制输液量，谨慎应用电解质、酸碱药。④多尿期应遵医嘱及时补足液体及电解质，防止脱水、低钾、低钠。

7. 心理护理　根据患者及家属的文化程度、接受能力及知识缺乏程度，讲解本病的特点、临床经过及预后。关心体贴患者，细心倾听患者及家属的诉说，满足患者的合理要求。医务人员勿将紧张、焦虑的情绪传给患者，加重患者的不适。讲述成功病例，鼓励患者树立战胜疾病的信心，以最佳的心理状态积极配合治疗和护理。

六、健 康 教 育

（一）预防知识教育

1. 管理传染源　隔离患者至急性症状消失为止。病室要防鼠、灭鼠、防螨、灭螨，被患者血、排泄物污染的环境及物品应及时消毒。接触患者时应戴口罩，如皮肤、黏膜被患者的血、尿或口腔分泌物污染，应立刻用乙醇擦拭消毒或用肥皂水洗手，如污染了伤口立即用碘酊溶液消毒。

2. 切断传播途径　灭鼠、防螨，搞好环境卫生与食品卫生，不直接用手接触鼠类及其排泄物。

3. 保护易感者　应加强个人防护，必要时进行疫苗接种，近年来国内采用地鼠肾组织培养制备的灭活疫苗，保护率达76%～90%，且不良反应轻微。接种对象为6个月至10岁儿童及来自非疫区的成人，每年流行前1～2个月皮下注射2次，间隔7～10日，不能与伤寒或其他疫苗同时注射。

（二）相关知识教育

对患者及其家属重点介绍疾病的病程经过,树立战胜疾病的信心,积极配合治疗和护理。由于近年来肾综合征出血热能得到早期诊断及有效的治疗,死亡率已由过去的 10%降至 3%～5%,若患者能顺利渡过病程各期,很少留有后遗症。但肾功能的完全恢复需要较长时间,因此患者出院时虽然各种症状已消失,仍需继续休息,加强营养,并定期复查肾功能,以了解其恢复情况。

执 业 考 试 模 拟 题

1. 肾综合征出血热最易侵犯的器官是（　）
   A. 肺　　　B. 肾　　　C. 脑
   D. 肝　　　E. 心

2. 肾综合征出血热主要死亡原因是（　）
   A. 循环衰竭　　　　B. 呼吸衰竭
   C. 肝衰竭　　　　　D. 尿毒症
   E. 心力衰竭

3. 肾综合征出血热最关键的预防措施是（　）
   A. 灭鼠防鼠
   B. 灭螨
   C. 使用汉坦病毒灭活疫苗
   D. 皮肤伤口处理
   E. 搞好环境卫生

4. 我国肾综合征出血热的主要传染源是（　）
   A. 鼠类　　　　　B. 患者
   C. 病毒携带者　　D. 犬
   E. 猪

5. 肾综合征出血热的"三痛征"发生在（　）
   A. 发热期　　　　B. 低血压休克期
   C. 少尿期　　　　D. 多尿期
   E. 恢复期

6. 肾综合征出血热早期休克的主要原因为（　）
   A. 继发细菌感染
   B. 弥散性血管内凝血

C. 有效血容量不足
D. 大出血
E. 血管通透性增加,血浆大量外渗

7. 肾综合征出血热的主要病理变化是（　）
   A. 发热　　　　　　　B. 肾功能损害
   C. 全身小血管广泛损害　D. 水肿
   E. 电解质紊乱

8. 肾综合征出血热的病原体是（　）
   A. 螺旋体　　B. 细菌　　C. 病毒
   D. 立克次体　E. 朊毒体

9. 肾综合征出血热休克期首要的治疗措施是（　）
   A. 补充血容量　　　B. 纠正酸中毒
   C. 应用升压药物　　D. 应用强心剂
   E. 应用血管活性药物

10. 肾综合征出血热病程进入少尿期的标志是 24 小时尿量少于（　）
    A. 200ml　　B. 400ml　　C. 800ml
    D. 1200ml　E. 100ml

11. 肾综合征出血热患者死亡多发生在（　）
    A. 发热期　　　　B. 少尿期
    C. 低血压休克期　D. 多尿期
    E. 恢复期

（林丽萍）

第十节　狂　犬　病

狂犬病（rabies）是由狂犬病毒引起的以侵犯中枢神经系统为主的急性人畜共患自然疫源性疾病。狂犬病患者常因被病兽咬伤而感染。临床上以极度神经兴奋乃至狂躁、恐惧不安、恐水怕风、畏光、流涎、咽肌痉挛、进行性瘫痪等为特征,病死率几乎为 100%。

一、病　原　学

狂犬病毒属于弹状病毒科拉沙病毒属，为一闭合单股 RNA 病毒，长度大约为 180nm，直径为 75nm。病毒核心为单股负链 RNA，外周绕以核衣壳、含脂蛋白及糖蛋白的包膜。糖蛋白能与乙酰胆碱受体结合，这决定了狂犬病毒的嗜神经性，而且糖蛋白具有免疫原性，能刺激机体产生保护性抗体。患者和病兽体内分离的病毒为野毒株，其毒力强、潜伏期长。野毒株经过在家兔脑内传代成为固定毒株，其毒力减弱、潜伏期短，对人和犬失去致病力，但仍保持免疫原性，故可制备成疫苗。狂犬病毒对不利环境的抵抗力非常弱，对热和紫外线极其敏感，在表面活性剂、消毒剂如甲醛、升汞、碘酒还有酸碱环境下很快失去活性。

二、发病机制与病理

狂犬病毒有强大的嗜神经性。发病机制分为三个阶段：①局部组织内病毒小量繁殖期：病毒自咬伤部位入侵后，在伤口附近的肌细胞内缓慢繁殖，4～6 日内侵入周围末梢神经，此时患者无任何自觉症状。②从周围神经侵入中枢神经系统期：病毒沿周围传入神经的轴索向心性扩展，迅速上行到达背根神经节后，大量繁殖，然后侵入脊髓和中枢神经系统，主要侵犯脑干及小脑等处的神经细胞。但亦可在扩散过程中终止于某部位，形成特殊的临床表现。③从中枢神经向各器官扩散期：病毒自中枢神经系统再沿传出神经侵入各组织与器官，如眼、舌、唾液腺、皮肤、心脏、肾上腺髓质等。由于迷走神经核、舌咽神经核和舌下神经核受损，可以发生呼吸肌、吞咽肌痉挛，临床上出现恐水、呼吸困难、吞咽困难等症状；交感神经受刺激，使唾液分泌和出汗增多；迷走神经节、交感神经节和心脏神经节受损时，可发生心血管系统功能紊乱或猝死。

病理变化主要为急性弥漫性脑脊髓炎。脑实质和脊髓充血、水肿及微小出血。脊髓病变以下段较明显，延髓、海马、脑桥、小脑等处受损也较显著。多数病例在肿胀或变性的神经细胞质中，可见到一至数个圆形或卵圆形，直径为 3～10μm 的嗜酸性包涵体，即内基小体，常见于海马及小脑浦肯野细胞中。内基小体为病毒集落，是本病特异且具有诊断价值的病变。

三、护　理　评　估

（一）流行病学资料

1. 传染源　带狂犬病毒的动物是本病的传染源。中国狂犬病由病犬传播者占 80%～90%，病猫、病狼、病狐狸、食血蝙蝠也能传播本病。近年有人被"健康"犬和猫抓伤、咬伤后而患狂犬病的报道。一般来说，狂犬病患者不是传染源，因患者唾液中病毒数量相当少。

2. 传播途径　病毒主要通过病兽咬伤、抓伤、舔伤人体的皮肤或黏膜传播，亦可由含病毒的唾液污染各种伤口、黏膜传播。少数可通过进食被病毒污染的肉类、剥病兽皮及吸入蝙蝠洞穴中含病毒的气溶胶而传播。

3. 人群易感性　人对狂犬病毒普遍易感。被带病毒的病兽咬伤而未接种疫苗者发病率一般为 15%～30%，及时处理伤口及做预防接种后，发病率可降至 0.15%。被病犬咬伤后发病与否和咬伤部位、咬伤程度、衣着厚薄、伤口处理情况、有无进行疫苗接种等因素有关。

4. 流行特征　本病主要流行于发展中国家，我国流行较为严重，主要在农村地区，每年死亡人数居法定传染病的前五位。发病以青少年较多，男性多于女性。

（二）身体状况

案例2-10

患者，男，26 岁，宠物饲养爱好者。4 周前帮犬洗澡时被犬咬伤脖子，皮肤黏膜有破损，未出血，伤口未做特殊处理。今晨感咽喉部紧缩，饮水无法吞咽，恐水怕风。查体：T 39.1℃，P 125 次/分，神志清，面色潮红，心肺腹无异常。

问题：
1. 患者最有可能的临床诊断是什么？
2. 对患者咽喉部肌肉痉挛应采取何种护理措施？
3. 如何有效预防此病发病？

本病潜伏期一般为 1～3 个月，长短不一，短者 5 日，长者可达数年。典型临床表现可分为三期：

1. 前驱期　最有价值的早期表现为局部感觉异常，在已愈合的伤口附近及其神经通路上有麻木、痒或痛感，四肢有蚁走感。同时伴有全身症状，如低热、头痛、乏力、烦躁、恐惧不安等，继之对声、光、风等刺激敏感而有咽喉紧缩感（图 2-36）。本期持续 1～4 日。

2. 兴奋期（痉挛期）　主要表现为极度恐惧、恐水、怕风、怕声、怕光和兴奋不安，最典型的症状为恐水，见水、饮水、闻流水声甚至谈到饮水都可诱发严重的咽肌痉挛（图 2-37），因此常渴极而不敢饮，饮水后也不能下咽。风、光、声、触摸等亦可引起咽肌痉挛，严重者可伴呼吸肌痉挛而发生呼吸困难，甚至全身抽搐（图 2-38）。患者交感神经功能常亢进，表现为大汗、流涎、心率增快、血压升高等。因不能饮水且多汗故常有脱水，体温常升高至38～40℃。患者神志大多清晰，偶可出现精神失常、谵妄、幻听等。本期持续 1～3 日。

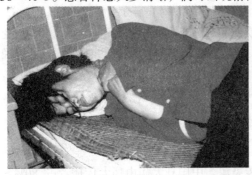

图 2-36　狂犬病患者紧张、咽喉紧缩感、恐惧不安

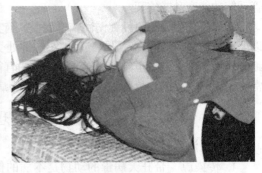

图 2-37　狂犬病患者咽肌严重痉挛

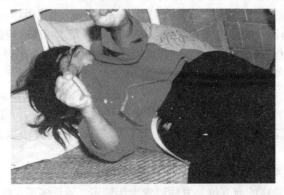

图 2-38　狂犬病患者全身抽搐

3. 麻痹期　患者痉挛发作停止，出现全身弛缓性瘫痪，其中以肢体瘫痪较为多见。患者由兴奋躁动转为安静，随后进入昏迷状态，常因呼吸和循环衰竭而迅速死亡。本期持续6～18小时。

本病病程平均为4日，一般不超过6日。除上述狂躁型表现外，还有麻痹型狂犬病。此型患者无兴奋期和典型恐水表现，前驱期出现发热、头痛、全身不适及咬伤部位的感觉异常，继之出现各种瘫痪，如肢体截瘫、上行性脊髓瘫痪等，最终因肌肉瘫痪死亡。

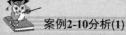

案例2-10分析(1)

该患者脖子有被病兽咬伤史，4周后出现咽肌痉挛、恐水怕光，该患者可能的临床诊断是狂犬病。

（三）辅助检查

1. 常规检查　血液检查白细胞总数轻至中度增多，中性粒细胞＞80%。尿液检查可发现轻度蛋白尿，偶有透明管型。

2. 脑脊液　压力可稍增高，细胞数、蛋白质稍增高，糖及氯化物测定正常。

3. 免疫学检查　取脑组织、唾液、尿沉渣等标本，应用荧光抗体法查病毒抗原，阳性率为40%。血清中狂犬病毒中和抗体于病后6日可测出，病后8日，50%血清为阳性，15日时全部阳性。

4. 病毒分离　有活检与尸检两个途径，前者从唾液腺、脑活检、脑脊液及尿沉渣等分离出病毒，以脑组织阳性率最高。尸检时，咬伤局部、心包、肾上腺、胰、肝等均可分离出病毒。

5. 病理学检查　用死者或咬人动物脑组织做病理切片或压片，用塞莱染色法及直接免疫荧光法检查内基小体，阳性率约为70%。

（四）心理、社会状况

狂犬病患者内心恐惧不安，因大多数患者（除后期昏迷者外）神志清楚，恐水使患者更加痛苦，缺乏安全感。家庭成员对于狂犬病缺乏相应的应对措施，亦恐慌。

（五）治疗要点

目前尚无特效疗法，治疗原则是对症治疗，防止各种并发症，减轻患者痛苦，延缓患者死亡。尽量使患者保持安静，减少刺激；维持呼吸和循环功能，防止呼吸肌痉挛导致窒息；有心血管系统功能障碍时，应采取相应的措施；有脑水肿时给脱水剂。

四、主要护理问题

1. 体液不足　与饮水及进食困难、多汗有关。
2. 气体交换受损　与呼吸肌痉挛有关。
3. 潜在并发症：惊厥、呼吸衰竭、循环衰竭。

五、护 理 措 施

（一）一般护理

1. 隔离与消毒　将患者安置在单间病室，接触隔离。及时清理患者口腔分泌物，并进行彻底消毒处理。医护人员须穿隔离衣，戴口罩、手套，患者的分泌物、排泄物及污染物，均须严格消毒再弃去。患者住过的病室，用过的物品须彻底消毒。

2. 休息　卧床休息，狂躁患者应注意安全，必要时给予约束与镇静药物。

3. 饮食　给予鼻饲高热量流质饮食，如插鼻饲管有困难，插管前可在患者咽部涂可卡因溶液。必要时静脉输液，维持水、电解质平衡。

（二）病情观察

注意观察以下情况：①生命体征。②恐水、怕风表现及变化。③抽搐部位及发作次数。④麻痹期应密切观察呼吸与循环衰竭的进展情况。⑤24小时出入量。

（三）对症护理

1. 减少肌肉痉挛的护理　①保持病室安静，使光线暗淡，避免风、光、声的刺激。②避免水的刺激，不在病室内放水容器，不使患者闻及水声，不在患者面前提及"水"字，输液时注意将液体部分遮挡，操作过程中勿使液体触及患者。③各种检查、治疗与护理尽量集中进行，操作时动作要轻巧，以减少对患者的刺激。

案例2-10分析(2)

　　该患者喉部痉挛，护理中应注意避免风、光、水、声的刺激，各项检查动作要轻巧，减少对患者的刺激。

2. 呼吸衰竭的护理　及时清除口腔、呼吸道分泌物，必要时做好气管切开的准备工作，呼吸肌麻痹者行人工呼吸机辅助呼吸。

3. 循环衰竭的护理　及时补充循坏血量，应用血管活性药物及强心剂和兴奋剂。

（四）用药护理

配合医生正确用药，观察疗效及副作用。

（五）心理护理

大多数患者神志清楚，内心恐惧，医护人员应关心、体贴患者，使其具有安全感。家属及医护人员切勿在患者面前讨论其病情及预后，适当使用镇静药物，在患者安静清醒时给予人文关怀，让患者安静地度过人生最后阶段。

六、健康教育

1. 管理传染源　以犬的管理为主，捕杀野犬，家犬进行登记与疫苗接种，是预防狂犬病最有效的措施。感染狂犬病毒的动物立即击毙并深埋或焚烧。

2. 伤口处理　及时、有效地处理伤口可明显降低狂犬病的发病率。

（1）冲洗：伤口应尽快用20%肥皂水或0.1%苯扎溴铵或用清水反复清洗至少半小时，伤口深时要用注射器灌注反复冲洗，力求祛除犬的唾液。注意苯扎溴铵不可与肥皂水合用。

（2）消毒：冲洗后用75%乙醇反复擦洗消毒，最后涂上碘酒。

（3）伤口敞开：伤口一般不止血、不缝合、不包扎，以便排血引流。

（4）被动免疫：若咬伤部位为头、颈部或严重咬伤者还需用抗狂犬病免疫血清或抗狂犬病免疫球蛋白，在伤口底部及周围行局部注射。

（5）预防细菌感染：需注意预防破伤风及细菌感染，必要时使用破伤风抗毒素及抗菌药物。

3. 预防接种

（1）主动免疫：对高危人群，如暴露于狂犬病的工作人员，应做暴露前预防接种；被犬、猫等动物舔伤、抓伤者做暴露后预防接种。

1）暴露前预防接种：注射狂犬病疫苗3次，于0、7、21日各肌内注射一针，2~3年加强注射一次。

2）暴露后预防接种：全程注射狂犬病疫苗5针，在30日内注射完，分别在0、3、7、

14、30 日各肌内注射一针。严重咬伤者，全程注射狂犬病疫苗 10 针，分别在 0、1、2、3、4、5、10、14、30、90 日各肌内注射一针。

（2）被动免疫：注射抗狂犬病免疫血清或抗狂犬病免疫球蛋白。做好抢救过敏性休克的准备。

案例2-10分析(3)

该患者被犬咬伤脖子，离中枢较近，咬伤部位应立即用肥皂水反复冲洗半小时以上，洗后用 75%乙醇溶液或碘酊反复涂拭伤口，伤口不予缝合与包扎，并在伤口周围注射人抗狂犬病免疫球蛋白，同时接种狂犬疫苗。犬应关笼观察。

执 业 考 试 模 拟 题

1. 狂犬病最主要的临床特征是（ ）
   A. 恐水怕风　　B. 恐惧不安
   C. 咽肌痉挛　　D. 流涎多汗
   E. 进行性瘫痪

2. 我国狂犬病的主要传染源是（ ）
   A. 患者　　　　B. 被狂犬病毒感染的犬
   C. 家猫　　　　D. 野狼
   E. 吸血蝙蝠

3. 狂犬病的潜伏期一般为（ ）
   A. 10 天　　B. 1~3 个月　　C. 2 周
   D. 1 个月　　E. 1 年以上

4. 狂犬病全程一般不超过（ ）
   A. 1 日　　　B. 3 日　　　　C. 6 日
   D. 1 月　　　E. 1 年

5. 狂犬病的病死率达（ ）
   A. 10%　　　B. 50%　　　　C. 80%
   D. 90%　　　E. 100%

6. 狂犬病主要的病理变化是（ ）
   A. 软脑膜急性炎症
   B. 硬脑膜急性炎症
   C. 急性弥散性脑脊髓炎
   D. 大脑两半球表面及颅底软脑膜急性炎症
   E. 大脑皮质、丘脑和中脑的急性炎症

7. 下列哪项是狂犬病早期最有意义的临床表现（ ）
   A. 低热、头痛，全身不适
   B. 恶心、呕吐
   C. 烦躁、失眠
   D. 已愈合的伤口及其神经支配区麻木、蚁走感
   E. 对声、光、风敏感

8. 关于狂犬病的临床表现，下列叙述错误的是（ ）
   A. 极度恐惧
   B. 恐水和怕风

C. 大量流涎、出汗
   D. 大部分患者兴奋期神志不清
   E. 部分患者可出现精神失常和谵妄

9. 狂犬病毒对其有强大亲和力的组织为（ ）
   A. 神经组织　　　　B. 结缔组织
   C. 肌肉组织　　　　D. 胶原组织
   E. 皮肤、黏膜

10. 狂犬病患者的死亡原因主要是（ ）
    A. 心功能不全　　　B. 肾衰竭
    C. 脑疝形成　　　　D. 昏迷
    E. 呼吸、循环衰竭

11. 被狂犬咬伤后，下列处理措施不对的是（ ）
    A. 伤口用 20%肥皂水或 0.1%苯扎溴铵溶液彻底冲洗
    B. 冲洗后用 75%乙醇溶液涂擦
    C. 伤口缝合包扎
    D. 用免疫血清注入伤口底部及周围
    E. 注射狂犬疫苗

12. 给狂犬病患者伤口换药时，下列做法不正确的是（ ）
    A. 穿隔离衣、戴手套
    B. 换下的敷料及时烧毁
    C. 换药后用苯扎溴铵溶液泡手
    D. 用过的器械严格消毒
    E. 先用 20%肥皂水，再用 0.1%苯扎溴铵溶液进行伤口局部冲洗

13. 患儿，男，8 岁。不幸被家犬咬伤右手，伤口较深，家犬外观无异常。家犬于咬人后第 7 日死亡。该例应首先考虑（ ）
    A. 病毒性脑炎
    B. 流行性脑脊髓膜炎
    C. 乙型脑炎
    D. 结核性脑膜炎

E. 狂犬病

14. 患儿，男，10岁。因和犬玩闹被咬伤。下列
对伤口的处理错误的是（　　）

A. 立即用20%肥皂水冲洗伤口

B. 冲洗伤口后立即包扎

C. 冲洗后用50%～70%乙醇溶液涂擦

D. 伤口周围及底部浸润注射免疫血清

E. 注射狂犬疫苗

（林丽萍）

第十一节　流行性乙型脑炎

流行性乙型脑炎（epidemic encephalitis B）简称乙脑，是由乙型脑炎病毒引起的急性中枢神经系统传染病。临床以高热、意识障碍、抽搐、脑膜刺激征及病理反射为特征。重症者常出现中枢性呼吸衰竭，病死率较高，常留有神经系统后遗症。

一、病　原　学

乙型脑炎病毒属虫媒病毒B组，按形态结构分类属披盖病毒，呈球形，核心为单股RNA，外有脂蛋白的包膜。此病毒能寄生在人或动物的细胞内，尤其在神经细胞内更适宜生长繁殖，故又称嗜神经病毒。乙型脑炎病毒抵抗力不强，易被常用消毒剂杀灭，加热100℃ 2分钟、56℃ 30分钟即可灭活，但耐低温和干燥。

二、发病机制与病理

人被带乙型脑炎病毒的蚊虫叮咬后，病毒即进入人体，在单核吞噬细胞系统内繁殖，继而进入血液循环引起病毒血症，如不侵入中枢神经系统则呈隐性感染。当机体防御功能降低或病毒数量多、毒力强时，病毒可通过血-脑屏障进入中枢神经系统，引起中枢神经系统广泛性炎症。

乙脑主要病变是脑实质广泛性炎症，为神经细胞变性、肿胀和液化性坏死；淋巴细胞、单核细胞浸润及胶质细胞弥漫性增生；脑实质及脑膜血管充血扩张，有大量浆液性渗出而形成脑水肿，血管内皮细胞肿胀、坏死，产生附壁血栓形成栓塞，局部有淤血和出血。乙脑病变可累及脑及脊髓，病变部位以大脑皮质、中脑、丘脑、大脑基底部最为严重，脊髓、脑膜病变轻。由于病变的程度及部位不同，故临床上出现多样化的神经系统表现。

三、护　理　评　估

案例2-11

患儿，男，5岁。因反复高热、意识障碍、抽搐10日于2011年8月6日抱送入院。患儿10日前开始出现高热，频繁全身抽搐，每次持续数秒至数分钟。某次抽搐后出现意识模糊，逐渐进入昏迷，喷射性呕吐数次，为胃内容物。在当地卫生院给予退热等处理。2日后热退，抽搐缓解，嗜睡，出现失语，不能吞咽。周围有类似患者。查体：T 37.4℃，意识丧失，不会吞咽，双眼球向左侧凝视，心、肺、腹正常。颈强直（+），双下肢肌张力减退。

问题：

1. 患儿最可能的诊断是什么？

2. 患儿常见的护理问题有哪些？

3. 患儿若出现呼吸衰竭，其护理措施是什么？

（一）流行病学资料

1. 传染源　乙脑是一种人畜共患的动物源性传染病，人和动物均可成为传染源。而猪是本病的主要传染源，往往在人类流行前 4～8 周本病已在猪群中广泛传播。人感染乙型脑炎病毒后，仅发生短期病毒血症，且血中病毒数量较少，故患者及隐性感染者作为传染源的意义不如动物重要。

2. 传播途径　虫媒传播，主要通过蚊虫叮咬吸血而传播，传播媒介主要为三带喙库蚊。三带喙库蚊吸血后，病毒先在肠道内繁殖，然后移至唾液腺，经叮咬传播给人或动物。三带喙库蚊感染乙型脑炎病毒后，可带病毒越冬并经卵传代，故三带喙库蚊是乙型脑炎病毒的长期储存宿主。

3. 人群易感性　人群普遍易感，但感染后仅极少数人发病，绝大多数为隐性感染。感染后可获得持久免疫力。

4. 流行特征　具有严格季节性，我国主要流行于夏秋季，约有 90% 病例发生在 7～9 月份。发病率与气温、湿度有一定关系。发病人群以 10 岁以下儿童居多，近年来发病年龄有增长趋势。

（二）身体状况

本病潜伏期为 4～21 日，一般为 7～14 日。

1. 典型乙脑　典型的临床经过可分为 4 个阶段：

（1）初期：病程第 1～3 日。起病急，体温在 1～2 日内升高至 39～40℃，伴头痛、恶心、呕吐，可出现不同程度的精神倦怠或嗜睡。少数患者可有颈强直或抽搐。

（2）极期：病程第 4～10 日。初期症状逐渐加重，主要为脑实质损害表现。高热、惊厥和呼吸衰竭为乙脑极期的三大严重表现。三大表现相互影响，互为因果。

1）持续高热（图 2-39）：为乙脑必有的表现，体温常达 40℃ 左右，多呈稽留热型，持续 7～10 日，重者可达 2～3 周。体温越高，热程越长，则病情越重。

2）意识障碍：为本病的主要表现，表现为嗜睡、昏睡、谵妄或不同程度的昏迷（图 2-40）。意识障碍多发生于病程第 3～8 日，通常持续 1 周左右，重者可达 4 周以上。意识障碍程度越深、持续时间越长，则病情越重。

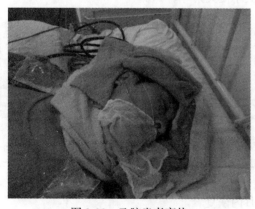

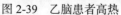

图 2-39　乙脑患者高热

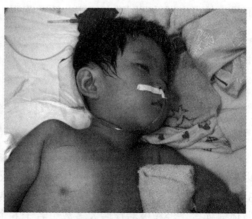

图 2-40　乙脑患者昏迷

3）抽搐（图 2-41）或惊厥：是乙脑严重表现之一，多见于病程第 2～5 日。主要由于高热、脑实质炎症、脑水肿、缺氧所致。先有面部、眼肌、口唇的小抽搐，随后出现肢体阵挛性抽搐或全身强直性抽搐，历时数分钟至数十分钟不等，均伴有不同程度的意识障碍。频繁抽搐可出现发绀甚至呼吸暂停，使脑缺氧和脑水肿加重。抽搐、惊厥越频繁越持久，部位越多，病情越重。

4）呼吸衰竭（图2-42）：是本病最严重的表现和主要死亡原因，多发生于深度昏迷患者。呼吸衰竭分为中枢性呼吸衰竭、外周性呼吸衰竭和混合性呼吸衰竭。呼吸衰竭者可伴有循环衰竭。中枢性呼吸衰竭常因脑实质炎症（尤其是延脑呼吸中枢炎症）、脑水肿、脑疝和低钠性脑病等引起。表现为呼吸节律不整、幅度不均，如呼吸表浅、双吸气、叹息样呼吸、抽泣样呼吸、潮式呼吸、间停呼吸等，直至呼吸停止。呼吸衰竭由颞叶钩回疝（主要压迫中脑）及枕骨大孔疝（压迫延脑）引起者，可出现剧烈头痛、喷射性呕吐、昏迷加重或烦躁不安、血压升高、脉搏减慢、瞳孔变化、肌张力增强及不易控制的反复抽搐等。外周性呼吸衰竭多由于脊髓病变引起的呼吸肌麻痹，或因呼吸道痰阻、蛔虫阻塞、喉部病变并发肺部感染等所致。主要表现为呼吸先增快后变慢、胸式或腹式呼吸减弱、呼吸困难、发绀，但呼吸节律始终整齐。

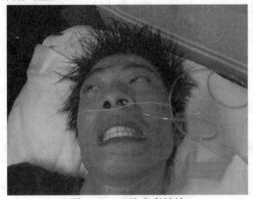
图2-41　乙脑患者抽搐

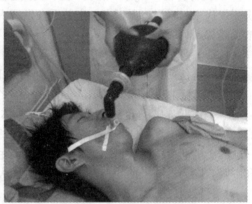
图2-42　乙脑患者呼吸衰竭

5）其他神经系统症状和体征：浅反射（如腹壁反射与提睾反射）减弱或消失，深反射（如膝反射、跟腱反射）先亢进后消失。病理反射出现，如巴宾斯基征等呈阳性。脑膜刺激征（颈强直、凯尔尼格征、布鲁津斯基征）阳性。其他神经受损体征因病变部位和程度不同而异，如可出现吞咽困难、瘫痪、语言障碍、大小便失禁等。

案例2-11分析(1)

患儿，5岁。周围有类似患者，高热，喷射性呕吐、意识障碍、抽搐、失语、不能吞咽，颈强直（＋），双下肢肌张力减退。综合上述情况，该患儿可能的临床诊断是乙脑。

（3）恢复期：多数患者于病程8～12日后进入恢复期，体温逐渐下降，神志逐渐转清，以后语言、表情、运动及各种神经反射逐渐恢复，通常2～3周完全恢复。部分患者需要1～3个月以上的恢复期。少数重症患者可有低热、反应迟钝、痴呆、失语、多汗、吞咽困难、肢体瘫痪等，经积极治疗后大多数患者于6个月内恢复。

（4）后遗症期：5%～20%重症患者在发病半年后仍留有精神、神经症状，称为后遗症（图2-43）。其中以失语、痴呆、中枢性瘫痪、精神障碍较为常见，经积极治疗后可有不同程度恢复。

2. 临床类型

（1）轻型：体温在 39℃以下，神志清楚，有轻度嗜睡，头痛与呕吐不明显，无抽搐，脑膜刺激征不明显，约1周可自行恢复。

（2）普通型：体温在39～40℃，有意识障碍，头痛及呕吐、脑膜刺激征明显，偶有抽搐，病理反射征可阳性。病程为7～14日，多无后遗症。

（3）重型：体温持续在 40℃以上，昏迷，反复或持续抽搐，瞳孔缩小，浅反射消失，深反射先亢进后消失，病理反射征阳性，常有神经定位体征，可出现肢体瘫痪及呼吸衰竭。病程多在2周以上，常有恢复期症状，部分患者有后遗症。

（4）极重型（暴发型）：起病急骤，体温迅速上升至40℃以上，反复持续性强烈抽搐，伴重度昏迷，迅速出现中枢性呼吸衰竭及脑疝，病死率高，多在极期中死亡，幸存者常留有后遗症。

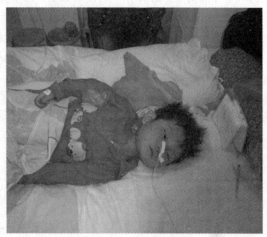

图 2-43　乙脑患者后遗症

3. 并发症　最常见并发症为支气管肺炎，多因昏迷患者呼吸道分泌物不易咳出，或因应用人工呼吸机后引起。其次是肺不张、尿路感染、压疮等。少数重症患者亦可出现应激性溃疡，导致上消化道大出血。

（三）辅助检查

1. 血常规　白细胞总数常为（10～20）×10^9/L，中性粒细胞增至80%以上。

2. 脑脊液　压力增高，外观清亮或微混。白细胞计数多为（50～500）×10^6/L，个别类似于化脓性改变。白细胞分类早期以中性粒细胞为主，以后则以单核细胞为主。蛋白轻度增高、糖正常或偏高，氯化物正常。

3. 血清学检查

（1）特异性 IgM 抗体检查：最早在病程第4日即出现阳性，3周内阳性率达70%～90%，可作为早期诊断之用。

（2）血凝抑制试验：病程第5日抗体可阳性，效价于第2周达高峰，持续时间长，可用于临床诊断及流行病学调查。临床诊断需双份血清效价呈4倍增高才有诊断意义。

（四）心理、社会状况

本病因发病急，进展快，病情凶险，加之重症患者恢复较慢、预后差，少数留有后遗症，常可引起患者、家属悲观失望，产生恐慌、焦虑不安等不良情绪。

（五）治疗要点

乙脑尚无特效抗病毒药，应采用中西医结合等综合治疗措施，重点做好高热、惊厥、呼吸衰竭等危重症状对症处理，是提高治愈率、降低病死率的关键。

1. 对症治疗

（1）高热：物理降温与药物降温同时使用，使体温控制在 38℃左右，药物降温可用复方阿司匹林、氨基比林等。高热伴频繁抽搐者多用亚冬眠法。

（2）抽搐：在止惊的同时应针对产生抽搐的不同原因进行治疗。①脑水肿：应用 20%甘露醇脱水治疗为主。②脑实质病变：常用抗惊厥药，地西泮（安定）为首选药，此外，还可用水合氯醛、苯巴比妥钠等。③呼吸道分泌物阻塞：给予吸痰，必要时气管切开。④高热：降温。

（3）呼吸衰竭：应针对引起呼吸衰竭的不同原因进行治疗。①脑水肿、脑疝所致呼吸衰竭：应进行脱水治疗。②中枢性呼吸衰竭：保持呼吸道通畅，及时应用呼吸兴奋药，如尼可刹米（可拉明）、洛贝林（山梗菜碱）、二甲弗林（回苏灵）。③血管扩张剂：如东莨菪碱、阿托品，可改善脑微循环，兴奋呼吸中枢。④气管内插管、气管切开及人工呼吸机：气管内插管适用于呼吸衰竭发展迅速或呼吸突然停止者；气管切开适用于深昏迷痰阻，经多种处理呼吸功能仍恶化者，中枢性呼吸衰竭、呼吸肌麻痹经吸痰、吸氧仍不能维持其换气功能者；自主呼吸停止或呼吸微弱、有严重换气障碍者，可应用人工呼吸机辅助呼吸。

2. 恢复期及后遗症的治疗　恢复期患者应加强护理，注意营养，防止压疮及继发感染，并给予中西医结合治疗。有后遗症者，应根据不同情况采用相应的综合治疗措施，如针灸、按摩及各种功能康复锻炼。

3. 其他治疗

（1）肾上腺糖皮质激素：可减轻炎症反应，保护血-脑屏障，减轻脑水肿。

（2）抗菌药物：并发细菌感染者可针对性选用抗菌药物。

四、主要护理问题

1. 体温过高　与病毒感染所致中枢神经系统病变有关。

2. 营养失调：低于机体需要量　与进食不足，呕吐、吞咽困难、昏迷等有关。

3. 意识障碍　与脑实质炎症、脑水肿有关。

4. 有窒息的危险　与乙脑所致惊厥有关。

5. 气体交换受损　与呼吸衰竭有关。

6. 有感染的危险　与昏迷时间较长有关。

7. 有受伤的危险　与脑实质炎症、脑水肿、高热及脑缺氧等导致患者出现惊厥、意识障碍有关。

8. 潜在并发症：惊厥、脑疝、呼吸衰竭。

9. 焦虑　与病情重，预后差有关。

案例2-11分析(2)

该患儿常见的护理问题有体温过高、意识障碍、营养失调：低于机体需要量、潜在并发症（脑疝、惊厥、呼吸衰竭）等。

五、护理措施

（一）一般护理

1. 隔离　采用虫媒隔离。

2. 休息　急性期注意卧床休息，昏迷者应注意及时翻身，防止压疮的发生。昏迷患者取头高足低位，头部抬高 15°～30°，利于脑水肿消退，头偏向一侧，使分泌物从口角流出，避免吸入呼吸道。

3. 饮食　乙脑患者应按不同病期给予不同饮食，以补充营养。初期及极期应给予清淡流质饮食，如西瓜汁、绿豆汁、菜汤、牛奶等。昏迷及有吞咽困难者给予鼻饲或静脉输液，保证入水量 1500～2000ml/d，并注意电解质平衡。恢复期应逐渐增加有高糖、高蛋白、高维生素的饮食。

（二）病情观察

1. 观察生命体征 体温变化，呼吸的频率、节律，以判断有无呼吸衰竭。

2. 观察意识状态 注意意识障碍是否继续加重。

3. 观察惊厥情况 注意惊厥发作先兆、发作次数、每次发作持续时间、每次抽搐部位和方式。

4. 观察颅内压增高及脑疝的先兆 重点应观察瞳孔大小、形状、两侧是否对称、对光反射是否灵敏等。

5. 准确记录出入水量 记录每日饮水量、输液量及尿量。

6. 观察有无并发症 如有无肺部感染及压疮的症状和体征。

（三）对症护理

1. 高热的护理 密切观察热型、热程及体温变化，及时监测体温，每 1～2 小时测体温 1 次。可使用空调、床下放冰块等方法，将室温降至 22～28℃为宜。及时补充热量、水分、电解质及维生素。乙脑患者体温不易下降，常采用综合措施控制体温：①物理降温：采用乙醇擦浴；冰盐水灌肠；在大血管处放置冰袋，特别要注意降低头部温度，在头部放置冰帽、冰袋等；也可采用温水浴。采用物理降温要注意防止局部冻伤或坏死。②药物降温：应用解热药，注意用量不宜过大以防虚脱。③亚冬眠法：适用于高热并频繁抽搐的患者，连续应用 3～5 日。

2. 惊厥（抽搐）的护理

（1）立即将患者置于仰卧位，头偏向一侧，松解衣领；用缠有纱布的压舌板或开口器置于患者上下磨牙之间，以防舌咬伤；清除口鼻分泌物，必要时将舌用舌钳拉出以防舌后坠，从而保持呼吸道通畅。

（2）脑水肿所致者进行脱水治疗。应注意：①脱水剂应于 30 分钟内快速静脉注射，注射速度过慢影响脱水效果。②准确记录出、入水量，注意维持水、电解质平衡。③因甘露醇等脱水剂是高渗液体，应注意患者心脏功能，防止发生心功能不全。

（3）脑实质病变引起的抽搐，可按医嘱使用抗惊厥药。应注意：①给药途径。②作用时间及副作用。③特别是观察抗惊厥药对呼吸的抑制。

（4）呼吸道分泌物阻塞引起抽搐者，应给予吸痰，并 6～8L/min 大流量给氧，以迅速改善脑组织缺氧。

（5）高热所致者，在积极降温的同时按医嘱给予镇静药。

（6）惊厥或抽搐发作时，注意防止窒息及外伤。

3. 呼吸衰竭的护理

（1）及时评估呼吸衰竭的原因并给予相应护理。

（2）外周性呼吸衰竭的护理：①解除呼吸道梗阻，保持呼吸通畅，因呼吸道分泌物梗阻引起者，及时、彻底吸痰是解除呼吸道梗阻的有力措施，加强翻身、拍背引流有利于痰液排出。痰液黏稠者可雾化吸入糜蛋白酶，伴有支气管痉挛可用异丙肾上腺素雾化吸入。无效者行气管内插管、气管切开。②给氧，在保持呼吸道通畅的基础上保证氧气供给。③呼吸肌麻痹者应用新斯的明，无效者应用人工呼吸机，维持呼吸。协助医生进行上述手术操作，并做好术前准备，同时应向家属说明治疗目的及步骤，以减轻或消除其焦虑与恐惧。④肺部感染者遵医嘱使用抗菌药物治疗感染，持续给氧，必要时行人工呼吸。

（3）中枢性呼吸衰竭的护理：①颅内压增高、脑水肿者，快速静脉注射脱水剂。②遵医嘱应用洛贝林等呼吸兴奋药，兴奋呼吸中枢，维持自主呼吸。③及早应用血管扩张药如东莨菪碱等改善微循环。④延髓呼吸中枢病变自主呼吸消失者，应用人工呼吸机维持呼吸。

案例2-11分析(3)

该患儿若出现呼吸衰竭，应酌情采取如下护理措施：①吸痰，保持呼吸通畅。②给氧。③快速静脉滴注20%甘露醇溶液，降低颅内压，减轻脑水肿。④遵医嘱使用呼吸兴奋药及血管扩张剂。⑤使用人工呼吸机。⑥观察病情，如呼吸节律、频率及神志等情况。

4. 皮肤的护理　①对昏迷、瘫痪、长时间卧床的患者要定时协助翻身，定时检查压疮好发部位，对受压部位及骨突处用滑石粉或30%~50%乙醇轻揉，垫气圈、棉垫或泡沫塑料。②保持床单及被褥平整、清洁、干燥。③用温水擦身，1~2次/日，以预防压疮的发生和继发感染。一旦形成压疮，皮肤感染，应积极做相应护理，以促使愈合。

5. 昏迷的护理　①将患者头转向一侧，定时翻身拍背，促使痰液排出，吸出呼吸道分泌物，预防吸入性肺炎。②用0.9%氯化钠溶液或1%硼酸溶液洗眼，1~2次/日，用氯霉素滴眼液滴眼，0.9%氯化钠溶液浸湿纱布遮盖眼部。③用0.9%氯化钠溶液或3%过氧化氢溶液清洗口腔，3~4次/日，鼻唇部涂以液体石蜡。④经常注意膀胱充盈情况，尿潴留时按摩膀胱底部协助排尿，必要时给予导尿。

6. 后遗症的护理　①促进机体运动功能的恢复，加强心理护理。②瘫痪的患肢、关节常呈强直或挛缩状态，长期不动肌肉会萎缩，根据病情每日按摩或进行被动运动。鼓励患者自觉锻炼，瘫痪不易恢复者注意保持肢体于功能位置，可用针灸、理疗等方法。③对吞咽障碍、失语者，应坚持进行吞咽、语言的功能训练，促进功能恢复。

（四）用药护理

遵医嘱使用镇静剂、呼吸兴奋剂、脱水剂等药物，注意药物的疗效及不良反应。使用镇静剂时，严格掌握药物剂量和用药间隔时间，严密观察患者呼吸及意识状态。使用呼吸兴奋剂时，严格掌握兴奋剂剂量，避免兴奋剂过大诱发惊厥。使用甘露醇时，应在30分钟内快速静脉滴入，同时监测患者的尿量、心率。

（五）心理护理

部分乙脑恢复期患者由于活动受限及语言障碍往往情绪低落，护理人员要以高度的责任心、同情心给予关心与照顾，鼓励患者积极配合治疗及康复。由于病情严重、恢复缓慢及后遗症者，患者及家属心情沉重、焦虑不安，应做好患者及家属的思想工作，鼓励其树立战胜疾病的信心，以配合各项治疗，争取康复。

六、健 康 教 育

（一）预防知识教育

1. 管理传染源　加强对猪的管理，在流行季节前对猪进行疫苗接种，能有效地控制乙脑在人群中的流行。隔离患者到体温正常。

2. 切断传播途径　防蚊、灭蚊是预防本病的主要措施。应消除蚊虫滋生地，如填平洼地，清除积水、杂草等。流行季节采用各种防蚊措施，如蚊帐、蚊香及驱蚊剂等。

3. 保护易感者　对易感者进行乙型脑炎疫苗接种。流行前1个月完成接种，主要接种对象是6个月至10岁儿童，不能与伤寒、副伤寒疫苗同时注射，有中枢神经系统疾病和慢性酒精中毒者禁用。

（二）相关知识教育

讲述乙脑的发病原因、主要症状特点、治疗方法、病程及预后等。本病无特效治疗，病情轻者约 2 周完全恢复，病情重者病死率在 15%以上，存活者可留有不同程度的后遗症，使患者及家属对此病有所了解，以配合医护人员进行治疗与护理。

（三）后遗症康复指导

乙脑恢复期遗留有精神、神经症状者，应向患者及家属讲述积极治疗的意义，尽可能使患者的功能障碍于 6 个月内恢复，以防成为不可逆性后遗症，增加家庭及社会负担。还应教育家属不要嫌弃患者，并教其切实可行的护理措施，如鼻饲、按摩、肢体功能锻炼及语言训练方法等，促进患者康复。

执业考试模拟题

1. 乙脑最常见的并发症是（　　）
   A. 肺不张　　　　　　B. 尿路感染
   C. 褥疮　　　　　　　D. 支气管肺炎
   E. 应激性溃疡

2. 乙脑最主要的传染源是（　　）
   A. 患者　　　　　　　B. 隐性感染者
   C. 猪　　　　　　　　D. 蚊蝇
   E. 羊

3. 乙脑主要死亡原因是（　　）
   A. 循环衰竭　　　　　B. 周围性呼吸衰竭
   C. 中枢性呼吸衰竭　　D. 意识障碍
   E. 并发症

4. 关于乙脑的叙述错误的是（　　）
   A. 蚊虫传播
   B. 水平传播
   C. 垂直传播
   D. 病后有持久免疫力
   E. 可进行特异性预防

5. 可通过蚊虫叮咬传播的病毒是（　　）
   A. HIV　　　　　　　B. 汉坦病毒
   C. 乙脑病毒　　　　　D. HAV
   E. SARS-CoV

6. 乙脑传染过程中最常见的表现是（　　）
   A. 病毒被消灭　　　　B. 隐性感染
   C. 潜伏感染　　　　　D. 显性感染
   E. 病毒携带状态

7. 乙脑患者的抢救重点是（　　）
   A. 高热、惊厥、循环衰竭
   B. 高热、惊厥、呼吸衰竭
   C. 高热、惊厥、意识障碍
   D. 高热、昏迷、呼吸衰竭
   E. 高热、惊厥、心力衰竭

8. 关于乙脑发生惊厥的常见原因叙述错误的是（　　）
   A. 高热　　　　　　　B. 颅内高压
   C. 呼吸道痰阻　　　　D. 脑实质炎症病变

E. 低钙血症

9. 鉴别流脑和乙脑，以下价值最大的是（　　）
   A. 皮肤瘀点、瘀斑　　B. 发热程度
   C. 颅内压增高程度　　D. 意识障碍的程度
   E. 有无病理反射

10. 下列传染病中，属于人畜共患传染病的是（　　）
    A. 流脑　　　　　　　B. 乙脑
    C. 伤寒　　　　　　　D. 霍乱
    E. 病毒性肝炎

11. 乙脑的主要发病季节是（　　）
    A. 全年　　　　　　　B. 4、5、6 月份
    C. 7、8、9 月份　　　D. 8、9、10 月份
    E. 2、3、4 月份

12. 以昆虫为媒介传播的疾病是（　　）
    A. 肺结核　　　　　　B. 流行性腮腺炎
    C. 猩红热　　　　　　D. 乙脑
    E. 禽流感

13. 患儿，2 岁。高热、昏迷、抽搐 3 日急诊入院，诊断为乙脑。其抽搐最常见的原因是（　　）
    A. 缺氧　　　　　　　B. 高热
    C. 低钙　　　　　　　D. 脑实质炎症及脑水肿
    E. 碱中毒

14. 患儿，5 岁。发热、头痛、嗜睡 4 日入院。血常规：WBC 15×10^9/L，N 0.85，L 0.15。脑脊液：细胞总数 100×10^6/L，多核细胞占 70%，蛋白质 0.6g/L，糖 3mmol/L，氯化物 120mmol/L，最可能的诊断是（　　）
    A. 流行性脑脊髓膜炎
    B. 化脓性脑膜炎
    C. 流行性乙型脑炎
    D. 结核性脑膜炎
    E. 脑型疟疾

15. 重症乙脑患者，病程中出现双侧瞳孔大小不等，呼吸节律不齐，血压上升，肌张力升高。首先应采取的治疗措施为（　　）

A. 肾上腺糖皮质激素　　B. 地西泮

C. 洛贝林　　　　　　　D. 20%甘露醇

E. 山莨菪碱

16. 患儿，男，4岁。以病毒性脑膜脑炎入院。经积极治疗，除右侧肢体仍活动不利，其他临床症状明显好转，家长要求回家休养，护

士为其进行出院指导，下述不妥的是（　　）

A. 给予高热量、高蛋白、高维生素饮食

B. 患侧肢体保持功能位，减少活动

C. 指导用药的注意事项

D. 保持患儿心情舒畅

E. 指导定期随访

（林丽萍）

第三章　细菌性传染病患者的护理

第一节　结　核　病

结核病（tuberculosis，TB）是由结核分枝杆菌（结核菌）感染引起的慢性传染病。全身各脏器均可受累，但以肺结核最常见，占临床上结核病总数的80%～90%，其他部位（如骨骼、关节、肾脏、肠、脑膜、皮肤、淋巴等）亦可继发感染，称为肺外结核。传染源主要是排菌患者，呼吸道飞沫传播是最重要的传播途径。人感染结核菌后只有在抵抗力降低时才会致病。临床上多呈慢性过程，常有长期低热、乏力、盗汗、消瘦等慢性结核中毒症状和所累及脏器的有关表现。结核病是全球关注的重大公共卫生问题和社会问题，更值得关注的是，全球90%的结核病患者在发展中国家。我国是世界上22个结核病高负担国家之一，结核病患者数量居世界第二位。我国结核病的疫情具有感染率高、患病率高、死亡人数多和地区患病率差异大的特点。因此，结核病仍是我国需要高度防治的重要疾病之一。

一、肺　结　核

肺结核（pulmonary tuberculosis）是由结核菌感染肺部引起的慢性呼吸道传染病，临床上以长期低热、疲乏、盗汗、食欲缺乏、消瘦等慢性全身症状和咳嗽、咳痰、咯血、呼吸困难等呼吸系统表现为主。抗结核药物化学治疗是治疗肺结核最根本的方法。

（一）病原学

结核分枝杆菌属于放线菌目、分枝杆菌科、分枝杆菌属。其分为人型、牛型、非洲型和鼠型4类。其中90%以上引起人类致病结核菌为人型结核分枝杆菌，其余型少见。

1. 形态　典型的结核菌是细长稍弯曲、两端圆形的杆菌，不能运动，无荚膜、鞭毛及芽孢。痰标本中的结核菌可呈现"T"、"V"、"Y"字形以及丝状、球状、棒状等多种不同形态。

2. 抗酸性　耐酸染色呈红色，可抵抗盐酸乙醇的脱色作用，故又称抗酸杆菌。此特性是鉴别分枝杆菌和其他细菌的方法之一。

3. 生长缓慢　结核菌为需氧菌，生长相当缓慢，一般培养4周才能形成1mm左右的菌落。

4. 抵抗力强　对干燥、冷、酸、碱等有较强抵抗力，如在干燥、阴湿或低温环境下可存活数月甚至数年。但对热、光照、紫外线和乙醇非常敏感，烈日下暴晒2～7小时、紫外线照射30分钟、煮沸5分钟或70%乙醇接触2分钟即可被杀死。此外，5%苯酚或1.5%甲酚皂（来苏儿液）也可以杀菌，但所需时间较长，如5%苯酚需24小时杀死痰中结核菌。最简便有效的灭菌方法是将痰吐在纸上焚烧。

5. 菌体结构复杂　结核菌菌体成分主要是类脂质、蛋白质和多糖类。类脂质占菌体干重的50%～60%，胞壁含量最多，主要由磷脂、脂肪酸和蜡质组成，其中蜡质比例最高，其作用与结核病的组织坏死、干酪液化、空洞发生以及结核变态反应有关。菌体蛋白质以结合形式存在，是结核菌素的主要成分，诱发皮肤变态反应。多糖类可参与血清反应等免疫应答。

（二）发病机制与病理

1. 发病机制　结核病的发生、发展和转归取决于入侵结核菌的数量、毒力和机体反应性（免疫反应或变态反应）的强弱。

（1）人体感染后的反应：结核菌进入人体后，机体可发生两种主要反应，即免疫反应和迟发型变态反应。

1）免疫反应：结核病的免疫主要是细胞免疫，表现为淋巴细胞的致敏和吞噬细胞的作用增强。人体对结核菌的免疫力有非特异性免疫力和特异性免疫力两种，后者是通过接种卡介苗或感染结核菌后所获得，其免疫力强于前者，但两种免疫力对机体的保护作用都是相对的。当侵入机体的结核菌数量少、毒力弱时一般可被机体免疫力杀灭，只有大量、毒力强的结核菌侵入机体或因生活贫困、年老、糖尿病及免疫缺陷等致人体免疫力低下时才发病。

2）迟发型变态反应：在结核菌侵入机体后的4～8周，结核菌及其代谢产物刺激机体发生Ⅳ型（迟发型）变态反应。此时如做结核菌素试验，则结果呈阳性反应。

（2）原发感染与继发感染

1）原发感染：是指机体首次感染结核菌。人体初次感染后，未被吞噬细胞完全清除的结核菌可在肺泡巨噬细胞内外生长繁殖并累及肺组织出现炎性病变，称为原发病灶。由于机体缺乏特异性免疫及变态反应，原发病灶中的结核菌被吞噬细胞沿淋巴管携至肺门淋巴结而致其肿大。原发病灶和肿大的气管、支气管、淋巴结合称为原发综合征。原发病灶继续扩大，结核菌可直接或经血液播散至邻近组织器官，引起相应部位的结核感染。随着机体免疫力增强，原发病灶炎症吸收或留下少量钙化灶，肿大的淋巴结逐渐缩小、纤维化或钙化，机体内的结核菌大部分被消灭，病情好转。但仍有少量尚未消灭的结核菌长期处于休眠状态，成为继发性肺结核的潜在病灶，在人体免疫力低下时细菌重新生长、繁殖，发生继发性肺结核。

2）继发感染：是指初次感染后再次感染结核菌，多因原发感染时潜在病灶内的细菌重新生长、繁殖所致，称内源性复发，也可以因结核菌的再感染而发病，称为外源性重染。由于机体此时对结核菌有一定的特异性免疫力，故病灶局限、发展缓慢，较少播散全身，但局部可有渗出、干酪样坏死和空洞形成倾向。

1890年Koch对结核菌的原发感染与继发感染进行试验，将结核菌注入未受感染的豚鼠，10～14日注射局部形成红肿、溃疡、淋巴结肿大，随后播散全身而致豚鼠死亡；但将等量的结核菌注射到已被少量结核菌感染3～6周的豚鼠后，2～3日注射部位局部皮肤迅速形成溃疡，随后较快愈合，无淋巴结肿大与全身播散，豚鼠存活，这种机体对结核菌感染所表现出的不同反应称为Koch现象。

2. 病理改变　结核病的基本病变包括渗出、增生和干酪样坏死三种。渗出性病变往往出现在结核炎症的早期或病变恶化复发时，表现为组织充血、水肿和白细胞浸润；增生性病变多发生在机体抵抗力较强而细菌量较少的病变恢复阶段，典型表现为结核结节形成，是结核病的特征性病变；干酪样坏死病变多发生在结核菌毒力强、数量多、变态反应强烈或机体抵抗力降低的情况，坏死组织发生液化经支气管排出形成空洞，内含大量结核菌，肉眼观察病灶呈黄灰色，质松而脆，状似干酪。上述三种病变可同时存在于一个病灶中，但往往以某一病变为主，且可以相互转化。

（三）护理评估

1. 流行病学资料

（1）传染源：主要是痰中带菌的肺结核患者，尤其是未经治疗者。传染性的大小取决于痰内菌量的多少，痰涂片检查阳性者属于大量排菌；痰涂片阴性而仅痰培养阳性者属于微量排菌。经正规治疗后，痰菌量减少，传染性降低。

（2）传播途径：主要通过呼吸道、飞沫传播。患者在咳嗽、咳痰、打喷嚏或高声说笑时，产生大量含有结核菌的微滴悬浮于空气中，在空气不流通的室内播散，与患者密切接触者吸入可致感染。

（3）人群易感性：普遍易感。尤其生活贫困、居住条件拥挤、营养不良、婴幼儿、老年人、HIV感染者、糖尿病、恶性肿瘤、过度劳累及接受免疫抑制剂治疗者结核病的发病率较高。

（4）流行特征：近年来，由于人口流动增加，耐药结核增多及结核杆菌与 HIV 合并感染等原因，结核病尤其是肺结核在全球呈明显上升趋势。目前我国现有活动性肺结核患者450 万，每年新发患者数约为 130 万，相当于其他传染病的总和，每年有 13 万人死于结核病，居于法定传染病疫情报告首位。

2. 身体状况

案例3-1

患者，男，25 岁。因"气急、咳嗽、咳痰 1 年半，痰中带血 1 周，夜间盗汗"入院就诊。近 10 天来有发热，下午体温 37.5～38℃。查体：T 37.6℃，P 92 次/分，R 20 次/分，血压110/70mmHg，消瘦，双肺听诊未闻及干湿啰音。血常规示 WBC 9.0×10^9/L，N 0.70。胸部 X线片示锁骨下片状、絮状阴影，边缘模糊。

问题：
1. 该患者最有可能的临床诊断是什么？
2. 该患者为明确诊断，还需做哪些检查？
3. 如患者突然出现大量咯血，护士应如何抢救配合？

（1）全身症状：发热最常见，多为午后低热，若病灶急剧进展或全身播散可出现畏寒、高热等。部分患者伴有乏力、盗汗、食欲下降、面颊潮红、消瘦、全身不适等结核毒性症状。女性患者可有月经失调或闭经。

（2）呼吸系统症状

1）咳嗽、咳痰：是肺结核最常见的症状。多为干咳或仅有少量白色黏痰。有空洞形成时痰量增多；合并继发感染时痰量增多且呈脓性；合并厌氧菌感染时有大量脓臭痰；合并支气管结核时表现为刺激性咳嗽，伴局限性哮鸣音。

2）咯血：1/3～1/2 的患者有不同程度的咯血，多为痰中带血或少量咯血。咯血前患者常有胸闷、喉痒、咳嗽等先兆，少数严重者可发生大咯血，甚至引起窒息或失血性休克。咯血程度与病情轻重不一定呈正比，咯血后持续高热常提示病灶播散。

3）胸痛：结核病灶累及壁胸膜时可引起针刺样疼痛，为胸膜炎性胸痛，且随呼吸运动和咳嗽加重。

4）呼吸困难：当病变广泛和（或）结核性胸膜炎大量胸腔积液时，可有呼吸困难，多为慢性进行性呼吸困难，甚至发绀。多见于干酪样肺炎、大量胸腔积液和纤维空洞型肺结核的患者。

（3）体征：因病变性质、部位、范围或程度而异。病变范围小或位于肺组织深部时多无异常体征；渗出性病变范围较大或干酪样坏死时可有肺实变体征，如触觉语颤增强、叩诊呈浊音、听诊闻及支气管呼吸音和细湿啰音。空洞性病变可闻及支气管呼吸音和湿啰音。慢性纤维空洞型肺结核或胸膜粘连增厚时，可有纵膈及气管向患侧移位，患侧胸廓塌陷、叩诊呈浊音、听诊呼吸音减弱及肺气肿征象。结核性胸膜炎时早期有局限性胸膜摩擦音，后有典型胸腔积液体征，气管向健侧移位，患侧胸廓饱满、触觉语颤减弱、叩诊音实、听诊呼吸音消失。支气管结核有局限性哮鸣音。

（4）并发症：可并发自发性气胸、脓气胸、支气管扩张症、慢性肺源性心脏病。结核菌随血行播散可并发淋巴结、脑膜、骨及泌尿生殖器官等肺外结核。

3. 临床类型　2004 年我国实施新的结核病分类标准，包括 4 型肺结核、其他肺外结核和菌阴肺结核。

（1）原发型肺结核：为机体初次感染结核菌所致，也称初染结核，包括原发综合征及胸内淋巴结结核。其多见于儿童、青少年及从边远地区、农村初进城市的成人。症状轻微而短暂，多有结核病密切接触史，结核菌素试验多为强阳性，X线表现为哑铃形阴影，即原发病灶、引流淋巴管炎和肿大的肺门淋巴结，形成典型的原发综合征（图3-1）。原发病灶一般吸收较快，不留任何痕迹。若肺内原发病灶已经吸收，X线表现仅肺门或纵膈淋巴结肿大，则为胸内淋巴结结核（图3-2）。其分为肿瘤型和炎症型两种，前者表现为肺门或纵膈淋巴结肿大，呈圆形或椭圆形，边缘清楚的结节状影凸向肺野；后者为同时合并肺门淋巴结周围炎或继发性浸润时，表现为边缘模糊的肺门增大阴影。

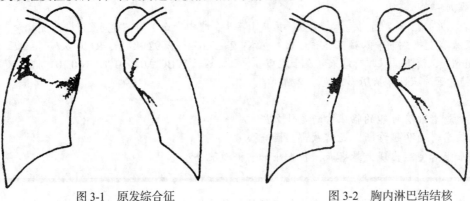

图3-1 原发综合征 图3-2 胸内淋巴结结核

（2）血行播散型肺结核：主要为结核菌进入血液循环所致。根据进入血液循环结核菌的数量、毒力及次数的不同，临床上可分为急性、亚急性和慢性三种类型。

1）急性血行播散型肺结核（图3-3）：又称急性粟粒型肺结核，多由大量结核菌一次或短时间内多次进入血液循环所致。多见于婴幼儿和青少年及机体免疫力低下者。临床特点为起病急，持续高热，中毒症状严重，约一半以上患者合并结核性脑膜炎。虽然病变侵及两肺，但极少有呼吸困难。全身浅表淋巴结肿大，肝、脾大，有时可出现皮肤淡红色粟粒疹，部分小儿可出现颈强直等脑膜刺激征，眼底检查约1/3的患者可发现脉络膜结核结节。部分严重患者由于机体免疫功能低下或受抑制时结核菌素试验阴性，待病情好转可转为阳性。X线和CT检查示两肺弥漫分布的粟粒样结节影，常出现在有症状后的2周左右，结节直径2mm左右，粟粒病灶在大小、密度和分布上表现为"三均匀"状态特点。

2）亚急性、慢性血行播散型肺结核（图3-4）：由少量结核菌或在较长时间内多次进入血液循环所致，多见于成人。临床特点为起病较缓，症状较轻，X线显示两侧中、上肺叶分布的斑片、结节状阴影。病灶在大小、密度和分布上表现从肺尖至肺底呈逐渐递减状态的"三不均匀"特点。

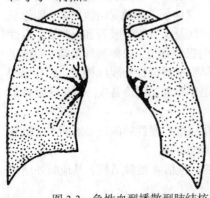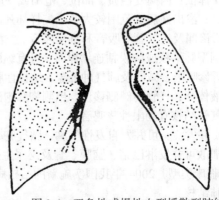

图3-3 急性血型播散型肺结核 图3-4 亚急性或慢性血型播散型肺结核

（3）继发型肺结核：多为机体再次感染结核菌或潜伏在病灶中的结核菌重新活动而发病。浸润型肺结核为其最常见类型，多见于成年人，病程长，易反复。继发型肺结核 X 线表现为多态性，较复杂。痰结核分枝杆菌检查常为阳性。其临床分类如下：

1）浸润型肺结核（图3-5）：多发生在肺尖和锁骨下，X线表现为片状、絮状、斑点或多发结节状阴影，可融合和形成空洞。渗出性病变易吸收，而纤维干酪增殖病变吸收很慢，可长期无改变。

2）空洞型肺结核：空洞形态不一，多由干酪渗出病变溶解形成洞壁不明显、多个空腔的虫蚀样空洞。多有支气管播散，临床症状有发热，咳嗽，咳痰和咯血等。空洞性肺结核患者痰中经常排菌。

3）结核球（图3-6）：又称结核瘤，是具有卫星灶的结节或球形影，直径在 2cm 以上，多由干酪样病变吸收和周围形成纤维包膜或干酪空洞阻塞性愈合所致。X 线表现为呈圆形或椭圆形、边缘光滑、无分叶或有浅分叶、病灶内部可见小点状钙化的高密度影，或可见局限小的溶解空洞，周围肺野有时可见小斑点或小片状卫星病灶。

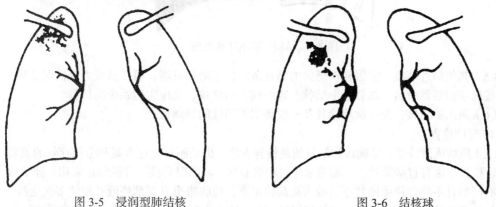

图 3-5　浸润型肺结核　　　　　　　　　　　图 3-6　结核球

4）干酪样肺炎（图3-7）：发生在机体免疫力低下、体质衰弱或大量结核菌感染的患者，或有淋巴结支气管瘘，淋巴结中的大量干酪样物质经支气管进入肺内。其分为大叶性干酪样肺炎和小叶性干酪样肺炎两种。前者 X 线表现为大叶性密度均匀、磨玻璃状阴影，逐渐出现溶解区，呈虫蚀样空洞，可出现播散病灶，痰中能查出结核菌。后者的症状和体征都比前者轻，X 线检查可见小叶斑片播散病灶，多发生在双肺中下部。

5）纤维空洞型肺结核（图3-8）：由于肺结核未及时发现或治疗不当，病变反复恶化、进展，长期迁延不愈所造成的不良后果，病变特点为肺组织破坏重，肺功能严重受损，双侧或单侧出现多个纤维后壁空洞和广泛的纤维增生，造成肺体积缩小、肺门上提，下肺纹理呈垂柳样，纵隔、气管、心影向患侧移位，肋间隙变窄，胸廓萎陷，常伴有胸膜增厚、肺大疱和代偿性肺气肿。

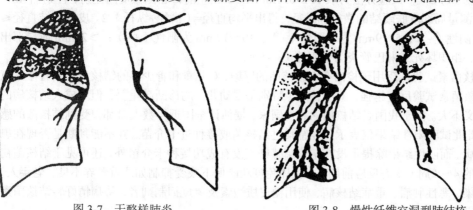

图 3-7　干酪样肺炎　　　　　　　　　图 3-8　慢性纤维空洞型肺结核

（4）结核性胸膜炎：为结核菌经血液循环、淋巴或肺部结核病变直接波及胸膜引起炎症反应所致，在胸部结核中最为常见。其包括结核性干性胸膜炎、结核性渗出性胸膜炎、结核性脓胸，临床上以结核性渗出性胸膜炎最常见（图3-9）。

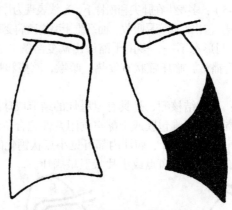

图3-9　结核性渗出性胸膜炎

（5）其他肺外结核：常因初次感染的结核菌潜伏于肺外脏器，机体抵抗力降低时发病。通常按部位和脏器命名，如骨关节结核、肾结核、肠结核、泌尿生殖系统结核等。

（6）菌阴肺结核：为三次痰涂片及一次痰培养阴性的肺结核。

4. 辅助检查

（1）痰结核菌检查：是确诊肺结核的最特异方法，也是制订化疗方案和考核疗效的重要依据。检查方法有直接涂片法、集菌涂片法和培养法，临床以直接涂片镜检最常用。肺结核患者有间断且不均匀排菌的特点，故为提高检出率，应收集患者深部痰液并连续多次送检，通常初诊患者应留3份痰标本，包括清晨痰、夜间痰和即时痰，夜间无痰者，应在留取清晨痰后2～3小时再留1份；复诊患者每次留2份痰标本，包括清晨痰和夜间痰；无痰患者可采用痰诱导技术获取痰标本。若痰菌阳性可确诊肺结核，并说明病灶是开放性的；若菌量在10万/ml以上，则患者为社会传染源。痰结核菌培养的敏感性和特异性高于涂片法，一般需培养2～6周，当培养至8周仍未见结核菌生长则结果为阴性。

（2）影像学检查：胸部X线检查是早期诊断肺结核的重要方法，对确定病变部位、范围、性质、分型、指导治疗及了解病情变化具有重要价值。胸部CT检查与普通胸部X线片相比，能发现微小或隐蔽性病变，有助于诊断、了解病变范围及进行肺部病变的鉴别。

（3）结核菌素试验：目前WHO与国际防痨和肺病联合会推荐使用的结核菌素为纯化蛋白衍化物（PPD）。试验方法为取PPD 0.1ml（5U）在左前臂屈侧做皮内注射，注射后48～72小时测量局部皮肤硬结的横径和纵径，得出平均直径=（横径+纵径）/2。皮肤硬结直径≤4mm为阴性（-）；5～9mm为弱阳性（+）；10～19mm为阳性（++）；≥20mm或局部出现水疱、组织坏死或淋巴管炎为强阳性（+++）。

结核菌素试验广泛用于检出有无结核菌的感染，对儿童和青少年的结核病诊断有参考意义，结核菌素试验反应越强，对结核病（特别是婴幼儿）的诊断越重要，但对成人结核病的诊断意义不大。由于我国是结核病的高发国家，据估计全国近半数人口都曾受到结核菌的感染，因此此试验阳性结果仅表示曾经感染过结核菌或接种过卡介苗，并不能判断是否现在患有结核病。而阴性结果除提示没有结核菌感染或没有成功接种卡介苗外，还可见于结核菌初感染后的4～8周（变态反应前期）；机体免疫功能低下或受抑制如严重营养不良、老年人、HIV感染、恶性肿瘤、重症结核病、使用糖皮质激素及免疫抑制剂者，待病情好转结核菌素试验结果又会转为阳性反应。

（4）纤维支气管镜检查：对支气管结核的诊断有重要意义。也可取肺内病灶组织进行活检，提供病理学诊断。

（5）其他检查：慢性重症肺结核的外周血常规可有贫血表现；活动性肺结核有红细胞沉降率增快；胸腔积液检查呈渗出性改变。

案例3-1分析(1)

该患者有气急、咳嗽、痰中带血、夜间盗汗，体温 37.6℃，胸部 X 线片示锁骨下片状、絮状阴影，边缘模糊。综合上述情况，该患者最可能的临床诊断是浸润型肺结核。

5. 心理、社会状况　肺结核病程长、恢复慢，患者常因缺乏对结核病的认识，担心能否治愈及住院隔离治疗不能与家人、朋友进行有效交流、接触等表现出慌张、焦虑和孤独感，且治疗效果不明显时易产生悲观情绪。当结核中毒症状明显或出现咯血甚至大咯血时，患者又会出现紧张、恐惧心理。

6. 治疗要点　肺结核的治疗应以合理抗结核化学药物治疗为主，辅以适当休息、加强营养、对症治疗和手术治疗。

（1）抗结核化学药物治疗（简称化疗）：主要作用为迅速杀灭病灶中大量繁殖的结核菌，使患者由传染性转为非传染性并防止产生耐药性，最终达到治愈的目的。合理的化疗是治疗、控制疾病，防止传播的主要手段。

1）化疗的原则：早期、联合、适量、规律、全程治疗。①早期：指一经发现和确诊的患者均应立即给予化疗，以迅速发挥早期杀菌作用，控制病情和减少传染性。②联合：指根据病情和药物的作用特点，采用多种抗结核药物联合治疗，提高疗效，增进药物协同作用及减少耐药性的产生。③适量：指严格遵照适当的药物剂量用药。剂量过低影响疗效，且易产生耐药；剂量过高则易发生药物不良反应。④规律：指严格遵医嘱按制订的化疗方案规律用药，不可随意减量或中断用药，避免耐药。⑤全程：指患者保证坚持完成规定的疗程，以提高治愈率，减少复发。

2）常用的抗结核药：根据其抗菌能力分为杀菌剂与抑菌剂（表 3-1）。

表3-1　常用抗结核药物的剂量、不良反应和注意事项

药名（缩写）	抗菌特点	每日剂量（g）	主要不良反应	注意事项
异烟肼（H，INH）	全杀菌剂	0.3	周围神经炎，偶有肝功能损害	避免与抗酸药同服；注意胃肠道反应、肢体远端感觉及精神状态
利福平（R，RFP）	全杀菌剂	0.45～0.6★	肝功能损害，过敏反应	空腹服用；服药后体液及分泌物会呈橘黄色；监测肝功能及视力损害程度；可加速口服避孕药、降糖药、茶碱类、抗凝血药等的排泄，使药效降低或失败
链霉素（S，SM）	半杀菌剂	0.75～1.0▲	听神经（前庭蜗神经）损害，眩晕，肾功能损害	定期检查听力及注意有无平衡失调，监测尿常规及肾功能变化
吡嗪酰胺（Z，PZA）	半杀菌剂	1.5～2.0	胃肠道反应，肝功能损害，高尿素血症、关节痛	监测肝功能及血尿酸浓度，注意关节痛、皮疹等反应
乙胺丁醇（E，EMB）	抑菌剂	0.75～1.0●	视神经炎	定期检查视觉灵敏度和颜色鉴别力

★体重<50kg 用 0.45g，体重≥50kg 用 0.6g；S、Z 用量亦按体重调节。▲老年人每日 0.75g。●前两个月 25mg/kg，其后减至 15mg/kg。

3）化疗方案：应根据病情轻重、有无痰菌和细菌耐药情况选择化疗方案，整个化疗分为强化治疗和巩固治疗两个阶段，强化治疗目的为有效杀灭繁殖菌，迅速控制病情；巩固治疗旨在杀灭生长缓慢的细菌，提高治愈率，减少复发。总疗程 6～8 个月，其中初治为强化期 2 个月/巩固期 4 个月，复治为强化期 2 个月/巩固期 4～6 个月。

（2）对症治疗

1）结核毒性症状：一般有效抗结核治疗 1～3 周内可自行消退。中毒症状严重或伴大量胸腔积液者，可在有效抗结核药物治疗的同时加用糖皮质激素，减轻症状及炎症反应。

2）咯血：少量咯血者，应卧床休息，加用氨基己酸、酚磺乙胺（止血敏）、卡络柳钠（安络血）等药物止血。中等量或大量咯血时绝对卧床休息，取患侧卧位，保证呼吸道通畅，严防窒息并配血备用，使用垂体后叶素治疗，必要时可经支气管镜局部止血，或插入球囊导管压迫止血。

（3）手术治疗：经合理化疗无效、多重耐药的厚壁空洞、大块干酪病灶、单侧肺毁损、支气管结核管腔狭窄伴远端不张或肺化脓症、慢性结核性脓胸、支气管胸膜瘘内科治疗无效、大咯血不能控制者可选择手术治疗。

案例3-1分析(2)

需行痰结核菌检查和药物敏感试验，结合药敏试验予以抗结核药物化学治疗。

（四）主要护理问题

1. 体温过高　与结核菌感染有关。
2. 营养失调：低于机体需要量　与食欲减退、机体消耗增加有关。
3. 活动无耐力　与结核毒性症状、机体消耗增加、营养不良、呼吸功能受损等有关。
4. 潜在并发症：大咯血、窒息、呼吸衰竭、胸腔积液及自发性气胸。
5. 知识缺乏：缺乏肺结核治疗的相关知识。

（五）护理措施

1. 一般护理

（1）隔离：痰结核菌阳性的肺结核患者实施结核病（AFB）隔离。与患者密切接触时应戴口罩，患者痰液、餐具和污染物等需严格消毒灭菌处理。

（2）休息与活动：结核毒性症状明显，或结核性胸膜炎伴大量胸腔积液者应卧床休息；轻症患者应避免劳累和重体力劳动，保证充足的睡眠和休息；恢复期可适当增加户外活动，增强机体抵抗力；有效抗结核治疗 4 周以上且痰涂片证实无传染性或极低传染性时应鼓励患者进行正常的家庭和社会生活，以减轻其社会隔离感和焦虑情绪。

（3）饮食：因肺结核是一种慢性消耗性疾病，需高度重视饮食营养的护理。

1）制订饮食计划：宜为患者提供高热量、高蛋白、富含维生素的易消化饮食，忌烟酒及辛辣刺激性食物。饮食中保证蛋白质的摄取量，成人每日蛋白质摄入量为 1.5～2.0g/kg，其中一半以上应以鱼、肉、蛋、奶等优质蛋白为主；多食蔬菜和水果，以补充各种维生素。鼓励患者多饮水，每日饮水量不少于 2000ml，以补充机体代谢消耗，促进体内毒素的排泄，必要时遵医嘱静脉补充液体。

2）增进食欲：增加膳食种类，选用合适的烹调方法，注意食物的搭配，保证饭菜的色、香、味以促进食欲。食欲减退者可少量多餐。

3）监测体重：每周测量体重 1 次并记录，评估患者营养状态是否改善。

2. 病情观察　密切观察患者有无咳嗽、咳痰、呼吸困难等呼吸系统症状，注意评估痰液的量、性状，有无痰中带血；严密监测患者的生命体征和神志变化，若有高热提示病情加重或出现并发症；警惕窒息、呼吸衰竭、自发性气胸等严重并发症，一旦出现应及时报告医生并配合抢救。

3. 对症护理

（1）发热的护理：保持病室适宜的温、湿度，注意通风，必要时给予物理降温或遵医嘱采用小剂量解热镇痛药，监测体温的变化并做好记录。高热者遵医嘱可在有效抗结核药物的基础上加用糖皮质激素并按高热处理。鼓励患者多饮水，夜间盗汗者应协助患者擦干身体并及时更换衣物，做好皮肤护理。

（2）咯血的护理

1）观察患者咯血的量、颜色、性状及难易程度，评估患者的生命体征、瞳孔和意识状态等方面的变化。

2）嘱患者卧床休息，协助其取患侧卧位，以减少患侧活动度，防止病灶向健侧扩散，有利于健侧肺的通气功能。保持病室安静，安慰患者以消除其紧张心理。

3）告知患者轻轻将气管内存留的积血咯出，保持呼吸道通畅，切勿屏气，以免诱发喉头痉挛而导致窒息。密切观察并及时发现窒息先兆，一旦发生窒息应立即配合医生做好气管插管或气管切开的抢救工作。

4）大量咯血时应建立静脉通路，遵医嘱积极止血治疗，精神极度紧张者可给予小剂量镇静剂，禁用吗啡等呼吸中枢抑制剂。保持口腔清洁、舒适，必要时配血备用并遵医嘱酌情适量输血。注意观察咯血后有无阻塞性肺不张、肺部感染及失血性休克等并发症发生。

案例3-1分析(3)

嘱患者绝对卧床休息，协助其取患侧卧位，告知患者轻轻将气管内存留的积血咯出，切勿屏气，保证呼吸道通畅。建立静脉通路，遵医嘱积极止血治疗，必要时配血备用并遵医嘱酌情适量输血。安慰患者，必要时可遵医嘱给予小剂量镇静剂，密切观察并及时发现窒息先兆，一旦发生窒息应立即配合医生做好气管插管或气管切开的抢救工作。

4. 用药护理　强调肺结核患者严格遵医嘱按化疗方案进行规律、全程治疗的重要性，讲解常用抗结核药物的不良反应及注意事项，一旦出现不良反应及时与医生联系，切勿自行停药。

肺结核病程长、恢复慢，患者常因缺乏对结核病的认识，担心能否治愈以及住院隔离治疗不能与家人、朋友进行有效交流、接触等表现出慌张、焦虑和孤独感，且治疗效果不明显时易产生悲观情绪。当结核中毒症状明显或出现咯血甚至大咯血时，患者又会出现紧张、恐惧心理。

5. 心理护理　医务人员应向患者介绍肺结核的相关知识，充分理解和尊重患者，同时告知患者家属在做好消毒隔离等防护措施的基础上，关爱患者，给予心理支持与安慰，减轻他们的焦虑、悲观情绪，树立战胜疾病的信心，以最佳的心理状态接受治疗。

（六）健康教育

1. 预防知识教育

（1）管理传染源：早期发现并彻底治愈肺结核患者是控制传染源及改善疫情的关键，对痰菌阳性的肺结核患者应尽早隔离、统一管理，实施全程督导、短程化疗（DOTS）并做到长期随访。

（2）切断传播途径：①开窗通风，保持空气新鲜是降低结核病传播的有效手段。痰结核菌阳性的肺结核患者实施结核病（AFB）隔离，每日用紫外线消毒病室。②注意个人卫生，严禁随地吐痰，痰液应吐入带盖的容器中，用等量的 1%消毒灵浸泡 1 小时后再弃去，或吐入纸巾中，然后将纸放入污物袋中焚烧处理。患者在咳嗽或打喷嚏时用双层纸巾遮住口鼻，纸巾同样焚烧处理。接触痰液后双手必须用流水清洗。③患者的生活用品、餐具、衣物、书籍等可采取物理和化学方法进行消毒，如餐具用消毒液浸泡或煮沸消毒，被褥、衣物、书籍可在烈日下暴晒进行灭菌，与他人同桌共餐时应使用公筷，以防传染。④患者外出或探视患者均应戴口罩。

（3）保护易感人群：未受结核菌感染的新生儿、儿童及青少年应接种卡介苗（BCG），以获得对结核病的特异性免疫力。对 HIV 感染者、长期使用糖皮质激素及免疫抑制剂、糖尿病等易感人群应定期到医院检查，必要时可酌情服用异烟肼和（或）利福平预防发病，与痰涂片呈阳性的肺结核患者密切接触者应到医院进行有关检查。

2. 相关知识教育　嘱患者保证充足的睡眠和休息，适当活动，避免劳累、情绪波动和呼吸道感染；保证营养的摄入，戒烟酒，养成良好的卫生习惯，促进身体的恢复。指导患者治疗期间定期复查胸部 X 线片和肝、肾功能，及时调整药物治疗方案。

二、骨与关节结核

骨与关节结核占结核患者总数的 5%～10%，常继发于肺结核或消化道结核，我国以继发于肺结核占多数。本病好发于儿童及青少年。发病部位以脊柱最多见，约占 50%，其次是膝关节、髋关节及肘关节。慢性劳损、外伤、营养不良和劳累等导致全身抵抗力下降是结核菌侵害骨质的诱因。

（一）发病机制与病理

1. 发病机制　结核菌感染人体后经血液循环到达骨与关节部位，如原发性结核处于活动期可立即出现临床表现，但本病多数发生于原发病灶已静止甚至痊愈的若干年后，潜伏在体内的结核菌在各种导致机体抵抗力降低的诱因下而活跃起来出现临床症状。当机体抵抗力增强，潜伏的细菌可被抑制甚至消灭。

2. 病理改变　骨关节结核有单纯性骨结核、单纯性滑膜结核和全关节结核三种类型。前两种类型病变局限于骨组织或滑膜组织，此阶段关节软骨尚无破坏，此时如能治愈，骨关节功能可完全保存。若病变进一步发展，关节软骨破坏并同时累及关节的各部分则形成全关节结核。因关节软骨再生能力差，破坏后易丧失大部分关节功能从而导致关节积液与畸形，晚期可形成病理性脱位或残障。

（二）护理评估

案例3-2

患者，女，10 岁。既往有肺结核史，近 6 个月出现低热、消瘦、盗汗等现象。查体：右膝疼痛，持续性跛行，托马斯征（＋）。X 线检查关节软骨破坏。

问题：

1. 该患者最有可能的临床诊断是什么？
2. 护士应如何指导患者缓解局部疼痛？
3. 患者行病灶清除术后返回病房，护士应注意观察评估哪些方面？

1. 身体状况

（1）全身症状：起病缓慢，轻重不一。患者可有低热、乏力、盗汗、消瘦、食欲减退和贫血等慢性结核中毒症状。少数患者起病急骤，有高热等急性感染症状，多见于儿童。

（2）局部症状与体征

1）疼痛：起病初期局部疼痛不明显，多为偶发关节疼痛，活动时加重。随病情进展逐渐转为持续性疼痛，在活动或负重时尤甚，小儿患病时常出现"夜啼"，即熟睡后，患病关节周围的保护性肌痉挛解除，在活动肢体或翻身时发生突然疼痛而哭叫。部分单纯性骨结核患者可因髓腔压力增高，脓液聚集过多以及脓液破入关节腔而产生剧烈疼痛。疼痛可放射至其他部位，如髋关节结核疼痛常放射至膝部；肩关节结核有时可放射到前臂及肘部。

2）关节功能障碍与畸形：通常患者的关节功能障碍比局部疼痛出现更早，与健侧关节功能比较能早期发现。为了减轻患部的疼痛，各关节常被迫处于特殊的位置，如肩关节下垂位、肘关节半屈曲位、髋关节外展位和踝关节足下垂位等。晚期因骨质破坏，或骨骺生长影响，形成关节畸形、病理脱位或肢体短缩等。

3）关节脓肿：若病变关节骨质破坏，病灶部位积聚大量脓液、结核性肉芽组织、死骨和干酪样坏死物质，易形成脓肿；病灶局部脓肿无红、热、压痛等急性炎症反应表现，称为寒性脓肿或冷脓肿。位置表浅的肘、膝、踝及手足等关节局部肿胀或寒性脓肿易于发现，皮肤颜色通常表现正常，局部皮温稍高。随着关节肿胀逐渐增大，积液形成伴有压痛，后期表现肌肉萎缩，患病关节多呈梭形。位置深、周围肌肉丰富的脊柱、肩、髋等病变处，早期肿胀或脓肿不易发现，随着病变发展，椎旁脓肿增大并沿肌肉间隙移行至体表，皮肤受累后出现表皮潮红，局部皮温增高，有的脓肿破溃形成窦道，日久可合并继发感染，流出米汤样脓液。脓肿与内脏器官相通，可形成内瘘。脊柱结核的冷脓肿可压迫邻近脊髓引起肢体瘫痪，也可流注到腰背部、腹股沟区。

4）神经功能障碍：当结核病变影响到神经或脊髓时，患者即会出现一些不同程度的感觉运动障碍，甚至可发生截瘫。

5）试验：脊柱结核可有拾物试验阳性；膝关节结核浮髌试验阳性；髋关节结核托马斯征阳性、"4"字试验阳性。

案例3-2分析（1）

患者既往有肺结核史，出现低热、消瘦、盗汗等结核中毒症状，查体发现右膝疼痛，持续性跛行，托马斯征阳性。X线检查示关节软骨破坏。综合上述情况，该患者最可能的临床诊断是髋关节结核。

2. 辅助检查

（1）实验室检查：①血常规：患者常有轻度贫血，多发病灶或长期合并继发感染者贫血较重。少数患者白细胞计数增多。②红细胞沉降率（血沉）：结核活动期血沉明显增快，但少数病例也可正常。此项检测对判定病变有无静止或复发具有重要意义。③C反应蛋白（C-reactive protein，CRP）：在感染、炎性疾病与组织损伤后几小时内可升高，24~72小时内达高峰；病变缓解或消退后又可降至正常。④结核菌素试验：对5岁以下儿童的诊断有参考意义。⑤结核菌培养：单纯冷脓肿穿刺液结核菌培养一般阳性率为70%。

（2）影像学检查：①X线：早期无明显改变，6~8周后患处有界限不清骨质疏松和钙化的破坏性病灶，周围有软组织肿胀影。若病变进一步发展可见边界清楚的囊性病变并伴有明显硬化反应和骨膜炎。②CT：可发现X线不能发现的微小和隐匿病灶，确定软组织的病变程度，清晰显示骨关节病灶和冷脓肿。③MRI：具有早期诊断价值，可在炎症浸润阶段显示异常信号。

3. 心理、社会状况　骨与关节结核病程长，体能消耗大，用药时间长达 2 年左右，尤其对于需要手术治疗的患者因担心手术失败或预后不良等影响日后生活和工作，而常有不同程度的焦虑、恐惧和悲观等不良情绪。

4. 治疗要点　骨与关节结核的治疗应兼顾整体与局部，采用综合治疗方法，包括非手术治疗与手术治疗。

（1）非手术治疗

1）全身支持疗法：注意保证休息和加强营养，增强机体抵抗力。严重贫血者可少量多次输血。感染者应根据细菌培养和药物敏感试验选用抗生素。

2）抗结核药物治疗：遵循早期、联合、适量、规律、全程治疗的原则。

3）局部制动：根据病变部位和病情轻重分别用夹板、石膏绷带或牵引等制动措施，保持关节处于功能位，防止病理性骨折，预防与矫正关节畸形。一般小关节固定 4～6 周，大关节通常需 8～12 周。

4）局部注射：主要适用于早期单纯性滑膜结核的患者，使局部药物浓度增高，以增强杀菌效果。常用药物为异烟肼和链霉素。单纯性滑膜结核需抽尽关节腔内积液后注入药物，注射次数应根据积液量而定。冷脓肿应避免反复穿刺抽脓和注入抗结核药物，以防诱发混合性感染和窦道的产生。

（2）手术治疗：可缩短疗程，预防或矫正畸形，提高治愈率，减少残疾和复发。应根据患者病情和治疗目的选择手术方法，包括脓肿切开引流术、病灶清除术、关节融合术、截骨溶骨术、关节成形术和人工关节置换术等。

（三）主要护理问题

1. 疼痛　与骨关节结核病变、炎症反应和手术创伤等有关。
2. 营养失调：低于机体需要量　与结核病的长期慢性消耗及营养不足有关。
3. 活动无耐力　与营养失调、疼痛和关节功能障碍有关。
4. 躯体活动障碍　与疼痛、关节功能障碍、石膏固定、手术或截瘫有关。
5. 低效性呼吸形态　与胸膜损伤、颈椎结核及咽后壁寒性脓肿有关。
6. 皮肤完整性受损　与脓肿破溃、窦道经久不愈等有关。
7. 潜在并发症：抗结核药物毒性反应、病理性骨折等。

（四）护理措施

1. 非手术治疗及术前护理

（1）休息与制动：保持病房安静、舒适，空气流通。卧床休息，减少活动，保证充足睡眠。脊柱结核者必要时可用腰围或石膏背心进行保护；髋、膝关节结核应卧床制动，遵医嘱进行皮肤牵引或石膏固定 1～3 个月，直到病灶稳定为止。

（2）饮食护理：给予高热量、高蛋白、富含维生素的饮食，并注意膳食结构和营养搭配，以增进患者食欲。保证足够的热量摄入，蛋白质 1.5～2g/（kg·d），适当增加牛奶、豆制品、鸡蛋、鱼、瘦肉等摄入量，多食新鲜蔬菜及水果等。对食欲差、经口摄入不足者，可遵医嘱静脉补充营养。对严重贫血或低蛋白血症的患者，应遵医嘱补充铁剂、输注新鲜血液或人体白蛋白等，保持血红蛋白在 100g/L 以上。

（3）病情观察：监测生命体征，尤其是体温的变化。有脓肿者应重点观察局部肿胀变化及疼痛特点，脓液的颜色、性状、气味及量的变化，以便对治疗效果进行评估。同时注意是否出现肌肉萎缩、关节强直及病理性骨折等并发症。

（4）对症护理

1）疼痛护理：疼痛程度较轻者，可协助患者采取合适体位，减少局部压迫和刺激；疼痛严重者需严格卧床休息，行轴线翻身，局部制动，避免发生病理性骨折与截瘫，以缓解疼痛。此外，尽可能让患者多参加娱乐活动如听音乐、看电视等，以分散其注意力。

2）皮肤护理：患者由于长期卧床或制动、营养低下等原因，极易出现皮肤破损。应保持床单位整洁，协助其翻身、更衣、擦浴等，并鼓励床上主动和被动运动训练，防止出现压疮、截瘫等并发症。窦道换药时应严格无菌操作，避免交叉感染。

案例3-2分析(2)

应指导患者卧床制动，减少局部压迫和刺激，行轴线翻身，避免发生病理性骨折与截瘫。还可让患者多参加娱乐活动如听音乐、看电视等分散其注意力，以缓解疼痛。

（5）用药护理：注意观察抗生素、抗结核药物的治疗效果及不良反应。在骨与关节结核手术前，应常规抗结核药物治疗2～4周，改善全身状况，避免术后复发或扩散。

（6）心理护理：安慰患者，消除其恐惧与焦虑，树立其战胜疾病的信心，积极配合治疗与护理。

2. 术后护理

（1）体位：根据麻醉和手术方式选择合适体位，如颈椎结核术后可用颈托或沙袋固定颈部；髋、膝关节结核者术后应保持功能位或制动体位。

（2）饮食护理：给予高热量、高蛋白、高维生素、清淡、易消化的饮食。

（3）病情观察：严密监测生命体征，如患者出现心率增快、血压下降等情况，提示可能存在出血或血容量不足；如胸椎结核患者在病灶清除术后出现呼吸困难或发绀，提示可能存在气胸，应及时通知医生并协助处理。髋、膝关节结核者术后应注意观察肢端的温度及色泽改变，以便及时发现并处理缺血性病变。

（4）对症护理：术后由于咳嗽、咳痰等易使患者伤口疼痛加剧而引发坠积性肺炎，甚至窒息。应指导患者进行有效咳嗽、咳痰，保持呼吸道通畅，定时协助其翻身、叩背或给予雾化吸入使之易于咳出。呼吸困难者给予吸氧，必要时给予气管插管或气管切开。

案例3-2分析(3)

护士应注意观察患者肢端的温度及色泽改变，以便及时发现并处理缺血性病变。同时注意生命体征变化，如患者出现心率增快、血压下降等情况，提示可能存在出血或血容量不足，应及时通知医生并协助处理。

3. 健康教育

（1）功能锻炼：指导患者出院后注意劳逸结合，根据手术部位、方式及病情选择适当的锻炼方法，活动量应视患者病情和体力而定，循序渐进，持之以恒。术后第2日起可进行直腿抬高练习与关节被动活动，防止关节粘连强直。合并截瘫或脊柱不稳制动者，鼓励患者做抬头、扩胸、深呼吸和肢体活动。

（2）治疗指导：骨关节结核患者须坚持长期用药，防止复发，观察抗结核药物的不良反应，一经发现及时就诊。用药期间应每3个月复查1次，一般需2年达到治愈标准后，方可在医生的指导下停药。

三、肾 结 核

肾结核为泌尿系统结核中最常见的一种，系结核菌自原发病灶经血行播散至肾脏所引起，常在肺结核发生或愈合较长时间后才会出现。以 20～40 岁的青壮年多见，男女之比为 2∶1。临床表现主要为膀胱刺激征、血尿及脓尿等。如未及时治疗，结核菌可随尿流下行播散到输尿管、膀胱、尿道，引起相应部位的结核病变。

（一）发病机制

结核菌随血液循环播散至肾脏，主要在肾皮质中形成多发性微小病灶，如细菌数量少或机体免疫力强时，多数病灶可自行愈合，不出现临床症状，称为病理型肾结核。当感染细菌数量多、毒力强或机体抵抗力差时，结核菌可经肾小管进入肾髓质，形成干酪样坏死并累及肾盂、肾盏，引起相应临床症状，称为临床肾结核，多为单侧病变。随着病变发展，结核结节形成且相互融合，中心发生干酪样脓肿、坏死、液化和空洞，有时发生纤维化和钙化，导致结核性脓肾，甚至肾功能完全丧失。病变进一步发展，可波及输尿管、膀胱和尿道。输尿管因肾功能丧失而出现完全闭塞，尿液不流入膀胱而使膀胱刺激症状缓解，尿液检查正常，称为"肾自截"。膀胱结核起初引起黏膜充血、水肿、结节样变，随后形成溃疡、肉芽肿，严重时膀胱广泛纤维化和瘢痕性收缩，形成挛缩膀胱。此时常可导致健侧输尿管口狭窄或闭合不全，引起尿路梗阻或尿液反流，出现该侧肾积水。若病变继续向深层发展，可穿透膀胱壁，形成膀胱阴道瘘或膀胱直肠瘘。尿中结核菌经后尿道进入前列腺和精囊，引起空洞型结核并破坏后尿道，形成尿道结核。当纤维化导致尿道狭窄，出现排尿困难，同时加重肾损害。

（二）护理评估

案例3-3

患者，女，29 岁。尿频、尿急、尿痛半年余，抗感染治疗不见好转，有米汤尿和终末血尿史。查体：右肾区叩击痛（＋）。尿常规示 WBC（＋＋＋），RBC（＋），尿细菌培养（－）。静脉尿路造影（IVU）示左肾未显影，左肾区可见斑片状高密度阴影，右肾盂肾盏显示光滑，有轻度积水。

问题：

1. 该患者最有可能的临床诊断是什么？
2. 如何指导该患者进行治疗？
3. 针对患者膀胱刺激症状明显，在护理上应注意哪些问题？

1. **身体状况**　临床表现取决于病变范围，输尿管、膀胱继发结核的严重程度。早期多无明显症状，随病情进展可出现下列表现。

（1）膀胱刺激征：主要表现为尿频、尿急、尿痛，其中尿频是最早出现、最突出的症状。起初是含有结核菌的脓尿刺激膀胱黏膜引起，当病变累及膀胱壁出现结核性膀胱炎及溃疡时，尿频加重，并伴有尿急、尿痛。晚期挛缩膀胱形成后，膀胱容量明显减少，尿频也因此更严重，甚至出现急迫性尿失禁现象。若同时伴有尿道狭窄，则排尿时间延长。

（2）血尿：是另一重要且常见的症状，主要表现为终末血尿，系因有结核性膀胱炎及溃疡引起膀胱排尿终末时发生收缩出血所致。少数患者因病变累及血管，出现全程肉眼血尿。严重血尿引起血块堵塞输尿管可出现肾绞痛等症状。

（3）脓尿：多为镜下可见脓细胞，严重者因尿中含有干酪样碎屑或絮状物，而呈米泔水样，混有血液时表现为脓血尿。患者尿中虽有脓细胞及结核菌，但普通培养结果一般为阴性，称为"无菌性脓尿"。

（4）肾区疼痛：仅少数患者发生结核性脓肾、肾盂积水、肾周感染或因血块、干酪样物质等堵塞输尿管出现尿路梗阻时可引起腰部钝痛或绞痛。

（5）全身症状：往往不明显，晚期或合并其他器官活动性结核时，可有发热、盗汗、食欲缺乏、消瘦、贫血等典型结核中毒表现。严重双肾结核或一侧肾积水时，则可出现慢性肾功能不全症状，甚至突然无尿。

2. 辅助检查

（1）尿液检查

1）尿常规：多呈酸性，镜下可见较多白细胞、红细胞及蛋白质。对于有症状、镜下发现较多白细胞而普通培养未发现阳性致病菌者，则应高度怀疑肾结核。

2）尿结核菌培养：对确诊肾结核具有重要意义。阳性率可达90%，但所需时间较长，一般为4～8周，且需特殊培养。检查方法应在抗结核药物治疗前，至少连续留取3日清晨第一次尿做结核菌培养。

3）尿沉渣定量检查：尿沉渣涂片做抗酸染色，50%～70%的患者可找到结核菌。但应注意结核菌可污染尿液出现假阳性，故本检查仅具有一定的参考价值。

（2）影像学检查

1）B超：可确定中晚期患者的病变部位及发现有无肾积水及膀胱挛缩的情况。

2）X线：可见患侧局灶或斑点状钙化影或全身广泛钙化。静脉尿路造影（IVU）为诊断肾结核的标准方法，可以了解患侧肾功能、病变程度与范围。早期有肾盏变钝及边缘虫蚀样改变，逐渐表现为肾盏扩张或消失，随后有干酪样病灶形成并可见空洞及钙化影。输尿管常有狭窄、僵硬或继发性扩张等表现。膀胱挛缩时容量明显减少，膀胱壁粗糙，形态僵硬。晚期可见整个肾脏钙化（自截肾），多个肾盏不显影或呈大空洞。

3）CT和MRI：对于IVU显影不良时可协助诊断。CT检查可见增大的肾脏、肾实质空洞及钙化灶等；MRI可清楚确定病变范围的性质及了解尿路积水的情况。

（3）膀胱镜检查：可见膀胱黏膜充血、水肿的情况，有无浅黄色结节、结核性溃疡、肉芽肿及瘢痕等病变。注意膀胱挛缩或急性膀胱炎时不宜做此项检查。

案例3-3分析(1)

该患者有米汤尿和终末血尿，膀胱刺激征和右肾区叩击痛阳性。尿常规可见白细胞和红细胞；IVU示左肾未显影，左肾区可见斑片状高密度阴影。综合上述情况，该患者最可能的临床诊断是左肾结核。

3. 心理、社会状况　肾结核病程长，易反复发作，尤其出现膀胱刺激征、血尿及脓尿等症状或需手术治疗时患者常出现焦虑、恐惧的心理；对于结核病的长期抗结核药物治疗，患者也可能出现急躁、厌倦的不良情绪。

4. 治疗要点　肾结核应注意全身治疗，包括合理的休息与活动，加强营养，避免劳累及长期应用抗结核化疗等。其中抗结核化疗是肾结核患者治疗的基本手段，也是十分有效的，具体化疗方案及药物选择可参考"肺结核"一节。对于规律抗结核化疗6～9个月仍无效或肾结核破坏严重者，应在化疗基础上进行手术治疗。手术方式包括肾切除术、保留肾组织的肾结核手术、解除输尿管狭窄手术及挛缩膀胱的手术治疗等，其中肾切除术前应进行抗结核化疗2周以上，保留肾的手术前应抗结核化疗不少于6周。

案例3-3分析(2)

　　该患者应在合理的休息与活动、加强营养的基础上进行抗结核化疗，对于规律抗结核化疗6～9个月仍无效或肾结核破坏严重者，应在化疗基础上进行手术治疗，如左肾切除术。

（三）主要护理问题

1. 排尿障碍　与结核性膀胱炎、膀胱挛缩有关。
2. 营养失调：低于机体需要量　与结核病变消耗、食欲差有关。
3. 潜在并发症：继发感染、出血、肾衰竭。
4. 焦虑　与病程长、病肾切除及担心预后等因素有关。

（四）护理措施

1. 非手术治疗及术前护理

（1）休息与活动：指导患者卧床休息，保证睡眠，避免劳累。恢复期可适当增加户外活动，增强体质，提高机体抵抗力。

（2）饮食护理：给予高热量、高蛋白、高维生素、营养丰富、清淡易消化的饮食。指导患者多饮水、勤排尿，每日饮水量不低于 2000ml，以达到不断冲洗尿路、减轻膀胱刺激症状的目的。

（3）病情观察：观察尿频、尿急、尿痛的特点，监测尿液颜色、气味等变化。定期复查血常规、尿常规、血沉、X线、静脉尿路造影及肝、肾功能的情况。

（4）用药护理：指导患者定时、定量、按疗程服药，同时监测抗结核药物的疗效及不良反应。遵医嘱给予抗菌药物，必要时口服碳酸氢钠碱化尿液，缓解尿路刺激症状。慎用有肾毒性的药物，如氨基糖苷类抗生素；磺胺类药物用后应多饮水。

（5）完善术前准备：协助完善相关检查如尿培养、B超、出凝血实验、IVU等；术前1日备皮、配血，术前晚行肠道清洁灌肠。有肾积水者需先经皮留置引流管处理肾积水，待肾功能好转后再进行手术治疗。

（6）心理护理：向患者介绍肾结核的相关知识及规范抗结核药物化疗的重要性，详细讲解各项检查的意义、手术前准备、手术方法及注意事项，消除其恐惧、焦虑情绪，树立其战胜疾病的信心，积极配合治疗与护理。

案例3-3分析(3)

　　尿路刺激症状明显时，嘱患者多饮水、勤排尿，每日饮水量不低于 2000ml，以达到不断冲洗尿路、减轻膀胱刺激症状的目的。

2. 术后护理

（1）休息与活动：术后生命体征平稳者可取健侧卧位，肩部及髋部垫枕。指导患者避免过早下床活动，肾切除术后一般需卧床休息 3～5 日，肾修补术、肾周引流术或行部分肾切除的患者需卧床休息 1～2 周。

（2）饮食护理：患者术后当天至肛门排气前应禁食、禁饮，待肛门排气后，根据患者情况饮食从流质逐渐过渡到半流质、普食，少量多餐，有助于患者肠道功能的逐渐恢复。

（3）对症护理

1）感染：密切监测患者体温、白细胞计数、手术切口及敷料情况，遵医嘱使用抗生素，保持会阴部清洁、干燥，定时更换敷料，注意无菌操作。

2）引流管的护理：妥善固定尿管及创腔引流管，保持管道通畅，密切观察并记录引流液的颜色、量和性状，发现异常及时通知医生。

3）尿瘘的护理：指导患者避免憋尿及减少腹部用力，若出现引流液量减少、切口疼痛、渗尿、触及皮下波动感等情况时提示可能发生尿瘘，应及时报告医生并协助处理。

（4）用药护理：术后应继续抗结核治疗6个月以上，防止复发。

3. 健康教育　指导患者加强营养，合理休息，避免劳累，适当活动，增强体质。严格遵医嘱服药，注意监测药物的不良反应，如有异常，及时就诊。定期复查尿查规、尿结核菌及泌尿系统造影，如连续半年尿中未见结核菌者可视为稳定转阴；5年不复发者可认为痊愈。但对于有明显膀胱结核或伴有其他器官结核者，随诊时间可延长10～20年甚至更长。伴有挛缩膀胱者在患肾切除后仍应继续抗结核治疗3～6个月，待膀胱结核痊愈后再行膀胱手术治疗。

四、肠　结　核

肠结核是由结核菌侵犯肠道引起的慢性特异性感染。患者多有开放性肺结核或喉结核病史，因经常吞咽含结核菌的痰液、食物等，或与开放性肺结核患者未进行肠道隔离而致病。临床以腹痛、腹泻、便秘等消化道症状为主。本病多见于中青年，女性较男性多见。

（一）发病机制与病理

1. 发病机制　肠结核主要由人型结核菌引起、经口感染侵犯肠道所致，也可由粟粒型结核血行播散或由腹腔内结核病灶直接蔓延引起。肠结核的发病主要取决于结核菌的数量、毒力、人体的免疫能力以及肠道局部的抵抗力。结核菌进入肠道后，主要在回盲部引起病变，这可能与含有结核菌的肠内容物在该处停留时间较长，加之回盲部淋巴组织丰富，结核菌容易侵犯淋巴组织等因素有关。其他肠段也可受累，如升结肠、空肠、横结肠、降结肠、阑尾、十二指肠及乙状结肠等处，偶可见于直肠。

2. 病理改变　本病的病理变化由人体免疫力与过敏反应情况而定。若人体免疫力较低、过敏反应较强时，以炎症渗出性病变为主，严重者可有干酪样坏死和溃疡形成，称为溃疡型肠结核。若人体免疫力较强，感染较轻时，以肉芽组织增生、纤维化为主要表现，称为增生型肠结核。若以上两种病变同时存在称为混合型肠结核或溃疡增生型肠结核。

（二）护理评估

案例3-4

患者，男，38岁。2年前有肺结核病史，抗结核治疗1年多，3个月前出现低热、腹泻，大便5～8次/日，呈糊状，不含黏液或脓血。近2日脐周隐痛。查体：右下腹可触及一个4cm×4cm大小的包块，中等质地，轻度压痛，肠鸣音亢进。辅助检查：血沉（ESR）70mm/h，PPD皮试硬结直径是15mm。X线钡餐造影可见钡影跳跃征象。

问题：

1. 该患者最有可能的临床诊断是什么？

2. 简述本病例的治疗原则。

3. 针对患者的腹痛、腹泻应如何进行护理？

1. 身体状况　多数患者起病缓慢，病程较长，早期症状不典型。

（1）腹痛：为常见症状，占80%～90%，一般为慢性腹痛，多位于右下腹或脐周，常间歇性发作。性质多为隐痛，有时呈痉挛性疼痛伴腹鸣，进餐可以诱发或加重，因与进餐引起胃肠反射或肠内容物通过炎症、狭窄肠段时出现局部肠痉挛有关；排便或排气后可缓解。

（2）腹泻与便秘：腹泻是溃疡型肠结核的主要表现之一，一般每日排便2～4次，大便性状呈糊状或稀水样，不含黏液或脓血，不伴有里急后重。病变严重且广泛时，每日排便10余次，粪便中含少量黏液或脓血。此外，由于肠结核导致胃肠功能紊乱而出现腹泻与便秘交替的情况。增生型肠结核患者以便秘为主要表现。

（3）全身症状：溃疡型肠结核多有结核中毒症状及肺结核的表现，严重者可出现消瘦、贫血、营养不良性水肿等表现。

（4）腹部肿块：是增生型肠结核的主要体征，常位于右下腹，质地中等、较固定，伴有轻、中度压痛。溃疡型肠结核若合并局限性腹膜炎、局部肠管与周围组织粘连或肠系膜淋巴结结核时，也可出现腹部肿块。

（5）并发症：主要见于晚期患者，常并发肠梗阻、瘘管形成，偶有肠出血和急性肠穿孔。

2. 辅助检查

（1）血液检查：溃疡型肠结核患者可有不同程度的贫血，无并发症时白细胞计数一般正常。结核病变活动时常表现为血沉明显增快。

（2）粪便检查：溃疡型肠结核患者粪便多呈糊状，镜下可见少量脓细胞和红细胞。

（3）结核菌素试验：阳性结果对本病有辅助诊断作用。

（4）X线检查：X线胃肠钡餐造影或钡剂灌肠造影对肠结核具有重要诊断价值。溃疡型肠结核时钡剂在病变肠段排空快、充盈不佳，呈激惹状态，而病变上下肠段钡剂充盈良好，称 X 线钡影跳跃征象。增生型肠结核表现为肠管狭窄、收缩畸形、肠管充盈缺损、黏膜皱襞紊乱、肠壁僵硬、结肠袋消失等X线征象。

（5）结肠镜检查：可以对全结肠和回肠末段进行直接观察，内镜下可见回盲部肠段黏膜充血、水肿，分布着大小深浅不一、边缘隆起的溃疡，伴有大小及形态各异的炎症息肉，肠腔变窄等。如对病变部位进行活检发现干酪样坏死性肉芽肿或结核菌则可直接确诊。

案例3-4分析(1)

该患者有肺结核病史，低热、腹泻，脐周隐痛。右下腹可触及包块，有轻度压痛，肠鸣音亢进。血沉明显增快，PPD 皮试硬结直径是 15mm ，X 线钡餐造影可见钡影跳跃征象。综合上述情况，该患者可能的临床诊断是肠结核。

---

3. 心理、社会状况　肠结核患者常因慢性、反复发作的腹痛、腹泻、便秘等消化系统症状或因后期出现肠梗阻、急性穿孔、肠瘘等并发症需手术治疗时而表现出烦躁及焦虑情绪；此外，患者对本病需长期抗结核药物化疗也可能出现厌倦的心理反应。

4. 治疗要点　肠结核的治疗以消除症状、改善全身状况、促进康复及防治各种并发症为主要目的。

（1）抗结核药物化疗：本病早期是可逆的，因此强调早期治疗。具体治疗原则及治疗方案参见本节"肺结核"的治疗。

（2）对症治疗：腹痛者可用阿托品或其他抗胆碱能药物；严重腹泻或摄入不足者，在饮食控制基础上注意纠正水、电解质与酸碱平衡紊乱。

（3）手术治疗：肠结核并发完全性肠梗阻、肠穿孔、肠瘘及肠出血经积极抢救仍不能止血者，需要手术治疗。

案例3-4分析(2)

该患者应早期应用抗结核化学药物化疗，辅以合理休息、充足营养，对症治疗，改善全身状况、促进康复及防治各种并发症为治疗原则。

（三）主要护理问题

1. 疼痛：腹痛　与结核菌侵犯肠黏膜后致腹膜炎症及伴有盆腔结核或肠梗阻有关。
2. 腹泻　与溃疡型肠结核、腹膜炎所致肠道功能紊乱有关。
3. 营养失调：低于机体需要量　与结核菌毒性作用、病程迁延致慢性消化吸收障碍有关。
4. 体温过高　与结核毒血症有关。
5. 便秘　与肠道狭窄、梗阻或胃肠功能紊乱有关。
6. 潜在并发症：肠梗阻、肠穿孔、肠瘘、腹腔脓肿、结核性腹膜炎。

（四）护理措施

1. 一般护理

（1）隔离：肠道隔离。对患者痰液、餐具、呕吐物及排泄物等严格消毒处理。

（2）休息与活动：保持病房安静、舒适，活动性结核腹泻严重者应卧床休息，增强机体抵抗力，症状减轻后可适当活动。

（3）饮食护理　应给予高热量、高蛋白、高维生素、易于消化的食物，少量多餐，保持大便通畅。腹泻明显者应低脂饮食，少食乳制品及粗纤维食物，补充水分及钾盐，防止水、电解质及酸碱失衡。极度消瘦、严重营养不良及不宜经口进食者，应静脉补充营养及水分。

2. 病情观察　严密监测生命体征，注意评估腹痛部位、性质、诱发及缓解因素、持续时间等，如患者表现腹痛加重、压痛明显，或出现便血及肠鸣音亢进等，应考虑是否并发肠梗阻、肠穿孔或肠出血等，须及时通知医生，并协助配合抢救护理。此外，观察排便的次数和性状。每周监测患者的体重，并监测有关营养指标，以评价其营养状况。

3. 对症护理

（1）腹痛、腹泻的护理：除注意饮食调节及病情观察外，剧烈腹痛者可遵医嘱应用阿托品或颠茄制剂和其他抗胆碱能药物。腹泻频繁者，应注意肛周皮肤护理，每次排便后用温水清洗，必要时涂凡士林保护皮肤。

（2）便秘的护理：指导患者养成定时排便的习惯，适当活动，经常进行腹部环形按摩，有便意时立即如厕，必要时遵医嘱给予缓泻剂或保留灌肠，以保持正常通便。

案例3-4分析(3)

剧烈腹痛者可遵医嘱应用阿托品或颠茄制剂和其他抗胆碱能药物，同时注意评估腹痛部位、性质、诱发及缓解因素、持续时间等，如患者表现腹痛加重、压痛明显，或出现便血及肠鸣音亢进等，应考虑是否并发肠梗阻、肠穿孔或肠出血等，须及时通知医生，并协助配合抢救护理。腹泻频繁者应低脂饮食，少食乳制品及粗纤维食物，补充水分及钾盐摄入，防止水、电解质及酸碱失衡。同时注意肛周皮肤护理，每次排便后用温水清洗，必要时涂凡士林保护皮肤。

4. 用药护理　参见本节"肺结核"的护理。

5. 心理护理　改善患者烦躁、焦虑、恐惧等心理状态，由于本病治疗时间较长，恢复较慢，还应及时与家属沟通给予支持、安慰，增强治疗信心。

（五）健康教育

1. 预防知识教育　告知开放性肺结核或喉结核患者不可经常吞咽痰液，与患者同桌共餐时实行分餐制并提倡使用公筷，乳制品应保证灭菌后饮用，患者使用后的餐具、呕吐物及排泄物等严格消毒处理，防止疾病传播。

2. 相关知识教育　向患者及家属讲解充足休息、合理营养、生活规律和良好的心态是疾病康复的基础。指导患者遵医嘱坚持抗结核治疗，自我监测药物的疗效与不良反应，定期复查。

五、结核性脑膜炎

结核性脑膜炎简称结脑，是结核菌侵犯脑膜引起的非化脓性炎症，为儿童结核病中最严重的类型，也是儿童结核病致死的主要原因。常在结核原发感染后 1 年内发生，以初感染结核菌的 3～6 个月最为常见。3 岁以内婴幼儿为高发人群，冬、春季节多见。临床以性格改变、剧烈头痛、喷射性呕吐、脑膜刺激征甚至昏迷为主要表现，严重者因呼吸及循环衰竭而死亡。

（一）发病机制与病理

1. 发病机制　结脑的发生与婴幼儿中枢神经系统发育不成熟、血-脑屏障功能不完善及免疫功能低下有密切关系。结脑常为全身性粟粒性结核病的一部分，通过血行播散所致，少数由脑实质、脑膜的结核病灶破溃或微小结核结节蔓延使结核菌进入蛛网膜下隙及脑脊液中而致。偶见由脊柱、颅骨、中耳或乳突的结核灶蔓延侵犯脑膜引起。

2. 病理改变

（1）脑膜病变：软脑膜弥漫性充血、水肿、炎性渗出，并形成多个结核结节。蛛网膜下隙中的大量炎性渗出物积聚于脑底池。

（2）脑神经损害：由浆液纤维蛋白渗出物的包围挤压所致，常见面神经、舌下神经、动眼神经、展神经等的脑神经损害症状。

（3）脑积水和脑室管膜炎：脑底部若发生大量炎性渗出物机化、粘连、堵塞第四脑室正中孔及侧孔可引起梗阻性脑积水；室管膜及脉络丛受累出现脑室管膜炎。

（4）脑部血管病变：早期主要为急性动脉炎，后期可见栓塞性动脉内膜炎，严重者可引起脑组织梗死、缺血、软化而致偏瘫。

（5）脑实质及脊髓病变：炎症亦可蔓延至脑实质、脊髓和脊神经根，出现相应症状。

（二）护理评估

案例3-5

　　患儿，男，1 岁。因 2 天前哭闹频繁，睡眠不安，体温持续在 37.5～37.8℃，今晨突然剧烈头痛，喷射性呕吐，偶有惊厥而入院治疗。查体：T 38.0℃，嗜睡，颈强直，脑膜刺激征（+）。脑脊液检查：外观透明，WBC $200×10^6$/L，N 0.20，L 0.70，蛋白质（+），糖和氯化物均降低。

　　问题：

　　1. 该患者最有可能的临床诊断是什么？

　　2. 如何针对患儿惊厥进行护理？

　　3. 入院后患儿母亲焦虑不安，担心患儿病情，应如何对其进行指导？

1. 身体状况　典型结脑多缓慢起病，病程分为以下三期。

（1）早期（前驱期）：持续 1～2 周，患儿性格改变为最主要表现，如少言、懒动、倦怠、烦躁、易怒等。可有低热、食欲减退、盗汗、消瘦、便秘及呕吐等症状，年长儿可表现轻微或非持续性头痛，婴儿临床表现缺少特异性，如蹙眉、凝视、嗜睡或发育迟缓等。

（2）中期（脑膜刺激期）：持续 1～2 周，因颅内压增高表现为剧烈头痛、喷射性呕吐、嗜睡或烦躁不安、惊厥等。脑膜刺激征明显，出现颈强直、凯尔尼格征、布鲁津斯基征阳性。婴幼儿表现前囟膨隆、颅缝裂开。此期脑神经受累，最常见者为面神经瘫痪，其次为动眼神经和展神经瘫痪。部分患儿可出现语言障碍、运动障碍等脑炎体征。

（3）晚期（昏迷期）：持续 1～3 周，上述症状进一步加重，阵挛性或强直性惊厥频发，意识障碍加重，进入昏迷。此期患儿极度消瘦、呈舟状腹，常伴有水、电解质代谢紊乱。最终因颅内压增高引起脑疝导致呼吸及循环衰竭而死亡。

2. 辅助检查

（1）脑脊液检查：主要表现为脑脊液压力增高，常为 180～200mmH$_2$O；外观无色透明或微黄，可呈毛玻璃样改变；白细胞计数多为（50～500）×10^6/L，分类以淋巴细胞为主；蛋白质增高，糖和氯化物均降低。脑脊液静置 12～24 小时后，有蜘蛛网状薄膜形成，将其涂片检查结核菌检出率高。脑脊液（5～10ml）沉淀物涂片作抗酸染色镜检阳性率可达 30%。脑脊液结核菌培养是诊断本病的依据。

（2）结核菌抗原检测：是敏感、快速确诊的辅助方法。

（3）抗结核抗体测定：脑脊液 PPD-IgM 抗体和 PPD-IgG 抗体水平显著高于血清中的水平有助于早期诊断。

（4）结核菌素试验：阳性有助于诊断，但约 50% 的患儿可呈阴性反应。

（5）影像学检查：胸部 X 线检查示 85% 的患儿有结核病改变，其中 90% 为活动性病变。CT 和 MRI 能显示结脑病变的部位、范围等。有助于判断结脑的病型、病期、病变程度及有无并发症，对治疗方法的选择、疗效评价及预后推测有重要意义。

案例3-5分析(1)

　　该患儿有哭闹频繁，睡眠不安，发热，剧烈头痛、喷射性呕吐，颈硬，嗜睡，脑膜刺激征（＋）。脑脊液检查示外观透明，WBC 200×10^6/L，N 0.20，L 0.70，蛋白质（＋），糖和氯化物均降低。综合上述情况，考虑该患儿可能的诊断是结核性脑膜炎。

3. 心理、社会状况　本病患者多为婴幼儿，缺乏对疾病的认识；年长儿可因病程长及隔离治疗的疏离感而表现烦躁、抑郁情绪等；患儿家长因病情较重、担心预后等而出现焦虑不安的心理。

4. 治疗要点　本病以抗结核治疗和降低颅内压为主，同时配合激素治疗和对症治疗，积极防治各种并发症和后遗症。

（1）抗结核治疗：联合应用易透过血-脑屏障的抗结核药物，如异烟肼、吡嗪酰胺等。分为强化治疗和巩固治疗两个阶段，抗结核药物总疗程不少于 12 个月或待脑脊液恢复正常后继续治疗 6 个月。

（2）降低颅内压：常用脱水剂如 20% 甘露醇；利尿剂如乙酰唑胺，一般在停用甘露醇前 1～2 天加用。此外，根据病情可行侧脑室穿刺引流、腰椎穿刺减压及鞘内注药、分流手术等。

（3）糖皮质激素：早期应用糖皮质激素对于降低颅内压，促进炎症的消散和吸收，减轻或防治脑积水有较好效果。一般使用泼尼松，待头痛症状消失、脑脊液检查趋于好转后可逐渐减量，疗程为8～12周。

（4）对症治疗：惊厥者可选用镇静剂进行止惊治疗，同时纠正水、电解质紊乱。

（三）主要护理问题

1. 潜在并发症：颅内压增高、脑疝等。

2. 营养失调：低于机体需要量　与摄入不足、消耗过多有关。

3. 有皮肤完整性受损的危险　与长期卧床、排泄物刺激有关。

4. 焦虑　与病程长、病情重、预后差有关。

（四）护理措施

1. 一般护理

（1）隔离：伴有肺部结核病灶者采取呼吸道隔离。对患儿的痰液、痰杯、餐具、被褥和便器等严格消毒处理。

（2）休息与活动：保持病室安静，治疗及护理操作尽量轻柔并集中进行，避免一切不良刺激。颅内压增高者须绝对卧床休息，取头肩抬高侧卧体位。

（3）饮食护理：应给予足够热量、高蛋白、高维生素、营养丰富、易消化的食物，少量多餐，耐心喂养。对于昏迷及不宜经口进食者，可鼻饲或静脉补充营养及水分，注意鼻饲时压力不宜过大，以免发生呕吐。吞咽功能恢复后，应尽快停止鼻饲。

2. 病情观察　严密观察患儿生命体征、尿量、神志、双侧瞳孔大小及对光反射等，以便早期发现颅内高压或脑疝，及时进行处理。

3. 对症护理

（1）惊厥：取平卧位，头偏向一侧；如有义齿应取下，清除口、鼻腔分泌物及呕吐物，吸氧，保持呼吸道通畅，必要时给予吸痰；在上、下磨牙间安置牙垫，防止舌咬伤；如舌后坠阻塞呼吸道，可用缠有纱布的舌钳将后坠舌体拉出，并使用简易口咽通气管，必要时行气管插管或人工辅助呼吸；注意患儿安全，放置床档，移开易致患儿受伤的物品，避免坠床或受伤。

（2）皮肤和口腔护理：保持床铺整洁，及时清除呕吐物及大小便，保持皮肤清洁干燥。昏迷及瘫痪者，每2小时翻身、拍背一次，骨隆突处可垫气垫圈或海绵垫，以防压疮和坠积性肺炎。注意眼部护理，眼睑不能闭合者，可涂眼膏并用纱布覆盖，保护角膜。每日口腔护理2～3次，以免因呕吐致口腔不洁引发感染。

案例3-5分析(2)

　　患儿惊厥时取平卧位，头偏向一侧，清除口、鼻腔分泌物及呕吐物，吸氧，保持呼吸道通畅，必要时给予吸痰；在上、下磨牙间安置牙垫，防止舌咬伤；如舌后坠阻塞呼吸道，可用缠有纱布的舌钳将后坠舌体拉出，并使用简易口咽通气管，必要时行气管插管或人工辅助呼吸；同时注意患儿安全，放置床档，移开易致患儿受伤的物品，避免坠床或受伤。

4. 用药及手术护理　遵医嘱给予脱水剂、利尿剂、糖皮质激素、抗结核药物等，注意观察药物的疗效和不良反应。必要时配合医生行腰穿术、侧脑室引流及分流术，做好术前准备及术后护理，腰穿术后去枕平卧4～6小时，如有头痛、呕吐等不良反应及时报告医生处理。

5. 心理护理　医护人员应关心、体贴患儿，主动与患儿家长沟通，耐心听其诉说，了解他们的心理，给予心理支持，缓解焦虑情绪，使他们树立其战胜疾病的信心，积极配合治疗与护理。

案例3-5分析(3)

医护人员应关心、体贴患儿，主动与患儿母亲沟通，讲解疾病相关知识，耐心听其诉说，给予安慰和心理支持，缓解焦虑不安的情绪，使其积极配合治疗与护理。

（五）健康教育

1. 防复发宣传指导　告知患者坚持全程、合理用药的重要性，定期到医院复查的重要性。避免继续与开放性结核患者接触，以防重复感染。结核病一般在停药后 2～3 年容易复发，指导患者避免营养不良、使用免疫抑制剂等影响疾病复发的危险因素。

2. 康复宣传指导　对留有后遗症的患儿，指导家长对瘫痪肢体进行针灸、按摩、理疗、被动活动等康复锻炼，促进肢体功能恢复，防止肌挛缩。对失语和智障者进行语言训练和教育等。

案例3-5分析(4)

①该患者最可能的临床诊断为：急性血行播散型肺结核。②抗结核治疗：强化期 2 个月，选用异烟肼、利福平、吡嗪酰胺及乙胺丁醇（或链霉素），巩固期 4～6 个月，采用异烟肼、利福平或加用乙胺丁醇，总疗程 6～8 个月。

3. 健康指导　讲解疾病相关知识，嘱患者保证充足睡眠和休息，逐渐增加活动，避免劳累、呼吸道感染及情绪波动。保持居室通风，按要求对痰液及污染物进行消毒处理。保证营养的摄入，戒烟酒，养成良好的卫生习惯。强调坚持规律、全程、合理用药的重要性，定期随访。

执业考试模拟题

1. 下列不符合结核病的描述的是（　）
   A. 主要由鸟型结核杆菌引起
   B. 主要经呼吸道传播
   C. 干酪样坏死具有特异性
   D. 形成结核性肉芽肿
   E. 结核性肉芽肿具有诊断意义

2. 肺结核的传染源是（　）
   A. 患者　　　　　　B. 排痰的患者
   C. 结核菌素试验阳性者
   D. 痰多的患者
   E. 痰中有结核杆菌的患者

3. 原发型肺结核的特点是（　）
   A. 多见于儿童　　　B. 症状明显
   C. 多数无自限性　　D. 多见于成人
   E. 不易发生血行播散

4. 有关继发性肺结核的描述，不符合的是（　）
   A. 肺部病变好发于上叶尖后段、下叶尖段
   B. 为成人肺结核的常见类型
   C. 临床表现为浸润型肺结核，一般无空洞
   D. PPD 试验阳性

   E. 多隐匿起病，也可以出现急性发病和高热

5. 结核菌素试验阳性的意义为（　）
   A. 感染过结核杆菌
   B. 肺部有活动性结核病灶
   C. 患者免疫功能低下
   D. 患者免疫功能过强
   E. 患者为老年人

6. 治疗肺结核常用的杀菌剂包括（　）
   A. 异烟肼、利福平、吡嗪酰胺、乙胺丁醇
   B. 异烟肼、利福平、吡嗪酰胺、链霉素
   C. 异烟肼、利福平、乙胺丁醇、链霉素
   D. 异烟肼、吡嗪酰胺、链霉素、乙胺丁醇
   E. 异烟肼、利福平、链霉素、对氨基水杨酸钠

7. 关于预防结核杆菌感染的措施不正确的是（　）
   A. 新生儿接种卡介苗
   B. 婴幼儿接种卡介苗
   C. 对未感染者接种卡介苗
   D. 加强锻炼、提高机体抵抗力
   E. 预防性用药治疗

8. 脊柱结核常见的首要体征为（　）

　　A. 畸形　　　　　　　B. 钝痛

　　C. 疼痛向肩部放射　　D. 突然截瘫

　　E. 高热

9. 关于髋关节结核，下列说法正确的是（　）

　　A. 老年人和青壮年　　B. 多为单侧

　　C. 单纯骨结核

　　D. 最常见的是骨与关节结核

　　E. 易早期发现

10. 全关节结核行病灶清除术后应行皮牵引的时间为（　）

　　A. 1 周　　　　　　　B. 2 周

　　C. 3 周　　　　　　　D. 4 周

　　E. 5 周

11. 骨与关节结核治疗方法包括（　）

　　A. 抗生素治疗　　　　B. 局部理疗

　　C. 手术治疗　　　　　D. 功能锻炼

　　E. 局部封闭

12. 病理改变主要在肾脏，但临床表现主要在膀胱的疾病是（　）

　　A. 肾结核　　　　　　B. 肾结石

　　C. 肾肿瘤　　　　　　D. 肾积水

　　E. 多囊肾

13. 诊断肾结核最可靠的依据是（　）

　　A. 尿培养结核菌阳性

　　B. 尿中找到抗酸杆菌

　　C. 附睾扪及结节

　　D. 尿中大量脓细胞

　　E. 膀胱镜检查见到膀胱黏膜有溃疡面

14. 肾结核血尿的特点为（　）

　　A. 大量无痛性肉眼血尿

　　B. 无其他症状的显微镜下血尿

　　C. 膀胱刺激症状加血尿

　　D. 排尿困难加血尿

　　E. 腰部剧痛加血尿

15. 肠结核的主要感染途径是（　）

　　A. 血行播散　　　　　B. 经淋巴组织

　　C. 经口

　　D. 腹腔病变直接蔓延

　　E. 腰椎病变直接蔓延

16. 肠结核的预防重点应着重在哪个方面（　）

　　A. 有关结核病的卫生宣教

　　B. 加强卫生监督

　　C. 保持排便通畅

　　D. 提倡公筷进餐，牛奶须经灭菌消毒

　　E. 肠外结核特别是肺结核的早期诊治

17. 溃疡型肠结核 X 线钡影呈（　）

A. 肠管狭窄　　　　　B. 肠管收缩畸形

C. 肠管充盈缺损　　　D. 跳跃现象

E. 黏膜皱襞紊乱

18. 小儿结核病中最严重的一种类型是（　）

　　A. 原发型肺结核

　　B. 结核性脑膜炎

　　C. 浸润型肺结核

　　D. 粟粒性肺结核

　　E. 干酪性肺炎

19. 小儿结核性脑膜炎脑脊液典型改变为（　）

　　A. 蛋白质含量增高

　　B. 蛋白质含量正常

　　C. 白细胞数增加

　　D. 糖和氯化物含量增高

　　E. 糖和氯化物含量正常

20. 结核性脑膜炎最主要和常见的体征为（　）

　　A. 性情改变　　　　　B. 呕吐、便秘

　　C. 脑神经症状　　　　D. 脑膜刺激征

　　E. 颅内压增高

21. 治疗结核性脑膜炎应首选的药物为（　）

　　A. 异烟肼　　　　　　B. 乙胺丁醇

　　C. 链霉素　　　　　　D. 左旋氧氟沙星

　　E. 利福平

22. 患者，男，15 岁。因持续发热 1 周入院。查体：神志清楚，消瘦，T 39℃，P 120 次/分，R 25 次/分，BP 115/70mmHg。胸部 X 线显示双肺弥漫性病变，双肺满布大小一致、分布均匀的细小粟粒样结节影。本病最可能的诊断是（　）

　　A. 细菌性肺炎

　　B. 急性血行播散型肺结核

　　C. 亚急性血行播散型肺结核

　　D. 慢性血行播散型肺结核

　　E. 继发型肺结核

23. 患者结核菌素试验 72 小时后，护士观察局部有硬结、红肿，硬结平均直径为 24mm，无水疱、坏死，对结果分度正确的是（　）

　　A. 阴性　　　　　　　B. 可疑

　　C. 弱阳性　　　　　　D. 强阳性

　　E. 极强阳性

24. 患者，女，38 岁。诊断肺结核入院治疗。出院时护士对其进行饮食指导，正确的是（　）

　　A. 控制总热量的摄入

　　B. 少摄入鸡蛋、牛奶等

　　C. 低脂饮食

　　D. 控制维生素的摄入量

　　E. 高蛋白饮食

25. 患者,男,25 岁。患肺结核 2 年,现使用链霉素抗结核治疗,用药期间应注意监测( )
    A. 肝功能　　　　　B. 肾功能
    C. 肺功能　　　　　D. 心功能
    E. 胃肠功能

26. 患者,女,36 岁。午后低热、盗汗 3 个月,1 小时前出现咯血。此时护理措施不包括( )
    A. 绝对卧床休息
    B. 鼓励患者切勿屏气,轻轻将血咯出
    C. 协助患者健侧卧位,轻拍患者后背刺激咳嗽
    D. 安慰患者,放松心情
    E. 发现有窒息先兆时应立即报告医生

27. 患者,男,27 岁。诊断为膝关节结核,除给予全身对症治疗外最适宜的局部治疗方法是( )
    A. 膝关节加压融合术
    B. 制动　　　　　C. 病灶清除术
    D. 穿刺抽脓+抗结核药物+制动
    E. 穿刺抽脓+抗结核药物

28. 患者,女,9 岁。低热 3 个月伴盗汗,主诉左髋部及膝部疼痛,夜啼,X 线显示骨质疏松,关节间隙变窄,浮髌试验(−),托马斯征(+),最可能的诊断为( )
    A. 脊柱结核　　　　B. 髋关节结核
    C. 膝关节结核　　　D. 骨性关节炎
    E. 风湿性关节炎

29. 患者,女,38 岁。尿频、尿急、尿痛半年多,抗感染治疗不见好转,IVU 右肾不显影,尿常规:白细胞满视野,红细胞 20～30 个/HP;右肾穿刺造影可见广泛破坏灶,肾盂肾盏严重积水扩张。诊断为右肾结核,最佳治疗方案为( )
    A. 右肾切除术
    B. 术前抗结核药物治疗+右肾切除术
    C. 继续抗结核治疗
    D. 术前抗结核药物治疗+右肾切除术+术后抗结核治疗
    E. 全身支持疗法+抗结核治疗

30. 患者,女,20 岁。慢性腹泻 3 个月,不含黏液或脓血,伴乏力、消瘦。查体:右下腹可触及一个 3cm×3cm 包块,轻压痛,中等质地,血沉 68mm/h,PPD 强阳性,Hb 8.0g/L,最可能的诊断是( )
    A. 溃疡型结肠炎　　B. 肠结核
    C. 阑尾周围脓肿　　D. 卵巢囊肿
    E. 结肠癌

31. 患儿,女,1 岁。4 个月前患儿母亲诊断为原发性肺结核,患儿 2 天前哭闹频繁,睡眠不安,体温持续在 37.5～37.8℃,今晨突然剧烈头痛、喷射性呕吐,体温 38.5℃。该患儿最可能的诊断是( )
    A. 原发性肺结核
    B. 结核性脑膜炎
    C. 浸润型肺结核
    D. 急性粟粒型肺结核
    E. 干酪性肺炎

32. 患儿,3 个月。结核菌素试验阳性,提示( )
    A. 未受过结核感染
    B. 对结核无免疫力
    C. 机体免疫力强
    D. 有活动性结核
    E. 接种卡介苗反应

(33～35 题共用题干)

　　患者,女,15 岁。平素挑食,不吃肉类,因咳嗽 1 个月入院,院外按"上呼吸道感染"治疗无效。入院查体:神志清楚,精神差,消瘦,T 37℃,P 80 次/分,R 20 次/分,BP 110/76mmHg。胸部 X 线显示右上肺斑片状密度增高影。血常规:WBC 5.3×10⁹/L,N 0.65。血沉 55mm/h。

33. 该患者最可能的诊断是( )
    A. 细菌性肺炎　　　B. 支气管炎
    C. 继发型肺结核
    D. 慢性血行播散型肺结核
    E. 结核球

34. 首先应做的检查是( )
    A. 胸部 CT 扫描
    B. 结核菌素试验
    C. 痰涂片查抗酸杆菌及痰结核菌培养
    D. 血培养
    E. 胸部 MRI 扫描

35. 如痰查到抗酸杆菌,应选用的治疗方案为( )
    A. 2S(E)HRZ/4HR
    B. 2S(E)RZ/4HR
    C. 2S(E)HZ/4HR
    D. 2S(E)HRZ/4HS
    E. 2S(E)HRZ/4R

(36～38 题共用题干)

　　患者,男,18 岁。出现低热、消瘦、盗汗半年余。查体:右膝疼痛,持续性跛行,托马斯征(+),X 线检查关节软骨破坏。

36. 该患者最可能的诊断是( )
    A. 胸椎结核　　　　B. 腰椎结核

C. 髋关节结核　　　D. 膝关节结核

E. 风湿性关节炎

37. 该患者入院后行病灶清除术进行治疗，术后还应注意给予（　　）

A. 髋 "人" 字石膏固定 6 个月

B. 皮牵引 3 个月

C. 髋部石膏固定 3 周

D. 管形石膏固定 2 个月

E. 皮牵引 3 周

38. 下列哪项不是术后应注意观察的重点（　　）

A. 生命体征变化

B. 末梢血运观察

C. 抗结核药物不良反应

D. 消化道症状

E. 泌尿系统感染

（39～40 题共用题干）

患儿，男，4 岁。近 2 周出现发热、头痛、呕吐、嗜睡，1 天前因头痛、呕吐加剧并出现抽搐而入院治疗。半年前曾患原发性肺结核，口服异烟肼治疗 3 个月，症状好转后自行停药。查体：颈强直，嗜睡，心肺无异常，脑膜刺激征（＋）。

39. 该患儿可能的诊断是（　　）

A. 原发型肺结核

B. 结核性脑膜炎

C. 浸润型肺结核

D. 粟粒型肺结核

E. 支气管结核

40. 该患儿的治疗方法是（　　）

A. 给予结核两阶段疗法

B. 给予结核短程疗法

C. 给予结核标准疗法

D. 给予预防性抗结核治疗 6～12 个月

E. 对症治疗，注意病情观察

（王　雪）

第二节　伤　　寒

伤寒（typhoid fever）是由伤寒杆菌引起的急性消化道传染病。临床特点为持续发热、相对缓脉、神经系统中毒症状、消化道症状、肝脾肿大、玫瑰疹及白细胞减少等，常可出现肠出血和肠穿孔等并发症。病理改变以回肠下段淋巴组织增生、坏死为主。

一、病　原　学

伤寒杆菌属沙门菌属中的 D 群，革兰染色阴性，菌体呈短杆状，不形成芽孢，无荚膜，有鞭毛，能运动。菌体裂解时释放的内毒素在本病的发展过程中起着重要的作用。伤寒杆菌为需氧及兼性厌氧菌，在普通培养基中即可生长，尤其在含有胆汁的培养基中生长更佳。伤寒杆菌具有三种抗原，分别为菌体 "O" 抗原、鞭毛 "H" 抗原及表面 "Vi" 抗原，三种抗原感染机体后可诱生相应的抗体。"O" 抗原和 "H" 抗原的抗原性较强，通过检测患者血清中的 "O" 抗体和 "H" 抗体进行辅助临床诊断；"Vi" 抗原的抗原性不强，所产生的 "Vi" 抗体效价低，持续时间短，主要用于调查伤寒带菌者。伤寒杆菌在自然界中生命力强，耐低温，在地面、水和食物中能存活 2～3 周，在粪便中可存活 1～2 个月。但对光、热、酸、干燥及化学消毒剂的抵抗力差，阳光直射数小时死亡；加热至 60℃ 15 分钟或煮沸后即可杀死；5%苯酚和 70%乙醇 5 分钟内均可死亡。

二、发病机制与病理

伤寒发病主要取决于伤寒杆菌的数量、毒力及人体的免疫能力。伤寒杆菌随污染的食物或水进入消化道后，在胃酸 pH 小于 2 时可立即被杀灭。而未被胃酸杀死的细菌则进入小肠，在肠腔内繁殖，然后侵入肠黏膜，部分病菌被吞噬细胞吞噬并在其胞质内繁殖，部分经淋巴管进入肠道淋巴组织及肠系膜淋巴结继续繁殖，再由胸导管释放进入血流，引起第一次菌血症，此阶段相当于临床潜伏期，患者无症状。伤寒杆菌随血流进入肝、脾、胆囊和骨髓等组织器官中继续大量繁殖并再次释放进入血流引起第二次菌血症，同时释放内毒素，此阶段一般经历1周，相当于初期，患者出现临床症状。病程第2～3周，随着血流播散伤寒杆菌进入全身各脏器，在胆囊、胆汁内大量繁殖并经胆汁入肠，一部分随粪便排出体外，另一部分经肠黏膜再度侵入肠壁淋巴组织，使其产生严重的炎症反应，导致局部坏死、脱落而形成溃疡。若累及病变部位血管可引起肠出血，若溃疡穿透肌层及浆膜层可引起肠穿孔，此阶段相当于极期，患者出现伤寒特征性表现及并发症。病程第4～5周，随着机体免疫力逐渐增强，病菌逐渐被清除，病情缓解，进入恢复期。部分患者由于免疫功能不足等原因出现复发和再燃，少数患者症状消失后，由于胆囊长期存在病菌而成为慢性带菌者。

伤寒的主要病理特点为全身单核吞噬细胞系统增生性反应，以回肠下段的集合淋巴结及孤立淋巴滤泡病变最具特征性。病程第1周淋巴组织增生水肿呈纽扣样突起，镜检可见炎症细胞浸润，大量吞噬细胞增生。吞噬细胞内含有淋巴细胞、红细胞、伤寒杆菌及坏死组织碎片，称为"伤寒细胞"。多个伤寒细胞聚集成团，形成伤寒小结，是本病的特征性病变。第2周肿大的淋巴组织坏死。第3周坏死组织脱落形成溃疡，甚至导致肠出血和肠穿孔。第4周溃疡逐渐愈合，不留瘢痕。肠道的病变与临床病情的严重程度不一定呈正比，有些患者虽有严重中毒症状表现，但肠道病变较轻；相反，有的患者临床症状较轻，但可发生肠出血或肠穿孔。除肠道病变外，还可有肝脾肿大、胆囊轻度炎症病变，重者有心、肺、脑的中毒性病变等。

三、护理评估

（一）流行病学资料

1. 传染源　为患者及带菌者。患者在潜伏期末即由粪便排菌且整个病程均具有传染性，以发病后2～4周排菌量最多，传染性最强。恢复期或病愈后排菌减少，临床2%～5%的感染者可持续排菌3个月以上，称为慢性带菌者，临床多见原有胆道系统疾病的患者，如胆石症或慢性胆囊炎等，少数可终身带菌。慢性带菌者是引起伤寒不断传播或流行的重要传染源。

2. 传播途径　通过消化道传播。伤寒杆菌随患者或带菌者粪便排出体外，通过污染的水、食物、日常生活接触、苍蝇及蟑螂等媒介传播。其中，食物和水源污染是本病的主要传播途径，常可引起暴发流行；散发病例大多以日常生活接触、苍蝇及蟑螂等媒介为主要传播方式。

3. 人群易感性　人群普遍易感，病后可产生持久免疫力，再次发病者少见。

4. 流行特征　本病在世界各地均有发病，以热带和亚热带地区多见。常年发病，多流行于夏秋季，散发为主。发病者以儿童和青壮年居多，无明显性别差异。

（二）身体状况

案例3-6

患者，男，25岁。因"持续发热伴乏力、厌食2日"入院。查体：T 39.4℃，P 92次/分，R 20次/分，BP 90/60mmHg，面色苍白，表情淡漠，腹部可见2个淡红色斑丘疹，直径约3mm，压之褪色。肝肋下2cm，脾肋下1cm，质软，有轻压痛。血常规：WBC $3.9×10^9$/L，N 0.62，L 0.35，嗜酸性粒细胞消失；血培养：伤寒杆菌阳性。经诺氟沙星治疗5日后体温正常，发病第20日解黑便1次。

问题：

1. 考虑该患者可能的临床诊断是什么？

2. 在病程中患者出现了什么并发症？

3. 此并发症应如何配合医生进行处理？

本病潜伏期为 3～60 日，一般为 10～14 日，潜伏期长短与感染细菌的量及机体免疫状态有关。

1. 典型伤寒　自然病程为 4～5 周，临床经过可分为以下四期：

（1）初期：病程第 1 周。大多缓慢起病，发热是最早出现的症状，体温呈阶梯状上升，5～7 日内达 39～40℃。伴有乏力、全身不适、四肢酸痛、食欲减退、头痛、咽痛、咳嗽等症状。

（2）极期：病程第 2～3 周。出现伤寒特征性表现及肠出血、肠穿孔等并发症。①发热：持续高热，多呈稽留热型，少数可呈弛张热或不规则热型，持续 10～14 日。②消化道症状：食欲缺乏、腹胀、腹部不适，多有便秘，少数出现腹泻，有时腹泻与便秘交替出现，右下腹可有压痛。③神经系统症状：出现"伤寒面容"，表现为精神恍惚、表情淡漠、反应迟钝、听力减退、耳鸣，重者可出现谵妄、脑膜刺激征、昏迷等中毒性脑病表现，可随病情好转、体温下降而逐渐恢复。④循环系统症状：相对缓脉或重脉。相对缓脉指体温升高与脉搏增快不一致即体温每升高 1℃，脉搏增快少于 15～20 次/分，但并发中毒性心肌炎时相对缓脉可不明显。重脉指桡动脉触诊时，每一次脉搏感觉有两次搏动的现象，系末梢血管受内毒素影响扩张所致。⑤玫瑰疹：多在病程 7～14 日，部分患者于胸、腹肩背部分批出现淡红色小斑丘疹，直径为 2～4mm，压之褪色，多在 10 个以内，一般 2～4 日内自行消退。⑥肝脾肿大：部分患者于病程第 1 周末出现肝脾肿大，质软有压痛。若出现黄疸或肝功能明显异常时，提示并发中毒性肝炎。⑦其他：高热期间，可有蛋白尿、水晶型汗疹（白痱）、消瘦及脱发等。

（3）缓解期：病程第 3～4 周，病情开始好转，体温逐渐下降，各种临床症状逐渐减轻，肿大的肝脾开始回缩，但仍可出现各种肠道并发症。

（4）恢复期：病程第 5 周，体温恢复正常，临床症状消失，通常 1 个月左右完全康复。对体弱、原有慢性疾病及并发症者病程往往较长。

2. 其他临床类型　除上述典型伤寒表现外，还有轻型、暴发型、迁延型、逍遥型、顿挫型及小儿和老年伤寒等多种类型。

3. 复发与再燃

（1）复发：少数患者体温正常后 1～3 周，临床症状再现，血培养再度阳性。多由于潜伏在胆囊或单核吞噬细胞系统中的病菌大量繁殖并再度侵入血流所致，见于抗菌治疗不彻底、机体抵抗力低的患者。复发的症状一般较轻，病程较短，并发症较少。

（2）再燃：部分患者进入缓解期后体温下降但尚未恢复正常时又复上升，临床症状再现，血培养阳性。可能与菌血症未被完全控制有关。

4. 并发症

（1）肠出血：为最常见的并发症，多发生于病程第 2～4 周。常见诱因包括过早下床活动、饮食不当、排便过度用力、腹泻及治疗性灌肠等。表现粪便隐血至大量便血，大量出血可引起体温骤降后快速回升，脉搏增快、头晕、烦躁不安、面色苍白、血压下降等休克表现。

案例3-6分析(1)

　　该患者血压偏低，面色苍白，表情淡漠，发病第 20 天出现黑便。考虑病程中并发肠出血。

（2）肠穿孔：为最严重的并发症，多见于病程第 2～4 周，好发于回肠末段。诱因与肠出血相似，腹胀、腹泻、肠出血为常见先兆。穿孔时患者突然感右下腹剧烈腹痛，伴恶心、呕吐、出冷汗、脉搏细数、呼吸加快、体温与血压下降，继而体温迅速回升，出现腹膜炎征象。肝浊音界减少或消失，血白细胞数增高，X线检查膈下有游离气体。

（3）其他：尚可并发中毒性肝炎、中毒性心肌炎、肺部感染、急性胆囊炎、血栓性静脉炎、溶血性尿毒综合征等。

（三）辅助检查

1. 一般检查

（1）血常规：白细胞计数减少，一般为（3～5）×10^9/L，中性粒细胞减少，嗜酸粒细胞减少或消失，随病情好转逐渐恢复正常，其消长情况对判断病情与疗效有一定参考价值。

（2）尿常规：轻度蛋白尿及少量管型。

（3）便常规：腹泻者可见少量白细胞，并发肠出血时粪便隐血试验阳性。

2. 细菌学检查

（1）血培养：为最常见的确诊方法。发病第1～2周血培养阳性率可达80%～90%以上，以后阳性率逐渐下降，复发、再燃时再度阳性。

（2）骨髓培养：全病程均可获得较高的阳性率，且较少受抗菌药物的影响，尤其适用于已抗菌治疗、血培养阴性的患者。

（3）粪便培养：发病第3～4周阳性率最高，对早期诊断价值不高，常用于判断患者的带菌情况。

（4）尿培养：早期常阴性，第3～4周阳性率为25%。

（5）玫瑰疹刮取液培养及组织活检：也可获得一定阳性结果，但不作为常规检查。

3. 伤寒血清凝集试验（肥达反应）　该试验应用伤寒杆菌"O"抗原和"H"抗原，通过凝集反应检测患者血清中相应抗体的凝集效价，对本病有辅助诊断价值。伤寒抗体通常在病后1周左右出现，第3～4周阳性率最高，可达70%以上，并可持续数月。"O"抗体凝集效价≥1∶80及"H"抗体效价≥1∶160时，或相隔1周双份血清抗体效价上升4倍以上有助于诊断。"Vi"抗体的检测用于慢性带菌者的调查，效价在1∶40以上有意义。

案例3-6分析(2)
　　该患者有持续高热，消化道症状，玫瑰疹，肝、脾肿大，血白细胞偏低，嗜酸粒细胞消失，血培养见伤寒杆菌。综合上述情况，该患者可能的临床诊断是伤寒。

（四）心理、社会状况

伤寒症状多且严重，需隔离治疗，隔离后患者多有抑郁、孤独、焦虑、悲观、恐惧等心理反应。由于患者对隔离治疗的认识不足及适应障碍加之不理解病程中需限制活动、限制饮食的重要意义，常出现不配合治疗及护理的情况。

（五）治疗要点

伤寒的治疗原则为病原治疗的同时配合对症治疗，积极防治各种并发症。

1. 病原治疗　为首要治疗措施，目前首选药物为第三代喹诺酮类抗生素，具有抗菌谱广、杀菌力强、耐药性低、口服制剂使用方便等优点。常用药物有诺氟沙星、氧氟沙星、环丙沙星、左旋氧氟沙星等。但因其影响骨骼发育，儿童、孕妇及哺乳期妇女应慎用。第三代头孢菌素抗菌效果良好，但因需要静脉给药且价格昂贵，除儿童、孕妇外一般不作为首选药物。氯霉素适用于对氯霉素敏感的非多重耐药菌所致的伤寒散发病例，但由于骨髓抑制及耐药菌株的出现，现临床已较少应用。此外，还可选用氨苄西林、复方磺胺甲噁唑等。

2. 对症治疗　有严重毒血症状者，在抗生素治疗同时加用糖皮质激素；烦躁不安者给予镇静剂；高热者行物理降温，不宜用发汗退热药，以免虚脱。

3. 并发症治疗

（1）肠出血：绝对卧床休息，禁食，应用止血药物，根据出血情况酌量输血，严密观察生命体征及出血情况，经内科治疗无效者，可考虑手术止血。

（2）肠穿孔：禁食，胃肠减压，伴有腹膜炎者尽早手术治疗，同时加用有效抗菌药物。

四、主要护理问题

1. 体温过高　与伤寒杆菌感染、释放大量内源性致热原有关。

2. 营养失调：低于机体需要量　与高热、纳差、腹胀有关。

3. 便秘　与长期卧床、无渣饮食、中毒性肠麻痹和毒血症引起肠蠕动减慢有关。

4. 腹泻　与内毒素释放致肠道功能紊乱有关。

5. 潜在并发症：肠出血、肠穿孔、中毒性心肌炎、肺炎、中毒性肝炎、胆囊炎等。

五、护 理 措 施

（一）一般护理

1. 隔离　肠道隔离。患者食具和便器专用，排泄物和呕吐物需严格消毒处理。

2. 休息与活动　发热期患者绝对卧床休息至退热后 1 周，以减少热量和营养物质消耗，避免肠道并发症发生。恢复期无并发症者可逐渐增加活动量。

3. 饮食护理　强调饮食控制的重要性，因伤寒患者既需补充营养，促进恢复，又要防止诱发肠道并发症。

（1）初期：给予高糖、高蛋白、高维生素、营养丰富、清淡、易消化软食，鼓励患者多饮水。

（2）极期：给予营养丰富、易消化流质或无渣半流质饮食，如藕粉、米汤、稀饭、果汁等，禁忌生、冷、硬、刺激性的食物，少量多餐，避免过饱。腹胀者给予低糖、低脂饮食，禁食牛奶、豆类等产气食物，并注意补充钾盐。呕吐、腹泻严重者禁食，遵医嘱静脉补充营养和水分。

（3）缓解期：给予高糖量、高蛋白、高维生素、少渣或无渣的流质或半流质食物，并观察进食后胃肠道反应。

（4）恢复期：根据情况可逐渐恢复到正常饮食，但切忌暴饮暴食或进食生冷、粗糙及不易消化的食物。

（二）病情观察

1. 生命体征　严密监测患者的生命体征，重点观察体温的变化，注意发热过程、热型、持续时间及伴随症状，每 4 小时测温一次。

2. 消化道症状　密切观察患者有无腹痛、腹胀、腹泻、便秘等症状出现。注意腹泻次数、持续时间，粪便颜色、性状、量及有无大便潜血发生。

3. 并发症　密切监测生命体征及消化道症状，注意面色及意识状态的变化，及早识别肠道并发症的征象。如患者出现血压和体温下降、脉搏增快、出冷汗、肠蠕动增快、便血等提示肠出血征兆；如患者突发右下腹剧烈疼痛、腹肌紧张，伴有恶心、呕吐、面色苍白、体温和血压下降等提示肠穿孔可能，应立即报告医生并配合处理。

（三）对症护理

1. 高热的护理　给予冰帽、冰袋冷敷头部、温水擦浴等物理降温。注意擦浴时避免在腹部加压用力，以免引起肠出血或肠穿孔；有皮疹者禁忌乙醇擦浴；避免选用大剂量退热药。鼓励并协助患者多饮水，保证液体摄入量。出汗后及时更换内衣，保持皮肤清洁、干燥。

2. 便秘的护理　指导患者切忌过度用力排便，防止并发症发生，必要时可用开塞露或生理盐水低压灌肠，忌用泻药。

3. 腹胀的护理　除饮食调节外，还可用松节油腹部热敷、肛管排气或生理盐水低压灌肠，但忌用腹部按摩及新斯的明，以免引起剧烈肠蠕动，诱发肠出血或肠穿孔。

4. 腹泻的护理　除注意饮食调节及病情观察外，可用一般收敛剂如蒙脱石散剂（思密达）等，避免使用抑制肠蠕动的药物导致鼓肠。遵医嘱补液，监测水、电解质、酸碱平衡状况。

（四）并发症的护理

1. 肠出血　绝对卧床休息，暂禁食或给少量流食，保持病室安静，密切观察患者生命体征、面色、意识及便血等情况，遵医嘱静脉输液，给予止血药物，必要时输血，烦躁不安者使用镇静剂，但禁忌泻剂及灌肠治疗。

案例3-6分析(3)

伤寒并发肠出血时应嘱患者绝对卧床休息，暂禁食或给少量流食，保持病室安静，密切监测患者生命体征、面色、意识及便血等情况，遵医嘱静脉输液，给予止血药物，根据出血情况酌量输血，经上述治疗无效时，应做好手术前准备。

2. 肠穿孔　禁食，胃肠减压，联合应用抗菌药物以控制原发病及腹膜炎的发生，密切观察有无感染性休克的发生，积极配合医生准备手术治疗。

（五）用药护理

遵医嘱使用抗菌药物，并观察用药后疗效及不良反应。喹诺酮类抗生素使用中要密切观察血象变化及胃肠不适、失眠等不良反应。氯霉素使用时定期监测血象的变化，尤其粒细胞减少症的发生及再生障碍性贫血的危险。

（六）心理护理

与患者建立良好的沟通，耐心解释隔离治疗和限制活动与饮食的重要性，使患者积极配合治疗及护理，减轻或消除紧张、焦虑情绪。

六、健 康 教 育

（一）预防知识教育

1. 管理传染源　向患者及家属阐明实施肠道隔离的重要性。体温正常后15日，或每隔5～7日做粪便培养1次，连续2次阴性后方可解除隔离。密切接触者医学观察2～3周，如有发热等症状，立即隔离。重点检查饮食行业人员，及时发现带菌者，进行监督、管理和治疗。

2. 切断传播途径　做好"三管一灭"，即管理饮食卫生，管理水源，管理粪便和消灭苍蝇、蟑螂。

3. 保护易感人群　高危人群定期普查、普治。对与带菌者密切接触或伤寒流行区的老人、儿童及免疫力低下的易感者可注射伤寒 Vi 菌苗，注射后抗体产生率可达90%，保护效果可达60%～70%；也可预防性口服复方磺胺甲噁唑，2片/次，2次/日，连续服用3～5天。

（二）相关知识教育

教育患者养成良好的饮食与卫生习惯，伤寒痊愈后仍需检查其粪便，以防成为带菌者，督促患者定期复查，以防复发。对粪便培养阳性持续1年以上者，仍需抗生素治疗，且不应从事饮食服务业。被污染场所、物品及患者的排泄物、呕吐物须严格消毒。

执 业 考 试 模 拟 题

1. 引起伤寒不断流行、传播的主要传染源为（　）
    A. 慢性带菌者　　　　　B. 暴发型伤寒患者
    C. 普通型伤寒患者
    D. 恢复期伤寒患者
    E. 潜伏期伤寒患者

2. 当伤寒患者出现便秘时，以下处理错误的是（　）
    A. 可使用开塞露
    B. 用生理盐水低压灌肠
    C. 排便时不要过度用力
    D. 禁用泻药
    E. 肥皂水高压灌肠

3. 对伤寒腹胀患者的护理不正确的是（　）
    A. 用松节油热敷腹部
    B. 肛管排气
    C. 协助轻轻翻身
    D. 可进食牛奶、豆浆
    E. 可轻轻按摩腹部

（4~6 题共用题干）

患者，女，34 岁。因发热、乏力、食欲减退伴腹胀 8 日入院。查体：T 39.4℃，P 96 次/分，腹部可见 3 个淡红色斑丘疹，直径约 3mm，压之褪色。肝肋下 1cm，质软，有压痛，脾肋下未触及。血常规：WBC 3.6×10^9/L，中性粒细胞 0.60，淋巴细胞 0.39。

4. 该患者最有可能的诊断是（　）
    A. 结核　　　　　B. 系统性红斑狼疮
    C. 伤寒　　　　　D. 布鲁菌病
    E. 败血症

5. 为进一步确诊，需做的检查是（　）
    A. 胸部 X 线片　　　B. 肥达反应
    C. PPD 试验　　　　D. 血培养
    E. 大便培养

6. 对患者进行治疗，首选的抗生素为（　）
    A. 第三代头孢菌素　　　B. 氨苄西林
    C. 利福平　　　　　　　D. 氯霉素
    E. 喹诺酮类

（王　雪）

第三节　细菌性痢疾

细菌性痢疾（bacillary dysentery）简称菌痢，是由志贺菌属细菌（又称痢疾杆菌）引起的肠道传染病，又称志贺菌病。临床上以腹痛、腹泻、里急后重和黏液脓血便为主要表现，可伴有发热及全身毒血症状，严重者可出现感染性休克和（或）中毒性脑病。本病以直肠、乙状结肠的炎症与溃疡为主要病变。

一、病　原　学

痢疾杆菌属肠杆菌科志贺菌属，革兰染色阴性，菌体短小，无荚膜、芽孢及鞭毛，有菌毛。痢疾杆菌的抗原有菌体"O"抗原、表面"K"抗原及菌毛抗原。根据生化反应与抗原性质的不同其可分为 4 群，即 A 群（痢疾志贺菌）、B 群（福氏志贺菌）、C 群（鲍氏志贺菌）、D 群（宋内志贺菌）以及 47 个血清型。我国以 B 群感染最常见，近年来少数地区 D 群和 A 群发病也有所上升。各菌群及血清型间无交叉免疫。各型志贺菌均可产生内毒素，是引起全身毒血症的主要因素。此外，A 群还可产生外毒素（志贺菌素），具有细胞毒、神经毒和肠毒素作用，导致相应症状。痢疾杆菌在体外生存力较强，温度越低存活时间越长，如在瓜果、蔬菜及污染物上可生存 1~2 周，在阴暗、潮湿及冷冻条件下可生存数周。但对理化因素的抵抗力较低，阳光直射 30 分钟、加热 60℃ 10 分钟、煮沸 2 分钟即可死亡。对酸及各种化学消毒剂均很敏感。

二、发病机制

痢疾杆菌进入人体后是否发病，取决于细菌数量、致病力以及人体的抵抗力。致病力强的细菌少量（10～100 个）也可引起发病。痢疾杆菌进入消化道后，大部分被胃酸杀灭，即使有少量未被杀灭的病菌进入肠道，亦可通过正常肠道菌群的拮抗作用将其排斥。但当人体全身及胃肠道局部抵抗力降低时，如慢性消化道疾病、营养不良、过度疲劳、暴饮暴食等，即使感染小量病菌也容易发病。痢疾杆菌黏附并侵入乙状结肠和直肠黏膜上皮细胞后，先在上皮细胞内繁殖，然后通过基膜侵入黏膜固有层，并在该处进一步繁殖，在其产生的内、外毒素作用下，迅速引起肠黏膜的炎症反应和小血管循环障碍，导致肠上皮细胞出现变性、坏死，形成浅表溃疡，分泌黏液和脓性分泌物，临床上表现为腹痛、腹泻。直肠括约肌受刺激而有里急后重；由黏液、细胞碎屑、中性粒细胞、渗出液和血形成黏液脓血便。痢疾杆菌产生的内毒素入血后，不但引起发热及全身毒血症状，还可直接作用于肾上腺髓质、刺激交感神经系统和单核吞噬细胞系统释放儿茶酚胺等多种血管活性物质引起急性微循环障碍，进而导致 DIC、血栓形成及重要器官功能衰竭，引发中毒性痢疾，临床上以感染性休克、脑水肿及脑疝、昏迷、抽搐和呼吸衰竭为主要表现，也是患者死亡的主要原因。其外毒素可引起肠黏膜细胞坏死、水样腹泻和神经系统症状。

三、护理评估

（一）流行病学资料

1. 传染源　为急、慢性患者和带菌者。急性菌痢患者早期排菌量大、传染性强；非典型患者、慢性患者及带菌者由于症状不典型且管理困难易被忽略，在流行病学中意义更大。

2. 传播途径　通过消化道传播，痢疾杆菌通过污染的食物、水或日常生活接触传播，亦可经苍蝇、蟑螂等媒介间接传播。其中，食物或水源污染是引起食物型或水型暴发流行的主要传播途径。生活中以污染手为媒介的接触传播可引起散发病例。

3. 人群易感性　人群普遍易感。病后可获得一定的免疫力，但短暂而不稳定，且不同群、型间无交叉免疫，易反复感染。

4. 流行特征　本病主要集中在温带和亚热带地区，多见于卫生条件差的区域。我国常年散发，夏秋季多见，可能与气温条件适合细菌生长繁殖、苍蝇活动多、夏季饮食习惯及胃肠道防御功能降低等因素有关。发病者以学龄前儿童和青壮年居多。

（二）身体状况

案例3-7

患者，男，18 岁。因发热、腹痛、腹泻 2 日入院。查体：T 39℃，P 96 次/分，R 22 次/分，BP 110/70mmHg，下腹明显压痛，肠鸣音亢进，腹泻每天 10 余次，量少，为水样便，伴里急后重，大便性状为黏液脓血，发病前有不洁饮食史。血常规：WBC $13.1×10^9$/L，N 0.85；大便镜检红白细胞满视野，可见吞噬细胞；粪便培养见痢疾杆菌。

问题：

1. 考虑该患者可能的临床诊断是什么？

2. 如何对该患者进行饮食指导？

3. 针对患者的腹痛、腹泻、里急后重应如何护理？

本病潜伏期为 1～2 日。潜伏期长短和病情轻重主要取决于患者的年龄、抵抗力、感染细菌的数量、毒力及菌型等因素。在菌属因素中，A 群感染所致表现较重，D 群感染多较轻，B 群介于上述两者之间，但易转为慢性。根据临床病程长短和病情轻重其可分为急性和慢性两型。

1. 急性菌痢　根据毒血症状及肠道症状轻重分为三型：

（1）普通型（典型）：起病急，有畏寒、发热，体温可高达 39℃，伴头痛、乏力、食欲减退等全身不适，继而出现阵发性腹痛、腹泻、里急后重。排便次数增多，每日十余次至数十次，量少，起初为稀水便，后迅速转变为黏液脓血便。体征可有左下腹压痛及肠鸣音亢进。病程为 1～2 周，少数患者可转为慢性。

（2）轻型（非典型）：一般无全身毒血症状，一般不发热或仅有低热。肠道症状较轻，轻微腹痛而无明显里急后重，腹泻次数少，每日 3～5 次，稀便有黏液但无脓血。体征可有左下腹压痛。病程短，一般 3～7 日，亦可转为慢性。

（3）中毒型：多见于 2～7 岁体质较好的儿童。起病急骤，病情凶险，病死率高。患者常突然畏寒、高热达 40℃以上，有严重全身毒血症状，伴精神萎靡、反复惊厥、昏迷，可迅速发生呼吸、循环衰竭。但肠道症状多不明显，常在生理盐水灌肠或直肠拭子取粪便镜检发现异常。根据临床表现分为三型：

1）休克型（周围循环衰竭型）：较多见，由于全身微血管痉挛导致微循环障碍，主要为感染性休克表现，如面色苍白、四肢厥冷、精神萎靡、脉搏细速、皮肤花斑、血压下降、尿量减少，可伴不同程度意识障碍及心、肾功能不全等症状。

2）脑型（呼吸衰竭型）：较严重，由于脑血管痉挛导致脑缺氧、脑水肿甚至脑疝，以中枢神经系统症状为主要表现，如脑膜炎、颅内压增高、脑疝，并出现中枢性呼吸衰竭。早期有剧烈头痛、频繁呕吐，呈典型喷射状；晚期频繁惊厥、嗜睡、昏迷；瞳孔大小不等、对光反射减弱或消失；呼吸节律不齐、深浅不匀等中枢性呼吸衰竭，严重者出现呼吸停止。

3）混合型：具有以上两型的临床表现，通常先出现高热、惊厥，如未及时抢救，则迅速发展为呼吸、循环衰竭。此型预后最为凶险，病死率极高。

2. 慢性菌痢　病程反复发作或迁延不愈超过 2 个月即为慢性菌痢。其慢性化原因可能与下列因素有关：①急性期治疗不当或细菌耐药。②营养不良、有胃肠道慢性疾病及机体免疫功能低下。③与感染的细菌菌型有关，如 B 群感染易致慢性化。根据临床表现分为三型：

（1）慢性迁延型：最常见，发生率约 10%。急性菌痢后患者反复出现腹痛、腹泻或腹泻与便秘交替、黏液或脓血便，常左下腹压痛，部分患者可扪及增生呈条索状的乙状结肠。病情时轻时重、迁延不愈，长期腹泻可有乏力、营养不良及贫血等表现。

（2）急性发作型：发生率约为 5%，患者有一半是半年内有痢疾病史或复发史，常因某种因素如进食生冷食物、劳累或受凉等引起急性发作，有腹痛、腹泻、脓血便等肠道症状，但全身毒血症状不明显。

（3）慢性隐匿型：较少见，发生率为 2%～3%。1 年内有菌痢病史，近期无明显临床症状。但大便培养可检出痢疾杆菌，乙状结肠镜检查有肠黏膜炎症甚至溃疡等病变。

（三）辅助检查

1. 一般检查

（1）血常规：白细胞计数增高，一般为（10～20）×10^9/L，以中性粒细胞升高为主。慢性菌痢可有轻度贫血。

（2）粪常规：外观多为黏液脓血便，常无粪质。镜检可见大量成堆的脓细胞、白细胞、少量红细胞和巨噬细胞。血水便时红细胞可满视野。

2. 病原学检查　粪便培养出痢疾杆菌即可确诊，并同时做药物敏感试验以指导临床合理用药。标本采集要求：在抗菌药物使用前采集新鲜粪便的黏液、脓血部分并及时送检。早期、连续多次送检有助于提高细菌培养的阳性率。

3. 免疫学检查　采用免疫学方法检测细菌或抗原，具有早期快速诊断的优点。但由于粪便中抗原成分复杂，易出现假阳性，目前只用于流行病学调查，临床尚未推广应用。

案例3-7分析(1)

　　该患者有发热、腹痛、腹泻，伴里急后重，黏液脓血便；查体下腹明显压痛，肠鸣音亢进；发病前有不洁饮食史；血白细胞、中性粒细胞明显升高；粪便培养见痢疾杆菌。综合上述情况，该患者可能的临床诊断是细菌性痢疾。

（四）心理、社会状况

患者常因发热、全身毒血症状及肠道症状，或担心疾病转为慢性等，尤其是中毒型菌痢出现呼吸、循环衰竭等凶险情况，常使患者及家属出现紧张和恐惧心理。慢性菌痢因病程迁延不愈，患者易出现烦躁、焦虑等不良情绪。

（五）治疗要点

菌痢的治疗原则以病原治疗和对症处理为主。

1. 急性菌痢

（1）病原治疗：选用有效抗生素是治疗急性菌痢、减少并防止其慢性化的首要措施。但由于抗生素的广泛应用，痢疾杆菌耐药不断增加，且呈多重耐药，故须根据药物敏感试验选用合适抗生素，疗程不宜短于5天，减少恢复期带菌。第三代喹诺酮类抗生素为目前成人菌痢的首选药物，诺氟沙星最常用，成人每次0.2～0.4g，4次/日，小儿每日10mg/kg，口服，疗程为5～7日。亦可选用其他喹诺酮类抗生素、复方磺胺甲噁唑、庆大霉素、阿米卡星、头孢菌素类抗生素等。

（2）对症治疗：高热以物理降温为主，必要时可用退热药；腹痛剧烈者可用解痉药如颠茄合剂、阿托品；毒血症状严重者可酌情给予小剂量糖皮质激素。

2. 慢性菌痢

（1）病原治疗：应根据药物敏感试验结果选用有效抗生素，通常联合应用2种不同类型的抗生素，疗程延长至10～14日，重复1～3个疗程。亦可给予药物保留灌肠疗法，选用0.3%小檗碱（黄连素）溶液、5%大蒜素溶液或2%磺胺嘧啶银悬液等中的一种，每次100～200ml，每晚1次，10～14日为一个疗程，灌肠液中加用小剂量糖皮质激素可提高疗效。

（2）对症治疗：肠道功能紊乱者可用镇静、解痉药；肠道菌群失调者可用微生态制剂，如乳酸杆菌或双歧杆菌制剂和益生元。

3. 中毒性菌痢

（1）病原治疗：根据药物敏感试验结果尽快选用上述有效抗生素静脉滴注，亦可两类抗生素联合用药，待病情好转后改口服。

（2）对症治疗

1）降温、镇静：高热者给予物理和药物降温；高热伴烦躁不安、惊厥者可用亚冬眠疗法。反复惊厥者可给予地西泮、苯巴比妥钠肌内注射或水合氯醛灌肠。

2）抗休克：①迅速扩充血容量、纠正酸中毒。快速滴注右旋糖酐40或葡萄糖盐水，给予5%碳酸氢钠纠正酸中毒。②应用血管活性药物如山莨菪碱（654-2）或阿托品解除微血管痉挛；血压仍不回升可加用升压药如多巴胺或间羟胺等，增强心肌收缩力以及改善重要脏器血流灌注。③保护心、脑、肾等重要脏器功能。④也可短期应用糖皮质激素，有DIC早期表现者给予肝素抗凝治疗。

3）防治脑水肿与呼吸衰竭：①脑水肿：给予20%甘露醇脱水；应用血管活性药物改善脑部微循环，亦可应用糖皮质激素。②呼吸衰竭：保护呼吸道通畅、吸氧，如出现呼吸衰竭可用尼可刹米、洛贝林等呼吸兴奋剂，必要时气管插管、气管切开或应用呼吸机辅助通气。

四、主要护理问题

1. 体温过高　与痢疾杆菌产生的内毒素激活细胞释放内源性致热物质作用于体温中枢有关。
2. 组织灌注无效　与中毒性菌痢导致微循环障碍有关。
3. 腹泻　与肠黏膜炎症、坏死、溃疡导致肠蠕动增强、肠痉挛有关。
4. 疼痛：腹痛　与细胞毒素作用于肠壁自主神经，引起肠蠕动增强、肠痉挛有关。
5. 营养失调：低于机体需要量　与胃肠道炎症、腹泻、摄入减少和消耗增多有关。
6. 有体液不足的危险　与高热、腹泻、摄入不足有关。
7. 潜在并发症：惊厥、脑疝、休克、呼吸衰竭。

五、护 理 措 施

（一）一般护理

1. 隔离　肠道隔离，隔离至大便培养连续 3 次阴性，对患者粪便、便器、尿布、呕吐物及排泄物必须严格消毒处理。

2. 休息与活动　急性期患者、腹泻频繁、全身症状明显者应卧床休息。对腹泻频繁伴发热、虚弱无力者协助其床边排便以减少体力消耗。中毒型菌痢患者应绝对卧床休息，专人监护，安置平卧或中凹卧位，注意保暖；小儿去枕平卧，头偏向一侧。症状减轻后或症状不重者可适当活动。

3. 饮食　严重腹泻伴呕吐时暂禁食，静脉补充所需营养。待病情缓解能进食后，给予高糖、高蛋白、高维生素、少渣、少纤维素、易消化、清淡流质或半流质饮食，少量多餐，忌生冷、多渣、油腻或刺激性食物，嘱患者多饮水及含钾、钠高的饮料。待病情好转、大便正常后逐渐过渡到正常饮食。

案例3-7分析(2)

该患者有发热、腹泻及黏液脓血便，应给予高糖、高蛋白、高维生素、少渣、少纤维素、易消化、清淡流质或半流质饮食，少量多餐，忌生冷、多渣、油腻或刺激性食物，嘱患者多饮水及含钾、钠高的饮料。

（二）病情观察

密切观察大便次数、性状、量及颜色变化，注意腹痛部位、性质、程度、伴随症状、持续时间等。严密监测患者的生命体征、面色、神志、尿量及瞳孔等，记录 24 小时出入量，观察患者有无休克征象、脑水肿及脑疝表现，一旦发现，应及时报告医生并配合抢救。

（三）对症护理

1. 发热的护理　积极采取各种物理降温方法，除冷敷、温水或乙醇擦浴外，还可用2%冷（温）盐水低压灌肠。如降温效果不明显，为防止小儿发生惊厥，可遵医嘱采用药物降温，高热惊厥者应用冬眠疗法或亚冬眠疗法。监测患者生命体征变化，每4小时测量1次并记录；鼓励患者多饮水，出汗后及时更换衣物，注意保暖。

2. 腹痛、腹泻的护理　除注意饮食调节及病情观察外，剧烈腹痛者用热水袋热敷以缓解肠痉挛，必要时遵医嘱应用阿托品或颠茄制剂等解痉镇痛药。腹泻频繁者，注意肛周皮肤护理，便后清洗干净，并在肛周涂凡士林，以防糜烂；每日用 1：5000 的高锰酸钾溶液坐浴，以保持肛周皮肤清洁及避免感染。伴明显里急后重者，嘱患者排便时不要过度用力，以防脱肛。发生脱肛时，可戴橡胶手套按摩，助其回纳。

案例3-7分析(3)

针对该患者的腹痛可用热水袋热敷，必要时遵医嘱应用解痉镇痛药。针对腹泻，除上述饮食指导外，还应注意肛周皮肤护理，指导患者便后清洗干净，并在肛周涂凡士林，也可每日用 1∶5000 的高锰酸钾溶液坐浴，避免感染。针对里急后重，应嘱患者排便时不要过度用力，以防脱肛。发生脱肛时，可戴橡胶手套按摩，助其回纳。

3. 休克的护理

（1）休息与体位：绝对卧床休息，专人监护。安置患者平卧位或中凹卧位，小儿去枕平卧，头偏向一侧。

（2）保暖：患者由于末梢循环不良，应注意保暖。可调高室温，加盖棉被，尽量减少暴露部分，喝热饮料，必要时可用热水袋，但注意防止烫伤。

（3）氧疗：一般采用鼻导管吸氧，氧流量为 2～4L/min，必要时为 4～6L/min；监测血氧饱和度及动脉血气分析，同时观察氧疗效果。

（4）抗休克治疗护理：迅速建立两条静脉通路，严密监测生命体征变化，记录 24 小时出入量。遵医嘱予以扩容、纠酸等抗休克治疗。扩容时，应根据血压、尿量随时调整输液速度，输液过程中，注意患者有无呼吸困难、咳泡沫痰及肺底湿啰音，防止肺水肿及左心衰竭的发生。应用血管活性药物，维持适当浓度和滴速，观察药物的疗效和不良反应。如应用阿托品，须注意阿托品化与阿托品中毒的鉴别。

抗休克治疗有效的指征：面色转红、发绀消失，肢端回暖、血压渐回升，收缩压维持在80mmHg 以上、脉压>30mmHg、脉搏＜100 次/分且充盈有力、尿量>30ml/h。

（四）用药护理

遵医嘱给予有效抗生素，注意药物剂量、给药时间、不同类型菌痢的给药途径和不良反应。早期禁止用止泻药，以便毒素排出。

（五）心理护理

向患者解释腹痛、腹泻、里急后重等发生的原因，强调应及时、彻底治疗疾病，增强机体抵抗力，以防疾病转为慢性，减轻或消除患者烦躁、焦虑心理。

六、健 康 教 育

（一）预防知识教育

1. 管理传染源　急、慢性患者和带菌者应及时隔离或定期随访管理，并彻底治疗，直至急性期症状消失，粪便培养隔周一次，连续 2～3 次阴性方可解除隔离或访视管理。从事托幼、餐饮业和供水机构等重点行业人群应定期进行查体及粪便培养等，以便及时发现带菌者；对重点行业人群中的患者应立即调离原工作岗位并给予彻底治疗；慢性菌痢和带菌者不得从事上述重点行业工作。

2. 切断传播途径　是预防菌痢最重要的环节。搞好饮食、饮水和环境卫生，消灭苍蝇、蟑螂，同时养成良好的个人卫生习惯，防止"病从口入"，严格贯彻执行各种卫生消毒制度。

3. 保护易感人群　在痢疾流行期间，易感者可口服多价痢疾减毒活菌苗，免疫力可维持6～12 个月，但与其他菌型间无交叉免疫。流行季节亦可采用中草药（大蒜、黄连、马齿苋、地锦草等）预防。

（二）相关知识教育

向患者及家属讲解粪便消毒对控制传染源的重要意义。教会患者留取粪便标本的方法及肛周皮肤护理的方法。告知患者遵医嘱按时、按量、按疗程坚持服药，争取急性期彻底治愈，以防转变成慢性。慢性菌痢患者应避免因进食生冷食物、暴饮暴食、过度紧张、劳累、受凉和情绪波动等诱发因素而致菌痢急性发作。出院后告知患者加强锻炼，保持生活规律，复发时及时治疗。

执 业 考 试 模 拟 题

1. 小儿中毒性细菌性痢疾全身症状重，肠道反应轻，诊断较困难，确诊该病最直接的证据为（　　）

　A. 黏液脓血便
　B. 血常规检查白细胞升高
　C. 有相关接触史
　D. 大便标本培养出痢疾杆菌
　E. 大便镜检可见大量脓细胞

2. 典型中毒性细菌性痢疾患儿的粪便呈（　　）

　A. 黏液脓血便　　　B. 陶土样便
　C. 柏油样便　　　　D. 果酱样便
　E. 米汤水样便

3. 小儿中毒性细菌性痢疾的临床表现不包括（　　）

　A. 起病急骤，高热甚至超高热
　B. 反复惊厥
　C. 精神委靡、嗜睡、昏迷
　D. 肠道症状严重
　E. 迅速出现呼吸、循环衰竭

4. 患儿，男，3岁。因突然高热、进行性呼吸困难入院就诊，怀疑为中毒性菌痢。为早日检查出痢疾杆菌，护士留取大便正确的做法是（　　）

　A. 标本多次采集，集中送检
　B. 开塞露灌肠取便
　C. 冷盐水灌肠取便
　D. 如无大便可口服泻剂后留取
　E. 如标本难以采集，可取其隔日大便送检

5. 患儿，男，3岁。因突然高热、进行性呼吸困难入院，怀疑为中毒性菌痢。为早日检出痢疾杆菌，护士留取大便标本，正确的做法是（　　）

　A. 患儿无大便时，口服致泻剂留取大便
　B. 标本多次采集，集中送检
　C. 如标本已采集，可取其隔日大便送检
　D. 可用开塞露灌肠取便
　E. 选取大便黏液脓血部分送检

6. 患儿，男，6岁。确诊为中毒性菌痢。为预防传播，该患儿应隔离至（　　）

　A. 临床症状消失
　B. 临床症状消失后3天
　C. 1次大便培养阴性
　D. 连续2次大便培养阴性
　E. 连续3次大便培养阴性

（王　雪）

第四节　细菌性食物中毒

细菌性食物中毒（bacterial food poisoning）系指由于进食被细菌或细菌毒素所污染的食物而引起的急性感染中毒性疾病。根据临床表现其可分为胃肠型食物中毒与神经型食物中毒两大类。

一、病 原 学

引起胃肠型食物中毒的细菌种类很多，常见的有以下几种：

1. 沙门菌属　沙门菌是胃肠型食物中毒中最常见的病原菌，革兰染色阴性，其中以鼠伤寒沙门菌、肠炎沙门菌及猪霍乱沙门菌较常见。沙门菌广泛存在于家畜、家禽及鼠类的肠道中，该菌属在自然界的抵抗力较强，可在水、肉、蛋及乳类食品中存活数月，在22～30℃

下可在食品中大量繁殖，但不耐热，60℃ 15～30分钟可杀死，5%苯酚溶液5分钟亦可杀死。主要污染肉、血、蛋、奶及其制品等食物而致病。

2. 副溶血性弧菌　革兰阴性多形球杆菌，有荚膜，一端有鞭毛，运动活跃，广泛存在于海水中，无盐条件下不能成长，又称嗜盐杆菌。该菌主要存在于海鱼、海蟹、海虾及含盐较高的腌制食物如咸菜、咸肉、咸蛋中。本菌存活能力强，但对酸及热敏感，普通食醋中3～5分钟，或加热至56℃ 5分钟即可将其灭活。

3. 大肠埃希菌　革兰阴性短杆菌，人和动物肠道中的正常栖居菌，能引起食物中毒的菌种主要有产毒性大肠埃希菌、致病性大肠埃希菌、侵袭性大肠埃希菌及肠出血性大肠埃希菌。该菌在室温下可存活数月，在水和土壤中存活数周，加热60℃ 15～20分钟可被灭活。常见中毒食品为各类熟肉制品、冷荤、牛肉、生牛奶，其次为蛋及蛋制品、乳酪及蔬菜、水果、饮料等食品。中毒原因主要是受污染的食品食用前未经彻底加热。

4. 金黄色葡萄球菌　革兰阳性球菌，只有能产生肠毒素的菌株可引起食物中毒。本菌污染淀粉类、肉类、乳类等食品，在室温下搁置5小时以上并可大量繁殖，并产生耐热的肠毒素。此毒素对热的抵抗力很强，经加热煮沸30分钟仍能致病。

5. 蜡样芽孢杆菌　为革兰阳性杆菌，有芽孢、有动力、无荚膜，广泛存在于米、面粉、奶粉等食物内，以及土壤与尘埃中。在适宜温度（28～35℃）下可在食物中大量繁殖，形成芽孢，芽孢体外抵抗力极强，能在110℃存活1～4日，能分泌强烈的外毒素，其性耐热，煮沸30分钟而不破坏。

6. 变形杆菌　为革兰阴性菌，可分为普通形杆菌、奇异变形杆菌和莫根变形杆菌等。变形杆菌在食品中可产生肠毒素，其中莫根变形杆菌还能使蛋白质中组氨酸脱羟而成为组胺，引起变态反应。该菌对外界适应力强，生长繁殖迅速。

7. 肉毒杆菌　又称腊肠杆菌，为严格厌氧的革兰阳性梭状芽孢杆菌，能运动。其芽孢对热及化学消毒剂抵抗力强，120℃ 30分钟方可使其灭活。主要存在于土壤及家畜粪便中。火腿、腊肠及罐头或瓶装食品被该菌污染后，在厌氧条件下可大量繁殖，并产生嗜神经外毒素，该毒素毒力极强，但不耐热，80℃ 30分钟或煮沸10分钟可灭活。

二、发病机制

细菌及其毒素随污染的食物进入人体后，发病与否、病情轻重和食物受细菌或其毒素污染的程度、进食量、人体的抵抗力等因素有关。其中，沙门菌、副溶血性弧菌（嗜盐菌）、大肠埃希菌、变形杆菌等细菌进入人体后，在肠道中继续繁殖，并可排出体外，故患者具有感染表现，可传染他人，亦称感染性食物中毒；而葡萄球菌、产气荚膜杆菌及肉毒杆菌等细菌毒素致病，无明显的传染性，后则称毒素性食物中毒。常见的致病因素有以下4种：

1. 侵袭性损害　沙门菌、副溶血弧菌、侵袭性大肠埃希菌等可直接侵入肠壁，引起黏膜充血、水肿，上皮细胞变性、坏死、脱落并形成溃疡。

2. 肠毒素　葡萄球菌、产毒大肠埃希菌、蜡样芽孢杆菌等产生的肠毒素，可激活肠上皮细胞上的腺苷酸环化酶而引起一系列的酶反应，抑制肠上皮细胞对水和钠的吸收，促使细胞质中的环磷酸腺苷浓度增高，促进肠液和氯离子的分泌，抑制肠壁上皮细胞对钠和水分的吸收，导致腹泻。肉毒杆菌外毒素是一种嗜神经毒，由上部胃肠道吸收，胃酸及消化酶均不能将其破坏。经吸收入血流，选择性地作用于脑神经、外周神经肌肉接头处及自主神经末梢，通过抑制神经传导介质乙酸胆碱的释放，使肌肉因收缩运动受障碍而发生迟缓性瘫痪。

3. 内毒素　沙门菌的菌体裂解后释放的内毒素可引起发热、胃肠黏膜炎症，进而导致呕吐和腹泻。

4. 变态反应　变形杆菌能使蛋白质中的组氨酸脱羧而成组胺，引起变态反应。

三、护 理 评 估

案例3-8

　　患者，男，20岁。腹泻2日来诊。患者因食用3日前的剩饭剩菜，于3小时后出现发热，腹部阵发性疼痛，呕吐频繁，开始呕吐物为食物，继而呕吐物为胆汁、胃液，腹泻每日十余次，为黄色稀水便或黏液便。查体：T 38℃，体重59kg。急性病容，腹平软，肝脾未触及，肠鸣音活跃。

　　问题：

　　1. 该患者的临床诊断可能是什么？

　　2. 主要护理问题是什么？

　　3. 进行健康教育的重点是什么？

（一）流行病学资料

1. 传染源　被致病菌感染的动物如家禽、家畜、鱼类及野生动物和人为本病的主要传染源。

2. 传播途径　进食含细菌或其毒素污染的食物而得病。食品本身带菌，或在加工、储存过程中污染。苍蝇、蟑螂等亦可作为传播媒介。

3. 人群易感性　人群普遍易感，病后无明显免疫力，故可重复感染，多次发病。

4. 流行特征　多发生在有利于细菌在食物中繁殖的夏、秋季。突然起病，可散发，亦可集中发病；发病者限于共同食用同一种受污染的食物，未食者不发病；停止食用可疑食物后，疫情迅速终止。

（二）身体状况

本病潜伏期短，超过72小时病例可基本排除胃肠型食物中毒。沙门菌属潜伏期为4～24小时；副溶血性弧菌潜伏期为6～12小时；大肠埃希菌潜伏期为2～20小时；金黄色葡萄球菌潜伏期为1～5小时；肉毒杆菌潜伏期多为12～36小时，亦可短至2小时或长达10日。

1. 胃肠型食物中毒　身体状况大致相似，主要表现为恶心、呕吐，腹痛、腹泻等急性胃肠炎症状。一般起病急，腹部不适，上、中腹部持续或阵发性绞痛，继而出现呕吐、腹泻，呕吐物为所进食物。病程短，多在1～3日内恢复。金黄色葡萄球菌所致者，病程为数小时至1～2日；沙门菌引起者病程一般为3～5日，偶可达1～2周之久。各种病原体所致食物中毒亦有一定特征。①沙门菌食物中毒：体温可达38～40℃，还有恶心、呕吐、腹痛、无力、全身酸痛、头晕等。粪便可呈水样，有时有脓血、黏液。②副溶血性弧菌食物中毒：起病急、发热不高、腹痛、腹泻、呕吐、脱水，大便为黄水样或黄糊状，1/4病例呈血水样或洗肉水样。③葡萄球菌性食物中毒：可见剧烈呕吐，呕吐物可呈胆汁性，腹泻轻重不一，每日数次至数十次，多为黄色稀水便。④出血性大肠埃希菌食物中毒：可见血性腹泻，吐泻严重者可出现脱水、酸中毒甚至休克表现。⑤细菌毒素引起的细菌性食物中毒：常无发热。

2. 神经型食物中毒　起病急，病初可有全身乏力、头痛、头晕、眩晕等，继而出现视物模糊、复视、眼睑下垂、瞳孔散大。重症者出现吞咽、咀嚼、发音困难，甚至呼吸衰竭。体温一般正常，神志清楚，知觉存在。感染性食物中毒患者常有发热、畏寒等全身中毒症状。肉毒杆菌食物中毒通常4～10日后渐恢复，重症者可于3～10日内因呼吸中枢麻痹而危及生命。

案例3-8分析(1)

　　该患者因食用剩饭剩菜后 1 小时出现发热，腹部阵发性疼痛，呕吐频繁，初为食物，继而为胆汁和胃液；腹泻每日 20 余次，为黄色稀水便或黏液便。综合上述情况，该患者最可能的临床诊断是细菌性食物中毒。从呕吐特征来看，很可能是葡萄球菌所致。

（三）辅助检查

　　1. 细菌学及血清学检查　对可疑食物、患者呕吐物及粪便进行细菌学培养，分离鉴定菌型。留取早期及病后 2 周的双份血清与培养分离所得可疑细菌做血清凝集试验，双份血清凝集效价递增者有诊断价值。采用琼脂扩散沉淀试验检测污染食物中毒的肠毒素，效果良好。

　　2. 动物试验　取细菌培养液或毒素提取液喂猴或猫（或灌胃），观察有无胃肠道症状，特别是呕吐反应，也可将毒素注入小白鼠腹腔观察其有无症状出现。

（四）心理、社会状况

　　细菌性食物中毒是一种急性中毒性疾病，起病急，发病突然、吐泻症状明显，患者常可出现焦虑、紧张等情绪。肉毒杆菌中毒病情重，病死率高，患者、家属、社会可产生紧张、恐惧心理。

（五）治疗要点

　　1. 对症治疗　病原菌或其毒素多于短期内迅速排出体外，故以对症治疗、支持治疗为主。①呕吐、腹痛严重者可应用解痉剂。②剧吐不能进食或腹泻频繁者，可静脉滴注葡萄糖氯化钠溶液。③脱水严重甚至休克者应积极补液、抗休克治疗，并注意维持电解质和酸碱平衡。

　　2. 病因治疗　一般不需抗生素治疗。症状较重考虑为感染性食物中毒或侵袭性腹泻者，应及时选用抗菌药物，如环丙沙星、呋喃唑酮等。金黄色葡萄球菌食物中毒可用苯唑西林等治疗。肉毒杆菌中毒者必须及早应用多价抗毒血清，在起病后 24 小时内或瘫痪发生前注射最为有效。病菌型别确定者，应注射同型抗毒素。病程>2 日者，抗毒素效果较差，但仍应注射，以中和血中残存毒素。为消灭肠道内的肉毒杆菌，以防其继续产生毒素，给予大剂量青霉素。

四、主要护理问题

　　1. 腹泻　与肠道感染有关。

　　2. 疼痛：腹痛　与肠道炎症致平滑肌痉挛有关。

　　3. 有体液不足的危险　与细菌及其毒素作用于胃肠道黏膜引起大量体液丢失有关。

　　4. 潜在并发症：酸中毒、电解质紊乱、休克。

案例3-8分析(2)

　　主要护理问题是：腹泻　与肠道感染有关。

五、护　理　措　施

（一）一般护理

　　1. 隔离　严格执行消化道隔离。

　　2. 休息　腹泻频繁伴发热、疲乏无力、严重脱水者，协助患者床边排便，以减轻体力消耗。

3. 体位　病情重、体力差、较软弱者，采取侧卧位，头偏向一侧，以防止误吸导致吸入性肺炎。

4. 饮食　严重腹泻伴呕吐者，暂禁食。肠道症状轻者可进易消化、清淡流质或半流质饮食，少食多餐。急性期鼓励患者多饮盐糖水，以补充体液和促进毒素排出。

（二）病情观察

定时测量生命体征及尿量，观察患者的神志、面色、皮肤黏膜弹性、血管充盈度的变化。记录出入液量和监测血液生化检查结果，及时发现脱水、酸中毒、周围循环衰竭等征象。

（三）对症护理

1. 洗胃和导泻　应在进食可疑食物后 4 小时内进行，以清除肠道内尚未吸收的毒素。

2. 剧烈呕吐的护理　暂时禁食，待呕吐停止给予饮食、饮水。有脱水者应及时补充液体，可用 ORS 液或遵医嘱静脉滴注 0.9%氯化钠溶液和葡萄糖氯化钠溶液。

3. 腹痛的护理　注意腹部保暖，禁用冷饮。剧烈泻吐、腹痛者遵医嘱口服颠茄合剂或皮下注射阿托品，以缓解疼痛。一般早期不用止泻剂。

4. 眼肌麻痹的护理　患者可因眼肌麻痹而影响视觉功能，应注意环境安全，并协助患者进行日常活动，以防受伤。

5. 咽肌麻痹的护理　①有咽肌麻痹易致口腔分泌物积聚于咽喉部而引起吸入性肺炎，应及时吸出。②呼吸困难者予以吸氧。③做好气管切开等抢救准备。

6. 康复训练　肉毒杆菌中毒者病情恢复较慢，如全身乏力、眼肌瘫痪可持续数月之久。应建议患者延长休息期，加强功能康复锻炼。

（四）用药护理

多价抗毒血清宜尽快早期应用，注射前应做过敏试验。阴性者可静脉注射，但速度不宜过快。阳性者采取脱敏疗法。为防止过敏性休克的发生，注射前应备好抢救物品，注射后应密切观察有无呼吸急促、脉搏加快等变态反应的表现，一旦出现，应立即给予肾上腺素、吸氧等急救处理。

（五）心理护理

多与患者沟通交流，解释病情，减轻患者的烦躁、紧张、焦虑等情绪。

六、健　康　教　育

（一）预防知识教育

1. 管理传染源　做好饮食卫生监督，对餐饮业人员定期进行健康检查及卫生宣教，及时发现感染者及带菌者，进行监督、管理和治疗。一旦发生食物中毒，应立即报告当地卫生防疫部门，及早控制疫情。

2. 切断传播途径　加强公共饮食卫生的管理，搞好粪便、水源和个人卫生管理，做到餐前、便后洗手，消灭苍蝇。严格管理与检查食品，特别是腊肉、罐头等腌制食品或发酵的豆、面制品，禁止出售与食用变质食物。

3. 保护易感者　重点是加强饮食卫生，严把"病从口入"关。发生肉毒素中毒时，同食者应给予多价抗毒血清预防，1000～2000U 皮下注射，每周 1 次，共 3 次。

（二）相关知识教育

向患者与家属宣讲食物中毒的有关知识，如临床表现、治疗及护理知识。

案例3-8分析(3)

　　该患者进行健康宣教的重点是：加强饮食卫生，餐前、便后要洗手，严把"病从口入"关。

执业考试模拟题

1. 引起胃肠型食物中毒最常见的病原菌是（　）
   A. 变形杆菌　　　　B. 大肠埃希菌
   C. 沙门菌　　　　　D. 金黄色葡萄球菌
   E. 溶血性链球菌
2. 下列哪种细菌引起食物中毒后呕吐最严重（　）
   A. 金黄色葡萄球菌
   B. 副溶血性弧菌　　C. 沙门菌
   D. 大肠埃希菌　　　E. 溶血性链球菌
3. 某幼儿园20余名学生，中午在学校食堂就餐，2小时候出现腹痛、腹泻、呕吐等症状，并伴有恶心、呕吐，呕吐物为食用的食物，后被送至医院就诊。入院后对患者呕吐物、粪便进行细菌培养，查到了沙门菌。在治疗时应首先选的抗生素是（　）
   A. 氧氟沙星　　　　B. 四环素
   C. 阿米卡星　　　　D. 青霉素
   E. 大环内酯类
4. 胃肠型食物中毒的主要治疗措施为（　）
   A. 及早使用抗菌药物
   B. 洗胃、灌肠
   C. 及早应用多价抗毒血清
   D. 及时采取消化道隔离的措施隔离患者
   E. 根据患者情况及时补充液体
5. 哪项不是胃肠型食物中毒的流行病学特点（　）
   A. 患者均有传染性
   B. 潜伏期短，起病急
   C. 常集体发病
   D. 有共同进食可疑食物史
   E. 夏秋季多发
6. 神经型食物中毒治疗措施中最重要的是（　）

   A. 洗胃　　　　　　B. 清洁灌肠
   C. 吸氧　　　　　　D. 应用多价抗毒血清
   E. 使用大剂量青霉素
7. 关于神经型食物中毒的临床表现，下列叙述错误的是（　）
   A. 中毒剂量越大，潜伏期越短，病情越重
   B. 患者神志不清，感觉正常，无发热
   C. 突然起病，以神经系统症状为主
   D. 有眼肌、咽肌瘫痪，重者可出现呼吸困难
   E. 婴儿患者首发症状常为便秘
8. 建筑工地20多人，中午在工地食堂就餐2小时后出现腹痛、腹泻、呕吐等症状，并伴有恶心、呕吐，呕吐物为食用的食物。最有可能是（　）
   A. 急性胃肠炎　　　B. 细菌型痢疾
   C. 细菌性食物中毒　D. 中暑
   E. 胃溃疡
9. 关于细菌型食物中毒患者的护理措施叙述错误的是（　）
   A. 对于腹痛患者应注意腹部保暖
   B. 每次排便后清洗肛周，并涂以润滑剂
   C. 对于呕吐者应尽早应用止吐剂
   D. 呕吐严重者可暂时禁食
   E. 早期不用止泻剂
10. 制衣厂部分工人傍晚后相继出现发热、腹部阵发性绞痛、腹泻，大便为黄色水样便，部分患者大便中有黏液脓血。该厂工人中午均在厂食堂就餐。最可能的诊断为（　）
    A. 细菌性食物中毒
    B. 细菌性痢疾　　　　　　　C. 霍乱
    D. 非细菌性食物中毒　　　　E. 肉毒中毒

（安晓倩）

第五节　霍　乱

　　霍乱（cholera）是由霍乱弧菌引起的烈性肠道传染病，在《中华人民共和国传染病防治

法》中列为甲类传染病，临床表现轻重不一，轻症多见。典型临床特点为起病急骤、剧烈无痛性腹泻、呕吐、排泄大量米泔水样肠内容物所致脱水、肌肉痉挛、循环衰竭、严重电解质紊乱与酸碱失衡、急性肾衰竭等。严重者可因休克、尿毒症或酸中毒而死亡。

一、病　原　学

1. 形态　霍乱弧菌呈弧形或豆点状，革兰染色阴性，无荚膜，不形成芽孢。菌体末端有一鞭毛，运动活泼，暗视野显微镜下呈穿梭状或流星状运动（图 3-10）。

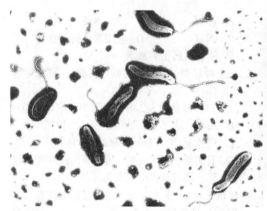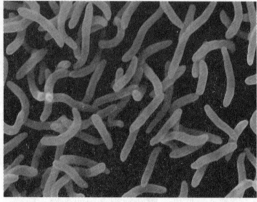

图 3-10　霍乱弧菌形态

2. 抵抗力　目前以埃尔托生物型霍乱弧菌引起的霍乱居多，此型霍乱弧菌对外界抵抗力强，在自然条件适宜的环境中可存活较长时间，一般在未经处理的水中可存活 1～3 周，在水果、蔬菜中存活 1 周。霍乱弧菌对热、干燥、阳光、酸及一般消毒剂均敏感，干燥 2 小时、55℃ 10 分钟或煮沸即可杀灭，在正常胃酸中仅存活 4 分钟。

3. 分类　世界卫生组织（WHO）根据霍乱弧菌的生化性状，O 抗原的特异性和致病性等不同，将霍乱弧菌分为 O_1 群霍乱弧菌（包括古典生物型霍乱弧菌和埃尔托生物型霍乱弧菌）、非 O_1 群霍乱弧菌和不典型 O_1 群霍乱弧菌。近年来新发现引起流行的非 O_1 群霍乱弧菌血清型，定名为 O_{139} 霍乱弧菌，类似埃尔托生物型。

二、发病机制

霍乱弧菌侵入人体后是否发病取决于机体免疫力和霍乱弧菌致病力两个方面的因素。但霍乱弧菌经口进入胃后，在正常情况下，一般可被胃酸杀灭，但当胃酸分泌减少或入侵弧菌数量较多时，未被杀死的弧菌进入小肠，在碱性肠液内迅速大量繁殖，产生外毒素，即霍乱肠毒素。肠毒素能与肠黏膜上皮细胞上的受体（神经节苷酯）迅速结合，从而激活黏膜细胞中的腺苷酸环化酶（AC），促使腺苷三磷酸（ATP）转变为环磷酸腺苷（cAMP），细胞内 cAMP 浓度升高，刺激隐窝细胞分泌水、氯化物、碳酸氢盐的功能加强，同时抑制绒毛细胞对钠和氯离子的吸收，使水和氯化钠在肠腔积聚，引起严重水样腹泻。肠毒素作用于肠道杯状细胞，使大量黏液微粒出现于肠液中，形成米泔水样粪便。由于肠液大量丢失，产生严重脱水、电解质紊乱、酸中毒及周围循环衰竭（图 3-11）。

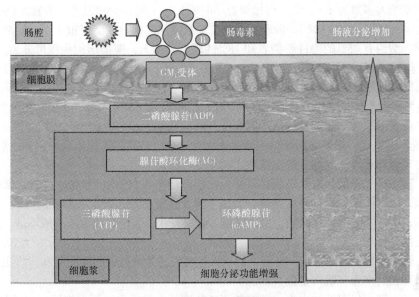

图 3-11　霍乱肠毒素作用机制示意图

三、护　理　评　估

（一）流行病学资料

1. 传染源　患者和带菌者是霍乱的主要传染源。轻型患者、健康带菌者不易检出且人数较多，是重要的传染源。

2. 传播途径　霍乱是经口感染的肠道传染病。常经水、食物、苍蝇以及日常生活接触而传播，亦可借助现代化的交通工具远程传播，水源传播是最主要的途径。

3. 人群易感性　人群对霍乱弧菌普遍易感。病后可获得一定免疫力，但持续时间不长，有再次感染的可能。

4. 流行特征　印度恒河三角洲和印度尼西亚的苏拉威西岛是霍乱的疫源地，常从此地向东南亚播散并造成世界性大流行。在热带地区全年均可发病。我国以夏秋季流行为主，高峰期在 7～8 月份。1992 年印度发现 O_{139} 血清型，1993 年以后我国也发现 O_{139} 型霍乱的局部流行。

（二）身体状况

案例3-9

　　患者，男，因腹泻 1 日入院。初为稀水样便，量多，无腹痛，4～5 次后便中粪质减少，似淘米水样，且呕吐 3 次，为胃内容物，测体温 36.8℃，一日来已排便十余次，自感口渴，无力。急性病容，腹平软，肠鸣音活跃。实验室检查：白细胞 12×10^9/L，中性粒细胞及大单核细胞增多。涂片染色可见革兰阴性稍弯曲的弧菌。大便镜检每高倍镜下白细胞 2～3 个，悬滴动力、制动均阳性。

　　问题：

1. 为正确评估该患者，还需补充哪些评估内容？
2. 该患者的临床诊断是什么？
3. 简述主要护理措施。
4. 进行健康教育的重点是什么？

潜伏期绝大多数为 1～2 日，可短至数小时或长达 1 周。少数患者有短暂（1～2 日）的头昏、疲倦、腹胀和轻度腹泻等前驱期表现。多数突然起病，病情轻重不一，轻型占有相当数量（埃托型约有 75% 的隐性感染者和 18% 的轻型病例），典型病例病程可分为三期：

1. 泻吐期　突起剧烈腹泻，继而呕吐，多无腹痛，亦无里急后重，少数有腹部隐痛，个别可有阵发性绞痛，无明显全身中毒症状。粪便每日数次到数十次，初为黄色稀水便，量多，后转为米泔水样，少数出现血水样。呕吐常呈喷射状，多无恶心，吐出物初为胃内容物，继为水样或米泔水样。此期持续数小时至 2 日。

2. 脱水虚脱期　频繁的泻吐使患者丢失大量水和电解质，迅速出现脱水和电解质紊乱，严重者出现循环衰竭。此期一般持续数小时至 2～3 日。

（1）脱水：①轻度：皮肤黏膜稍干燥，皮肤弹性略差，失水 1000ml 左右。②中度：皮肤弹性差、眼窝深陷、声音轻度嘶哑、血压下降及尿量下降，失水 3000ml 左右。③重度：皮肤皱缩，声音嘶哑，眼窝深陷，指纹皱瘪，腹呈舟状，表情恐慌、淡漠或不清，失水往往在 4000ml 以上。

（2）肌肉痉挛：由于呕吐、腹泻使钠盐大量丢失，低钠可引起腓肠肌和腹直肌痉挛，表现为痉挛部位的疼痛和肌肉呈强直状态。

（3）低血钾、代谢性酸中毒：频繁的泻吐使钾盐大量丢失，低血钾可引起肌张力降低，腱反射消失，鼓肠，甚至心律失常。代谢性酸中毒表现为呼吸增快，严重者除出现库斯莫尔呼吸外，可有意识障碍。

（4）循环衰竭：是严重失水所致的低血容量性休克，出现四肢厥冷，脉搏细速甚至不能触及，血压下降不能测出。继而由于脑部供血不足，脑缺氧而出现意识障碍，开始为烦躁不安，继而呆滞、嗜睡甚至昏迷。

3. 反应期（恢复期）　脱水纠正后，大多数患者症状消失，逐渐恢复正常，病程平均为 3～7 日，少数可长达 10 日以上（多为老年患者或有严重并发症者）。部分患者可出现反应性低热，以儿童居多，可能是由于循环改善后肠毒素吸收所致，一般持续 1～3 日后自行消退。

4. 临床类型　霍乱病情轻重不一，根据病情可分为轻、中、重三型。极少数患者病情急骤恶化，发展迅速，尚未出现泻吐症状即发生循环衰竭而死亡，称为"暴发型"或"干性霍乱"。

5. 并发症

（1）急性肾衰竭：是最常见的严重并发症。由于剧烈频繁泻吐，严重失水，导致休克而又未及时纠正所引起，表现为尿量减少甚至无尿、氮质血症，可因尿毒症而死亡。

（2）急性肺水肿：代谢性酸中毒可导致肺循环高压，后者又可因大量补充不含碱的盐水而加重，易并发肺水肿，表现为胸闷、呼吸困难或端坐呼吸、发绀、咳粉红色泡沫痰、颈静脉怒张及肺底湿啰音等。

案例3-9分析(1)

为正确评估该患者，还需补充霍乱接触史以及近 1 周到过的地方是否有类似患者等流行病学资料。

（三）辅助检查

1. 血常规及生化检查　严重失水可引起血液浓缩，红细胞、血红蛋白及血细胞比容增高，白细胞计数可高达（10～30）×10⁹/L，中性粒细胞及大单核细胞增多。血清钾、钠、氯化物和碳酸盐均降低，血 pH 下降，尿素氮、肌酐升高。治疗前由于细胞内钾离子外移，血清钾可在正常范围内，当酸中毒纠正后，钾离子移入细胞内而出现低钾血症。

2. 尿常规　可有少量蛋白，镜检可见少许红细胞、白细胞和管型。

3. 血清凝集试验　在发病第 1～3 日及第 10～15 日各取 1 份血清，抗凝集素抗体双份血清滴度 4 倍以上升高有诊断意义。血清免疫学检查主要用于流行病学的追溯诊断和粪便培养阴性的可疑患者的诊断。

4. 病原菌检查

（1）涂片染色：取粪便或早期培养物涂片做革兰染色镜检，可见革兰阴性稍弯曲的弧菌，呈鱼群状排列。

（2）悬滴检查：将新鲜粪便做悬滴或暗视野显微镜检，可见运动活泼呈穿梭状的弧菌。

（3）制动试验：取急性期患者的水样粪便或碱性蛋白胨液增菌培养 6 小时左右的表层生长物，先做暗视野显微镜检查，观察动力。如有穿梭样运动物时，则加入 O_1 群多价血清 1滴，若是 O_1 群霍乱弧菌，由于抗原抗体作用，则凝集成块，弧菌运动即停止。如加 O_1 群血清后，不能制止运动，应再用 O_{139} 血清重做试验。

（4）增菌培养：所有怀疑霍乱患者的粪便，除做显微镜检外，均应做增菌培养。留取使用抗菌药物之前粪便，尽快送到实验室培养。培养基一般用 pH 8.4 的碱性蛋白胨液，36～37℃培养 6～8 小时后表面能形成菌膜。此时应进一步做分离培养，并进行动力观察和制动试验，这将有助于提高检出率和早期诊断。

（5）分离培养：用庆大霉素琼脂平皿或碱性琼脂平板。前者为强选择性培养基，在 36～37℃条件下，培养 8～10 小时霍乱弧菌即可长成小菌落。后者则需培养 10～20 小时。选择可疑或典型菌落，应用霍乱弧菌"O"抗原的抗血清做玻片凝集试验。

（6）核酸检测：通过 PCR 技术检测霍乱弧菌毒素基因亚单位 CtxA 和毒素协同菌毛基因（TcpA）来区别霍乱菌株和非霍乱弧菌。然后根据 TcpA 基因的不同 DNA 序列来区别古典生物型和埃尔托生物型霍乱弧菌。

案例3-9分析(2)

患者呕吐、无痛性腹泻，呈淘米水样，日排便十余次。实验室检查白细胞计数升高，涂片可见革兰阴性弧菌，大便镜检悬滴动力、制动均阳性。根据以上特点，该患者可拟诊为霍乱。

（四）心理、社会状况

本病属于肠道烈性传染病，也是我国法定管理的甲类传染病。该病传染性极强，应严格隔离，再加上患者出现频繁的腹泻与呕吐，从而出现严重的脱水和循环衰竭，生命垂危，患者感到悲观、焦虑和恐惧；同时患者及家属对本病的认识不足，故需要注意了解患者的心理状况和对本病的认识。

（五）治疗要点

1. 一般治疗　严密隔离。患者的呕吐物及食具须彻底消毒。轻者可给予流质饮食，但剧烈呕吐者需禁食，待恢复期逐渐增加饮食，重症者需注意保暖、给氧、监测生命体征。

2. 补液疗法　及时补充液体及电解质是治疗本病的关键。

（1）口服补液：霍乱患者的肠道对钾、碳酸氢钠及葡萄糖的吸收影响不大，而且葡萄糖的吸收能促进水、钠的吸收，故可采用口服补液。口服补液适用于轻、中型患者及重型患者经过补液情况改善、血压回升者。

（2）静脉补液：适用于重型、不能口服的中型及少数轻型患者。原则是早期、快速、足量；先快后慢，纠酸补钙，见尿补钾。输液量和速度应视病情轻重、脱水程度、血压、尿量等而定。常用 5：4：1 溶液、2：1 溶液及林格乳酸钠溶液。快速输液过程中应防止心功能不全及急性肺水肿。

3. 病原治疗　是补液疗法的重要辅助治疗，有助于减少腹泻量，缩短腹泻时间及排菌期。常用药物为环丙沙星、多西环素、诺氟沙星。

四、主要护理问题

1. 体液不足　与频繁、剧烈的泻吐导致严重脱水及循环衰竭有关。
2. 腹泻　与霍乱外毒素致肠腺细胞分泌功能增强有关。
3. 疼痛　与泻吐使钠盐大量丢失导致腓肠肌、腹直肌痉挛有关。
4. 潜在并发症：电解质紊乱、急性肾衰竭、急性肺水肿。
5. 有传播感染的可能　与病原排出有关。
6. 恐惧　与发病急、进展快，严重脱水导致身体不适，实施严密隔离有关。

五、护　理　措　施

（一）一般护理

1. 严密隔离　应按甲类传染病进行严密隔离。待症状消失后 6 日，并隔日粪便培养 1 次，连续 3 次阴性才可解除隔离。确诊患者和疑似患者应分别隔离。疑似病例应填写疑似霍乱报告，同时做好消毒、隔离措施。每日做粪便培养，如 3 次阴性，血清学检查 2 次阴性，可否定诊断并做更正报告。

2. 消毒　患者泻吐物及用品必须严格消毒后方能带出室外。

（1）泻吐物：用 20%漂白粉消毒，2 小时后置入专用池中消毒处理。

（2）物品：便具、餐具、衣被等用次氯酸钠溶液消毒。枕芯、床垫等日光暴晒 6 小时或用过氧乙酸溶液熏蒸。

（3）病室：每日用紫外线消毒 1～2 次，或用过氧乙酸溶液 $1g/mm^3$ 熏蒸 2 小时消毒，地面可用次氯酸钠溶液消毒。患者出院或死亡后应进行终末消毒。

3. 休息　患者应卧床休息。休克患者应绝对卧床休息，取休克卧位，专人专护。病人单独住一室，不得擅自离开病室。

4. 饮食　剧烈泻吐时暂停饮食。待呕吐停止、腹泻缓解，可给予温热低脂流质饮食，少量多次，缓慢增加饮食量。不宜用牛奶、豆浆等不易消化并加重肠胀气的食物。

（二）病情观察

密切观察吐泻物的颜色、次数、量，并详细记录，及时采集泻吐物送检。随时估计病人脱水体征，如生命体征、神态，眼眶凹陷、口渴唇干、皮肤弹性、尿量、血压情况等，以判断病人脱水程度。及时采取血标本送检 pH、二氧化碳结合力、尿素氮及血钠、血钾、血钙等。记录 24 小时出入水量，评估水、电解质和酸碱平衡情况。

（三）对症护理

1. 体液不足的护理　立即建立静脉通路，用粗大针头，选择易于固定的较大血管，必要时采用两条静脉通路，以免延误治疗。但必须保留一上肢以备测血用压。遵医嘱进行补液治疗，这是治疗抢救霍乱病人的关键。根据病情轻重、脱水程度，确定输液量和速度，做好输液计划。一般 24 小时内轻度脱水病人输液速度以每分钟 40～80ml 速度静脉注射，以后按每分钟 20～30ml 的速度通过两条静脉快速滴进；大量或快速输入的液体应适当加温，以免因快速输入大量液体出现不良反应；加压输液或快速输液过程中，为防止输液反应的发生，必须专人守护，并注意观察输液效果。根据血压、脉搏、尿量等变化，随时调整输液量和输液速度。

2. 腹泻的护理　记录大便次数、性状、量，及时留便做细菌培养。频繁腹泻伴发热、全身无力、严重脱水者应协助患者床边解大便，以减少体力消耗。大便频繁者，便后在肛周涂凡士林，以防糜烂，每日用 1∶5000 的高锰酸钾溶液坐浴，以保持肛周皮肤清洁及避免感染。伴明显里急后重者，嘱患者排便时不要过度用力，以防脱肛，脱肛者用手拿消毒纱块轻揉局部，帮助肛管回纳。

（四）用药护理

遵医嘱使用敏感抗菌药物，注意观察胃肠道反应、肾毒性、过敏、粒细胞减少等副作用。

（五）心理护理

霍乱病人剧烈泻吐导致体液大量丢失，机体状况可迅速恶化，加之本病属于烈性肠道传染病，必须实施严密隔离，给病人带来极度焦虑和恐惧，这些不良情绪反之又可使病情加重。故应向患者及家属说明严密隔离的重要性，解除患者的思想顾虑。护士应与患者进行有效沟通，耐心解释患者的提出各种问题。帮助患者及时清除排泄物，及时更换污染的床单，创造清洁舒适的环境，使之精神上得到安慰。

案例3-9分析(3)

该患者的主要护理措施是：①严密隔离：待症状消失后 6 日，并隔日粪便培养 1 次，连续 3 次阴性才可解除隔离。②消毒：对泻吐物、物品及可能已被污染的地方、水进行消毒。③密切观察腹泻、生命体征、神志、皮肤黏膜弹性及尿量的变化。④肛周皮肤护理，如涂凡士林、高锰酸钾溶液坐浴等。

六、健 康 教 育

（一）预防知识教育

1. 管理传染源　加强对传染源的管理是控制霍乱流行的重要环节。建立、健全腹泻病门诊，对腹泻患者进行登记和采便培养是发现霍乱患者的重要方法。对患者应严密隔离，及时治疗。对接触者应严密检疫 5 日，留粪培养并服药预防。

2. 切断传播途径　改善环境卫生，加强饮水消毒和食品管理。对患者或带菌者的粪便与排泄物均要严格消毒，消灭苍蝇等传播媒介。

3. 保护易感者　2006 年，世界卫生组织（WHO）发布了在复杂突发事件中使用口服霍乱疫苗的建议，目前证明安全有效，可供 2 岁以上者使用。

（二）相关知识教育

1. 个人养成良好的卫生习惯　如饭前便后洗手、不饮生水、不吃生食、淋水清洗并经常消毒餐具；管理好水源及垃圾；开展爱国卫生运动，经常灭蝇、灭蟑螂、灭鼠等；把好病从口入关。

2. 向患者及其亲属介绍霍乱的有关知识　①说明霍乱是烈性肠道传染病，发病急、传播快，病情危重，病死率高。故对疫点、疫区需进行严密封锁，并进行严格的消毒、隔离，以防疫情扩散。②讲解有关霍乱的病因、传播途径、临床特征、疾病过程、治疗方法等，尤其要强调补液、休息对疾病治疗的重要性，使患者配合治疗，以尽快控制病情发展。③告知霍乱的消毒、隔离知识、预防措施。④说明霍乱及时诊断和治疗的重要性。

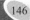

案例3-9分析(4)

对于此患者健康教育的重点为向患者及其亲属介绍霍乱的有关知识。①说明霍乱是烈性肠道传染病,发病急、传播快、病情危重,病死率高。故对疫点、疫区需进行严密封锁,并进行严格的消毒、隔离,以防疫情扩散。②讲解有关霍乱的病因、传播途径、临床特征、疾病过程、治疗方法等,尤其要强调补液、休息对疾病治疗的重要性,使患者配合治疗,以尽快控制病情发展。③告知霍乱的消毒、隔离知识、预防措施。④养成良好的个人卫生习惯。

执 业 考 试 模 拟 题

1. 霍乱患者应执行( )
   A. 严密隔离
   B. 接触隔离
   C. 呼吸道隔离
   D. 消化道隔离
   E. 分泌物隔离

2. 霍乱的传染源一般是( )
   A. 患者和带菌者
   B. 猪
   C. 羊
   D. 犬
   E. 蚊

3. 霍乱弧菌最重要的致病物质是( )
   A. 菌毛
   B. 鞭毛
   C. 霍乱肠毒素
   D. 内毒素
   E. 荚膜

4. 霍乱常见的并发症除外( )
   A. 代谢性酸中毒
   B. 急性肾衰竭
   C. 急性肺水肿
   D. 肠出血、肠穿孔
   E. 低钾综合征

5. 霍乱患者静脉补液原则除外( )
   A. 早期、快速、足量
   B. 先盐后糖、先快后慢
   C. 适时补碱
   D. 及时补钾
   E. 均采用口服补液

6. 霍乱患者最早出现的病理生理改变是( )
   A. 急性肾衰竭
   B. 急性肾上腺皮质功能不全
   C. 急性心功能不全
   D. 脑功能障碍
   E. 大量水分及电解质丢失

7. 霍乱典型病例的临床表现是( )
   A. 严重无痛性腹泻,大便呈水样或米泔水样,继而呕吐,严重脱水征
   B. 先吐后泻,腹痛明显,水样大便,轻度脱水征
   C. 畏寒发热,腹痛腹泻,脓血样大便,里急后重明显
   D. 畏寒、发热,早期中毒性休克
   E. 剧烈腹痛、腹泻、呕吐,呕吐物呈水样

8. 霍乱的确诊依据是( )
   A. 典型的临床表现
   B. 粪便、呕吐物培养阳性
   C. 与霍乱患者密切接触史
   D. 便常规仅见少数白细胞
   E. 大便悬滴镜检阳性

9. 预防霍乱较为完整的措施是( )
   A. 隔离、治疗患者
   B. 流行季节预防服药
   C. 流行季节预防接种
   D. 隔离治疗患者,切断传播途径,疫区人群进行预防注射
   E. 封锁疫点、疫区

10. 引起霍乱患者剧烈腹泻的因素为( )
    A. 神经氨酶
    B. 血凝素
    C. 霍乱内毒素
    D. 霍乱肠毒素
    E. 霍乱外毒素

11. 患者,男,30岁。突起无痛性腹泻1天,大便20余次,初为稀便,后为水样,无里急后重,伴有恶心,无呕吐,无发热。查体:体温37.2℃,轻度脱水征,血压正常。血象:WBC 12.5×10^9/L,N 0.85,L 0.15,Hb 165g/L,最可能的诊断是( )
    A. 霍乱
    B. 急性菌痢
    C. 急性阿米巴痢疾
    D. 食物中毒
    E. 副伤寒丙

12. 患儿,男,10岁。夏季,急起腹泻3天,每天水样便20余次,伴阵发性小腿肌肉及腹壁疼痛1天,神志不清2小时。查体:

体温 36.5℃,血压 60/49mmHg,神志模糊,重度脱水,大便镜检:WBC 0～3 个/HP,其原因最可能是( )

A. 中毒性菌痢　　　B. 霍乱泻吐期

C. 霍乱脱水虚脱期　　D. 脑型疟疾

E. 霍乱反应期

(13～15 题共用题干)

患者,男,35 岁,商人。在火车旅途中有不洁饮食史,6 小时后,突起剧烈腹泻,每 10 分钟至半小时 1 次,水样便、量多,无发热及腹痛,继之呕吐,下车后晕倒在地,被人发现后送入医院。查体:血压为 0,神志模糊,眼眶下陷,皮肤弹性差。

13. 对该患者立即应做的最重要的处理是( )

A. 血管活性药物升压

B. 快速静脉注射生理盐水

C. 大剂量使用抗生素

D. 右旋糖酐 40 扩容

E. 立即使用肾上腺皮质激素

14. 为明确诊断应立即进行的检查为( )

A. 血常规　　　　B. 血培养

C. 血生化

D. 大便悬滴＋快速增菌培养

E. SS 培养基大便分离培养

15. 若悬滴、培养阳性,血压回升,病原治疗可选择以下任一种抗菌药,但除外( )

A. 诺氟沙星　　　　B. 环丙沙星

C. 多西环素　　　　D. 青霉素

E. SMZ-TMP

（安晓倩）

第六节　流行性脑脊髓膜炎

流行性脑脊髓膜炎(meningococcal meningitis)简称为流脑,是由脑膜炎奈瑟菌引起的急性化脓性脑膜炎,主要经呼吸道传播。其主要临床表现为突发高热,头痛,呕吐,皮肤黏膜瘀点、瘀斑及脑膜刺激征,严重者可有败血症休克和脑实质损害,常可危及生命。本病冬春季节多见,儿童发病率高。

一、病　原　学

脑膜炎奈瑟菌革兰染色阴性,呈肾形双球菌。根据其荚膜多糖抗原的不同,可将该菌分为 A、B、C、D、E、X、Y、Z、W135、H、I、K、L 等 13 个血清群,其中 A、B、C 群占 90%以上,我国的流行菌群以 A 群为主。人类是脑膜炎奈瑟菌唯一的易感宿主,可从带菌者鼻咽部及患者血液、脑脊液、皮肤瘀点中检出。该菌裂解时能产生毒力较强的内毒素,为致病的重要因素。

脑膜炎奈瑟菌在外界抵抗力很弱,对干燥、寒、热、紫外线和常用消毒剂都极敏感。该菌能产生自溶酶,在人体外易自溶而死亡,故采集标本时应注意保温和及时送检。

二、发病机制与病理

病原菌侵入鼻咽部后,若人体免疫力强,可迅速被消灭;若免疫力较弱,病菌就在鼻咽部繁殖,大多成为无症状带菌状态;少数轻微上呼吸道炎症自愈。当人体免疫力明显低下或细菌毒力较强时,病菌从鼻咽部进入血液循环,形成短暂菌血症,表现为皮肤、黏膜瘀点。极少数可发展为败血症,可见血管内皮受损,血管周围出血而形成皮肤黏膜的瘀点、瘀斑。败血症期病菌通过血-脑屏障,侵犯脑脊髓膜,形成化脓性脑脊髓膜炎,病变部位主要在软脑膜及蛛网膜。病原菌在血液中大量繁殖,菌体自溶后释放出大量内毒素引起急性微循环障碍,表现为暴发型流脑休克型。暴发型流脑脑膜脑炎型主要是脑微循环障碍,脑实质有明显充血、水肿,颅内压显著升高,甚至形成脑疝。

三、护 理 评 估

（一）流行病学资料

1. **传染源**　以带菌者为主，直接由患者传播少。患者在潜伏期末及发病的 10 日内均有传染性。流行期间人群带菌率高达 50% 以上，是本病流行的主要传染源。

2. **传播途径**　病原菌主要经咳嗽、打喷嚏借飞沫由呼吸道直接传播。生活密切接触如同睡、喂乳等对婴幼儿的发病具有重要意义。

3. **人群易感性**　普遍易感。新生儿因从母体获得免疫，很少发病。成人则在多次流行过程中经隐性感染而获得免疫，故发病年龄以 5 岁以下儿童居多，尤以 6 个月至 2 岁儿童发病率最高。人感染后对本群病原菌产生持久免疫力，各菌群间虽有交叉免疫，但不持久。

4. **流行特征**　本病一年四季可散发，以冬春季为多，3～4 月份为发病高峰。人感染后可产生特异性免疫，但随着人群免疫力下降及新易感者的增加，使本病呈周期性流行。一般每 3～5 年有一次小流行，每 7～10 年有一次大流行。近年来由于进行预防接种，可打破此周期性流行。近年 B 群和 C 群有增多趋势，尤其是 C 群在个别省份引起了局部流行。

（二）身体状况

案例3-10

　　患者，男，10 岁，学生。因 3 日来高热、头痛伴呕吐于 11 月 3 日就诊。患者 3 日前无明显诱因突然高热达 39℃ 以上，伴畏冷和寒战，同时出现剧烈头痛，多次喷射性呕吐，吐出食物和胆汁。既往体健，所在学校有类似患者发生。查体：T 39.5℃，P 112 次/分，急发热病容，神清，皮肤散在出血点，颈有抵抗，凯尔尼格征（＋），布鲁律斯基征（＋），巴宾斯基征（－）。实验室检查：WBC 15.4×10⁹/L，N 0.90，L 0.10，PLT 160×10⁹/L。

　　问题：

　　1. 该患者的临床诊断是什么？

　　2. 该患者的主要护理问题有哪些？

　　3. 健康教育重点是什么？

本病潜伏期为 1～7 日，一般为 2～3 日。临床上可分为以下各型：

1. **普通型**　最常见，病程发展分为四个阶段：

（1）前驱期（上呼吸道感染期）：主要表现为上呼吸道感染症状，如低热、鼻塞、咽痛等，持续 1～2 日，此期易被忽视。

（2）败血症期：多数起病后迅速出现高热、寒战，伴明显的全身中毒症状，如头痛、全身痛及精神委靡等。多数患者皮肤黏膜出现瘀点，初呈鲜红色，迅速增多、扩大，常见于四肢、软腭、眼结膜及臀等部位。本期血培养可阳性，瘀点可找到病原菌，多 1～2 日后进入脑膜炎期。

（3）脑膜炎期：除败血症期的症状外，同时伴有剧烈头痛、频繁呕吐、烦躁不安、血压升高等颅内高压症状，以及颈强直、凯尔尼格征和布鲁津斯基征阳性等脑膜刺激征，重者谵妄、惊厥及昏迷。

婴幼儿因中枢神经系统发育尚不成熟，临床表现不典型，常表现为哭闹、拒食、烦躁不安、皮肤感觉过敏和惊厥，脑膜刺激征缺如，前囟未闭者可隆起。

（4）恢复期：体温逐渐下降至正常，意识及精神状态改善，皮肤瘀点、瘀斑吸收或结痂愈合。神经系统检查恢复正常。一般在 1～3 周内痊愈。

2. 暴发型　儿童多见，起病急骤，病情凶险，如不及时治疗可于 24 小时内危及生命，可分三型：

（1）休克型：严重中毒症状，急起寒战、高热，严重者体温不升，伴头痛、呕吐，短时间内出现瘀点、瘀斑，可迅速增多融合成片。循环衰竭是本型的重要特征，表现为面色苍白、唇周及肢端发绀、皮肤发花、四肢厥冷、脉搏细速、呼吸急促、血压显著下降，尿量减少，昏迷。大多数脑膜刺激征缺如，脑脊液可无明显改变。

（2）脑膜脑炎型：主要表现为脑膜及脑实质损害，常于 1～2 日内出现严重的神经系统症状，患者高热、头痛、呕吐，意识障碍加深，迅速出现昏迷。颅内压增高，脑膜刺激征阳性，可有惊厥，锥体束征阳性，严重者可发生脑疝。

（3）混合型：可先后或同时出现休克型和脑膜脑炎型的症状，是本病最严重的类型。

3. 轻型　多见于流脑流行后期，年长儿和青少年多见，病变轻微，临床表现为低热、咽痛等上呼吸道症状，可见少数出血点。脑脊液多无明显变化，咽拭子培养可有脑膜炎奈瑟菌生长。

4. 慢性型　少见，一般为成人患者，病程可迁延数周甚至数月。常表现为间歇性发冷、发热，每次发热历时 12 小时后缓解，相隔 1～4 日再次发作。每次发作后常成批出现皮疹，亦可出现瘀点。常伴关节痛、脾大、血液白细胞增多，血培养可为阳性。

（三）辅助检查

1. 血常规　外周血白细胞计数一般高于（10～20）×10^9/L，中性粒细胞在 80% 以上，有 DIC 者血小板明显减少。

案例3-10分析(1)

患者突然高热，伴畏冷和寒战，剧烈全头痛，喷射性呕吐，所在学校有类似患者。查体：皮肤有瘀点，颈有抵抗，凯尔尼格征（＋），布鲁律斯基征（＋）。实验室检查：WBC 15.4×10^9/L，N 0.90。根据以上特点，该患者的临床诊断可能为流行性脑脊髓膜炎。

2. 脑脊液检查　是确诊流脑的重要方法。典型的表现是压力增高，外观呈浑浊米汤样甚至脓样；白细胞数明显增高，常超过 1000×10^6/L，以中性粒细胞为主，糖及氯化物明显减少，蛋白含量升高。

3. 细菌学检查　可取皮肤瘀斑处的组织涂片染色或离心沉淀脑脊液沉渣涂片染色，血液或脑脊液细菌培养应在使用抗菌药物之前收集标本。

4. 血清免疫学检查　可协助诊断，用对流免疫电泳法、乳胶凝集试验、ELISA 等方法检测病原菌特异性抗原，用间接血凝法、ELISA 等方法检测特异性抗体。

（四）心理、社会状况

由于本病具有周期性暴发流行的特点，临床上表现为骤起发病、病程进展迅速、病情凶险。如不及时抢救，可危及生命，故流行期间在人群中将会引起严重的心理和社会问题。由于本病具有传染性，家庭人员和社会人员以及患者之间不能密切接触，加上疾病带来的痛苦，患者孤独感明显。部分患者由于后遗症而悲观失望，对生活失去信心等。小儿因不适应陌生环境而烦躁、情绪低落、哭闹、依赖性强。

（五）治疗要点

1. 普通型　目前病原治疗首选青霉素，此药对脑膜炎球菌高度敏感，虽不易透过正常血-脑屏障，但在脑膜炎症时可有 10%～30% 药物透过，故需大剂量时才能达到脑脊液的有效浓度，临床上可获良好疗效。氯霉素对脑膜炎球菌亦很敏感，且易透过血-脑屏障到达脑脊液，但应注意其对骨髓抑制的不良反应，一般不作首选。其他还可选用头孢菌素、SMZ-TMP等。疗程一般为5～7日。

2. 暴发型　败血症休克型的治疗原则是积极控制感染，迅速纠正休克，防治 DIC。脑膜脑炎型的治疗原则是积极控制感染、减轻脑水肿、防止脑疝及呼吸衰竭。

四、主要护理问题

1. 体温过高　与脑膜炎奈瑟菌感染有关。
2. 组织灌注量改变　与脑膜炎双球菌内毒素引起微循环障碍有关。
3. 意识障碍　与脑膜炎症、脑水肿、颅内压增高有关。
4. 皮肤完整性受损　与皮肤血管受损有关。
5. 潜在并发症：脑疝、呼吸衰竭。

案例3-10分析(2)

　　该患者的主要护理问题有：①体温过高　与脑膜炎奈瑟菌感染有关。②疼痛：头痛　与脑膜炎症、颅内压增高有关。③皮肤完整性受损　与皮肤血管受损有关。

五、护 理 措 施

（一）一般护理

1. 隔离与消毒　按呼吸道隔离措施隔离至体温正常后 3 日，或自发病后 7 日。患者所有物品未经消毒不得转用。

2. 休息　卧床休息，病室应保持空气流通、舒适与安静。

3. 饮食　应给予高糖、高蛋白、高维生素、易消化的流食或半流食。鼓励患者少量、多次饮水，保证每日液体入量 2000～3000ml。频繁呕吐不能进食及意识障碍者给予静脉补充营养和液体，注意维持水、电解质平衡。

（二）病情观察

流脑发病急骤，病情变化快，须密切观察：①生命体征：以早期发现循环衰竭及呼吸衰竭。②瞳孔：大小是否一致，形状是否发生变化。③意识：是否出现嗜睡、昏睡、昏迷等症状。④休克：是否出现面色苍白、唇周及肢端发绀、尿量减少等症状。⑤抽搐：是否有先兆表现，持续时间等。

（三）对症护理

1. 高热的护理　①观察体温变化，注意热型、发热持续时间、有无伴随症状等。②保持清洁安静，发热时应卧床休息。③应积极采取物理降温方法，可冷敷头部或大动脉，25%～50%乙醇溶液或 32～36℃温水擦浴，冷盐水灌肠。④如降温效果不明显，为防止小儿发生惊厥，可遵医嘱采用药物降温，高热惊厥者应用冬眠疗法或亚冬眠疗法。

2. 呕吐的护理　呕吐时应取侧卧位，呕吐后及进食后应清洗口腔，并更换脏污的衣服、被褥，创造清洁环境。呕吐频繁者可给予镇静剂或脱水剂，并应观察有无水、电解质平衡紊乱表现。

3. 皮疹的护理　流脑患者可出现大片瘀斑甚至坏死，因此应注意皮肤护理。①对有大片瘀斑的皮肤应注意保护。翻身时避免拖、拉、拽等动作，防止皮肤擦伤。并应防止尿液、粪便浸渍。也可用海绵垫、气垫等保护，尽量不使其发生破溃。②皮疹发生破溃后应及时处理。小面积者涂以抗生素软膏，大面积者用消毒纱布外敷，防止继发感染。如有继发感染应定时换药。③床褥应保持干燥、清洁、松软、平整，内衣应宽松、柔软并勤换洗。④病室应保持整洁，定时通风，定时空气消毒。⑤昏迷患者应定时翻身、拍背，按摩受压部位，以防压疮发生。

（四）用药护理

1. 抗菌药物 青霉素为治疗本病的常用药物，应注意给药剂量、间隔时间、疗程及用药反应。磺胺类药物治疗，应注意其对肾脏的损害（尿中可出现磺胺结晶，严重者可出现血尿），需观察尿量、性状及每日查尿常规，并鼓励患者多饮水，以保证足够入量，或予口服（静脉滴注）碱性药物。应用氯霉素者应注意观察皮疹，胃肠道反应及定期查血常规，注意有无骨髓造血抑制等不良反应。

2. 脱水剂 脑膜脑炎型流脑患者常用脱水剂治疗。应注意按规定时间输入药物（如250ml 的甘露醇液体在 20～30 分钟内注射完毕）。注意患者的呼吸、心率、血压、瞳孔和神志等改变。

3. 肝素 暴发型流脑并发 DIC 时常用肝素进行抗凝治疗。应注意用法、剂量、间隔时间，使用肝素时不能与其他药物混合使用，肝素应用后按医嘱输注新鲜全血、血浆或凝血酶原复合物，以补充消耗的凝血因子。

（五）心理护理

加强与患者和家属的沟通，语言温和，取得他们的信任。鼓励患者和家属说出心里的想法和感受，并给予帮助。解释本病的基本知识、治疗及预后，指导患者和家属进行自我心理调整，树立战胜疾病的信心。

六、健 康 教 育

（一）预防知识教育

1. 管理传染源 早期发现患者，就地隔离治疗。加强疫情监测，接触者医学观察 7 日。

2. 切断传播途径 流行期间加强卫生宣教。应避免大型集会或集体活动，不要携带婴儿到公共场所。外出时应戴口罩，注意公共场所及室内的通风，勤晒衣被。

3. 保护易感者 国内多年来应用脑膜炎球菌 A 群菌苗，保护率达 90% 以上，使我国流脑发病率大大降低。剂量为 1 次皮下注射 0.5ml，无明显不良反应。注射后约 2 周大多数受种者的体内均可测到杀菌抗体，持续 2 年以上。对 A 群流脑密切接触者，可肌内注射头孢噻肟三嗪，有一定效果，也可口服磺胺药预防。近年来由 C 菌群引起局部地区流行，病死率较高，因此需使用 A+C 流脑疫苗预防接种。

（二）相关知识教育

帮助患者和家属掌握本病的有关知识、自我护理方法、家庭护理等。讲述流脑的发病过程、用药注意事项、皮肤自我护理方法及预后等。少数患者可见神经系统后遗症，如耳聋、失明或肢体瘫痪等，应嘱患者和家属施行切实可行的功能锻炼、按摩、针灸等。

案例3-10分析(3)

对患者及家属的健康教育重点是：①隔离：早期发现患者，就地隔离治疗。密切观察接触者，医学观察时间为 7 日。②应尽量避免大型集会或集体活动，外出时应戴口罩。③告诉患者流脑的疾病过程、用药注意事项、皮肤自我护理方法及预后等。

执业考试模拟题

1. 流脑流行期间最重要的传染源是（　）
　　A. 患者　　　　　　B. 慢性感染者
　　C. 带菌者　　　　　D. 带菌动物
　　E. 献血员

2. 流脑的主要传播途径是（　）
　　A. 生活密切接触　　B. 蚊虫叮咬
　　C. 呼吸道　　　　　D. 输血制品
　　E. 消化道

3. 普通型流脑败血症期最重要的体征是（　）
　　A. 高热　　　　　　B. 休克
　　C. 皮肤黏膜瘀斑　　D. 颅高压征
　　E. 脑膜刺激征

4. 流脑的流行呈周期性，其因素是（　）
　　A. 细菌毒力改变　　B. 菌群变迁
　　C. 人群带菌率增高
　　D. 普遍进行预防接种
　　E. 人群免疫力下降及新易感者聚集

5. 流行性脑脊髓膜炎在哪个年龄组发病率最高（　）
　　A. 新生儿　　　　　B. 2～6 个月
　　C. 6 个月～2 岁　　D. 2～4 岁
　　E. 10 岁

6. 普通型流脑的临床表现是（　）
　　A. 高热、循环衰竭、大片瘀斑
　　B. 高热、瘀斑、昏迷、呼吸衰竭
　　C. 高热、头痛、瘀斑，脑膜刺激征
　　D. 低热、头痛、瘀点
　　E. 间歇性发热、血培养阳性

7. 流脑与其他细菌引起的化脓性脑膜炎最有意义的区别点（　）
　　A. 发病季节
　　B. 皮肤黏膜瘀斑瘀点
　　C. 发病年龄
　　D. 有无脑膜刺激征
　　E. 脑脊液结果呈化脓性改变

8. 暴发型流脑脑膜脑炎型对症治疗的关键是（　）
　　A. 镇静、止惊
　　B. 及时脱水治疗
　　C. 补充有效血容量
　　D. 降温、吸氧

　　E. 使用肾上腺糖皮质激素

9. 至目前为止普通型流脑病原治疗首选（　）
　　A. 氯霉素　　　　　B. 青霉素
　　C. 磺胺药　　　　　D. 氨苄西林
　　E. 头孢霉素

10. 与流脑患者密切接触的重要预防措施是（　）
　　A. 菌苗预防注射　　B. 隔离治疗
　　C. 注射青霉素　　　D. 口服磺胺药
　　E. 口服氯霉素

11. 区别流行性脑脊髓膜炎和乙型脑炎，以下价值最大的是（　）
　　A. 发热程度　　　　B. 意识障碍的程度
　　C. 有无病理反射　　D. 皮肤瘀点、瘀斑
　　E. 颅内压增高程度

12. 关于流脑患者的护理问题，应除外（　）
　　A. 体温过高　　　　B. 组织灌流量改变
　　C. 营养失调　　　　D. 清理呼吸道无效
　　E. 有皮肤完整性受损的危险

13. 流脑败血症休克型的主要表现是（　）
　　A. 寒战、高热　　　B. 皮肤瘀点、瘀斑
　　C. 休克　　　　　　D. 脑膜刺激征
　　E. 严重颅内高压

14. 患儿，男，12 岁。发热，头痛，呕吐 3 日，确诊为流脑（普通型）。该患者的治疗关键在于（　）
　　A. 抗休克　　　　　B. 抗菌治疗
　　C. 脱水治疗　　　　D. 抗 DIC
　　E. 对症处理

15. 患儿，男，8 岁。因发热、头痛、呕吐 4 日，烦躁不安 1 日入院。查体：T 39.5℃，脉搏 123 次/分，烦躁，颈抵抗，腹部可见数个出血点，凯尔尼格征（+），布鲁津斯基征（−）。血常规：WBC $18×10^9$/L，N 0.89。脑脊液：压力 300mmH$_2$O，细胞数 $2300×10^6$/L，中性粒细胞 0.95，蛋白质 1.5g/L，糖 1.4mmol/L，氯化物 90mmol/L。本例最可能的诊断是（　）
　　A. 结核性脑膜炎
　　B. 流行性乙型脑炎
　　C. 病毒性脑膜炎
　　D. 流行性脑脊髓膜炎
　　E. 隐球菌脑膜炎

（刘　永）

第七节 百 日 咳

百日咳（pertussis）是由百日咳杆菌引起的急性呼吸道传染病。其临床特征为阵发性痉挛性咳嗽及后期出现"鸡鸣"样吸气性吼声，多发生于儿童。本病病程可迁延数月左右，故称"百日咳"。

一、病 原 学

百日咳杆菌属鲍特菌属，革兰染色阴性，有荚膜，无鞭毛，无芽孢。该菌产生的内毒素及生物活性物质为主要致病因子。本菌对外界抵抗力弱，56℃ 30分钟、一般消毒剂、日光暴晒1小时或干燥数小时即可杀灭。

二、发 病 机 制

百日咳杆菌侵入易感者呼吸道后，在喉、气管、支气管、细支气管黏膜上繁殖并释放内毒素，引起呼吸道炎症，所产生的黏稠分泌物不断刺激呼吸道末梢神经通过咳嗽中枢引起痉挛性咳嗽，直至分泌物排除为止。由于长期咳嗽刺激咳嗽中枢形成持久的兴奋灶，其他刺激（如检查咽部、饮水及进食）可反射性引起咳嗽痉挛性发作，当分泌物排出不净时，可导致不同程度的呼吸道阻塞，引起肺不张、肺气肿、支气管扩张及感染；长期剧烈咳嗽还可使肺泡破裂形成纵隔气肿和皮下气肿；痉咳不止，使脑部缺氧、充血、水肿并发百日咳脑病；还可引起面部水肿，眼结膜及颅内出血。

三、护 理 评 估

案例3-11

患儿，女，2岁。因咳嗽10日就诊。患儿出现呈成串的、接连不断的痉挛性咳，咳时面红唇绀，常在进食、哭闹时出现。查体：T 37℃，P 110次/分。腹平软，肝脾未触及，肠鸣音正常。实验室检查：WBC 30×10^9/L，L 0.70，荧光抗体染色检测百日咳抗原阳性。

问题：

1. 为全面评估该患儿，还需补充哪些内容？

2. 临床诊断可能有哪些？

3. 主要护理措施是什么？

（一）流行病学资料

1. 传染源 患者、隐性感染者和带菌者是本病的传染源，非典型或轻型患者在本病的流行中起着更重要的作用。从潜伏期末至发病后6周内都有传染性，以病初1～3周为最强。少见带菌者。

2. 传播途径 主要通过飞沫经呼吸道传播。由于该菌在体外生存力弱，间接传播的可能性小。

3. 人群易感性 人群普遍易感，婴幼儿多见，新生儿也可感染。病后可获得一定的免疫力。

4. 流行特征 本病分布遍及全世界，多见于寒带及温带，全年均可发病，冬、春季高发。散发为主，在幼儿园等集体机构、居住条件差的地区可发生局部流行。

案例3-11分析(1)

为正确评估该患者，还需补充百日咳接触史及预防接种史。

（二）身体状况

本病潜伏期为 2～21 日，一般为 7～10 日。

1. **典型百日咳**　可分为三期：

（1）卡他期：自发病至出现阵发性痉挛性咳嗽，一般为 7～10 日。最初有咳嗽、打喷嚏，伴低热约 3 日，以后咳嗽日渐加重，常日轻夜重。

（2）痉咳期：出现明显的阵发、痉挛性咳嗽，一般持续 2～6 周，亦可长达 2 个月以上。阵咳发作时连续十余声至 20～30 声短促的咳嗽，继而深长吸气，吸气时因较大量空气急促通过痉挛着的声门而发出一种特殊的高音调鸡啼样吸气声。紧接着又发生一次痉咳，反复多次，直至咳出大量黏稠痰液，同时常伴呕吐。痉咳时常面红唇绀，舌向外伸、表情焦急、颈静脉怒张、躯体弯曲。痉咳频繁者可致面部、眼睑水肿，眼结膜出血、鼻出血，重者颅内出血。进食、哭闹、受凉、烟尘刺激、情绪激动等均可诱发。痉咳间歇期患儿玩耍活动如常。本期若无并发症，体温多正常。

（3）恢复期：痉咳缓解、鸡啼样吸气声消失，为 2～3 周。如并发肺炎、肺不张等其他病症，可迁延不愈，持续数月。整个病程中查体很少有阳性发现，痉咳严重时已有切齿的小儿，可见舌系带溃疡、新生儿和 3 个月以下婴儿常不出现典型痉咳，多见咳数声后即发生屏气、发绀，以至窒息、惊厥或心脏停搏。成人百日咳一般较轻，仅有持续咳嗽。

2. **并发症**　最常见并发症是支气管肺炎，严重者可并发肺不张、肺气肿、百日咳脑病等。

（三）辅助检查

1. **血常规**　发病早期白细胞计数升高，痉咳期最为明显，常为（20～50）×10⁹/L，其中以淋巴细胞为主，一般为 60% 以上，多为成熟的小淋巴细胞。有继发感染时中性粒细胞增高。

2. **细菌学检查**

（1）细菌培养：发病早期采用鼻咽拭子培养阳性率较高，发病第 1 周可达 90% 左右，第 3～4 周阳性率仅为 50%。

（2）荧光抗体染色法：发病初期鼻咽拭分泌物涂片，或鼻腔黏膜压片，以荧光抗体染色检测特异抗原，有助早期诊断。

案例3-11分析(2)

幼儿，咳嗽呈痉挛性，实验室检查白细胞计数升高，尤为淋巴细胞升高，荧光抗体染色检测百日咳抗原阳性。该患儿临床诊断可能是百日咳。

（四）心理、社会状况

患儿、家属缺乏对此病知识的了解，易产生对疾病的治疗不耐心，失去信心。

（五）治疗要点

1. **对症治疗**　痉咳剧烈时可给予镇静剂，如苯巴比妥钠、地西泮等。沙丁胺醇亦可减轻咳嗽。

2. **抗菌治疗**　卡他期应用抗生素可以减轻痉咳甚至不发生痉咳，进入痉咳期后应用抗生素不能缩短百日咳的临床进程，但可以缩短排菌期及预防继发感染。首选红霉素，口服或静脉滴注，亦可用罗红霉素，疗程不少于 10 日。

3. 并发症治疗　合并支气管炎或肺炎时给予抗生素治疗，单纯肺不张可采取体位引流、吸痰等，必要时用纤维支气管镜排除呼吸道堵塞的分泌物。

四、主要护理问题

1. 清理呼吸道无效　与痰液黏稠不易咳出有关。
2. 有窒息的危险　与声带痉挛、痰液黏稠、咳嗽无力有关。
3. 营养失调：低于机体需要量　与痉咳引起呕吐或拒食有关。

五、护理措施

（一）一般护理

1. 隔离　呼吸道隔离。
2. 休息　痉咳次数不多，无并发症时，可不必严格限制活动。保持室内的空气清新，室温 18～22℃、湿度 60%，避免烟尘刺激而诱发咳嗽。
3. 饮食　选择浓稠、不需长时间咀嚼、不久留胃内的营养丰富、高维生素、易消化饮食，少量多餐。如摄入量不足、呕吐次数多者可给予静脉输液，并注意水、电解质平衡。忌油腻辛辣等刺激食物。

（二）病情观察

注意观察：①痉咳次数，发作表现及严重程度。②发作诱因。③呕吐次数、量。④注意是否有并发症症状出现。

（三）对症护理

1. 痉咳的护理　①减少诱发因素：如寒冷、劳累、情绪激动和吸入烟尘等可诱发痉咳因素。②稀释痰液：应用祛痰剂、雾化吸入等稀释痰液，便于咳出。③镇静剂：如苯巴比妥钠、地西泮等。
2. 口腔护理　做好口腔护理，避免口腔并发症。有舌系带溃疡时常引起疼痛，注意饮食及饮水不宜过热。

（四）用药护理

遵医嘱给予抗生素、祛痰止咳剂，观察药物疗效及副作用。

（五）心理护理

护理人员与患者及家属进行有效沟通，使其熟悉本病的基本知识，减轻心理压力，树立治愈的信心。

案例3-11分析(3)

患儿应呼吸道隔离，保持室内安静、空气新鲜、温度适当，注意避免诱发痉咳的因素，进食营养丰富、易于消化的食物，注意补充各种维生素和钙剂。为保证睡眠，可适当使用镇静剂。痰液黏稠不易咳出可应用祛痰剂、雾化吸入。督促患儿早期、按时、按量服用红霉素。

六、健康教育

（一）预防知识教育

1. 管理传染源　本病传染性很强，常易引起流行。及早发现患者，及早隔离。

2. 切断传播途径　加强公共卫生的管理，室内空气经常通风，搞好个人卫生管理。流行期间加强卫生宣教，避免大型集会或集体活动，不要携带婴幼儿到公共场所。外出时应戴口罩。

3. 保护易感者　按程序接种疫苗，常用白喉、百日咳、破伤风三联制剂。对接触者可用红霉素等药物预防。

（二）相关知识教育

讲解痉咳发作的表现、治疗方法及诱发因素。指导患者合理饮食。

执 业 考 试 模 拟 题

1. 百日咳的传染源是（　）
　　A. 患者　　　　　　B. 猪
　　C. 老鼠　　　　　　D. 虫卵
　　E. 犬

2. 百日咳主要传播途径为（　）
　　A. 飞沫传播　　　　B. 食物传播
　　C. 饮水传播　　　　D. 尘埃传播
　　E. 以上均可

3. 关于百日咳患者的饮食护理，应除外（　）
　　A. 少食多餐　　　　B. 喂食不要过急
　　C. 饮食营养丰富　　D. 容易消化吸收
　　E. 给流质饮食

4. 患儿，男，10 岁。因咳嗽 15 天，阵发性剧咳，咳后有呕吐，疑"百日咳"转入院。查体：

36. 8℃，神志清，咽红，舌系带有溃疡，心脏未见异常，两肺呼吸音略粗。请问痉咳期最重要的临床特点是（　）
　　A. 舌系带溃疡　　　　B. 面部及眼睑水肿
　　C. 阵发性痉咳　　　　D. 咳嗽日轻夜重
　　E. 眼结膜及面部有小出血点

5. 口服用药应在痉咳后 10～20 分钟进行的原因是（　）
　　A. 以避免污染床单
　　B. 以避免尿液过多
　　C. 以避免诱发痉咳及呕吐
　　D. 以避免呼吸困难
　　E. 以避免用药后不良反应

（刘　永）

第八节　白　喉

白喉（diphtheria）是由白喉棒状杆菌引起的急性呼吸道传染病。临床特征为咽、喉、鼻等处假膜形成和全身中毒症状，如发热、乏力、恶心、呕吐、头痛等，严重者并发心肌炎周围神经瘫痪。

一、病 原 学

白喉棒状杆菌呈杆状或稍弯曲，一端或两端稍肥大，革兰染色阳性。该菌侵袭力较弱，但产生的外毒素是致病的主要因素。对热、化学药品抵抗力弱，对干燥、寒冷的抵抗力较强。在各种物品、食品、衣服上可存活数日，在干燥的假膜中可生存 3 个月，加热至 58℃ 10 分钟，直射阳光下数小时可灭菌。

二、发 病 机 制

由呼吸道或皮肤表层侵入的白喉杆菌，在上皮细胞繁殖，引起局部组织轻度的炎症反应，常不侵入深部组织和血流。白喉杆菌外毒素具有强烈毒性，可引起细胞破坏、纤维蛋白渗出、白细胞浸润。渗出的纤维蛋白与白喉性坏死组织、白细胞和细菌凝结在一起，覆盖在破坏的黏膜表面，形成本病的特征性假膜。假膜一般为灰白色，有混合感染时呈黄色或污秽色，伴出血时呈黑色，质地致密，不易脱落，用力剥脱时可出血。假膜形成处及周围组织呈轻度充血肿胀。假膜可由扁桃体向咽峡、鼻、喉、气管、支气管等处扩展，鼻咽、气管处的假膜易于脱落引起梗阻，造成窒息。假膜范围越广，毒素吸收量越大，中毒症状亦越重。

三、护 理 评 估

（一）流行病学资料

1. 传染源 白喉患者或带菌者是本病的传染源。在潜伏期末即从呼吸道分泌物中向外排菌，具有传染性。轻型、不典型患者和健康带菌者因症状不明显，在流行病学上更有意义。

2. 传播途径 主要为飞沫传播，亦可通过污染的手、玩具、食具等物品或尘埃传播。

3. 人群易感性 人群普遍易感。易感性与免疫状态密切相关，可通过锡克皮肤试验检查机体对白喉的免疫力，阳性反应者提示对白喉无免疫力。病后有较持久免疫力。

4. 流行特征 本病见于世界各地，以散发为主，冬春季节多发。2～10 岁发病率最高。但因儿童计划免疫的实施，发病年龄推迟。

（二）身体状况

案例3-12

患儿，男，9 岁。咽痛、犬吠样咳嗽、声嘶 3 日，呼吸困难 2 小时于 2011 年 9 月 21 日入院，曾在当地按"化脓性扁桃体炎"抗感染治疗，出生后未进行预防接种。查体：T 37℃，HR 110 次/分，R 56 次/分，吸气性呼吸困难，唇绀，双侧扁桃体Ⅲ度肿大，仅留有直径约 1cm 的小孔，扁桃体上覆有一层灰白色膜状物，不易拭去，双肺呼吸音清，心率 110 次/分，律齐，心音低钝，未闻及杂音，四肢末端轻度发绀，厥冷。

问题：

1. 该患者的临床诊断可能是什么？
2. 主要护理问题有哪些？
3. 主要护理措施是什么？

本病潜伏期为 1～7 日，多为 2～4 日。根据假膜部位不同，白喉可分为咽白喉、喉白喉、鼻白喉和其他部位的白喉四种类型。成人和年长儿童以咽白喉居多，其他类型较多见于幼儿。

1. 咽白喉 病灶局限于扁桃体及咽部周围组织，为最常见的类型，约占白喉患者的 80%，按假膜大小及病情轻重分为轻型、普通型、重型和极重型。

（1）轻型：发热和全身症状轻微，扁桃体稍红肿，其上有点状或小片状假膜，数日后可自然消失，易误诊为急性扁桃体炎，在白喉流行时应加以注意。

（2）普通型：起病缓慢，有乏力、食欲缺乏、恶心呕吐，头痛咽痛，轻至中度发热，扁桃体中度红肿。其上可见乳白色或灰白色大片假膜，但范围不超出扁桃体。可伴颌下淋巴结肿大及压痛。

（3）重型：全身症状重，体温常超过 39℃，面色苍白、恶心、呕吐。假膜广泛而厚，可扩大至腭弓、腭垂及咽后壁。假膜呈灰白色或黄白色，边界清楚，周围组织红肿较重，伴口臭。可有淋巴结周围软组织水肿、心肌炎或周围神经麻痹。

（4）极重型：假膜较重型更广泛，污黑色，伴有腐败口臭味，扁桃体及咽部高度肿胀，可影响呼吸和吞咽。颈淋巴结肿大，周围软组织水肿而似"牛颈"。体温可高达 40℃，伴有呼吸急促、烦躁不安、面色苍白、口唇发绀。可有心脏扩大、心律失常或中毒性休克等，抢救不及时常易死亡。

2. 喉白喉 少数为原发性，多数由咽白喉向下蔓延而成。特征性表现为"犬吠样"咳嗽，声音嘶哑或失声，甚至吸气时有喉梗阻，表现为鼻翼扇动、三凹征、发绀等。假膜可延至气管、支气管，假膜脱落可因窒息而死亡。

3. 鼻白喉　多见于婴幼儿，继发性鼻白喉多来自咽白喉，原发性鼻白喉较少见。表现为鼻塞、浆液血性鼻涕、鼻孔外周皮肤受累发红、糜烂、结痂，鼻前庭可有假膜。全身症状轻。

4. 其他部位白喉　皮肤白喉多见于热带地区，伤口、眼结膜、耳、口腔、食管、外阴、新生儿脐带等部位均可发生白喉。常表现为局部假膜，而全身症状轻。

5. 并发症

（1）中毒性心肌炎：最常见的并发症，也是死亡的主要原因。多发生在病程的第 2~3 周。临床上表现为极度乏力、面色苍白、呼吸困难，听诊心率加快或减慢，心律不齐。ECG 显示 T 波或 ST 段改变，或传导阻滞、心律失常，严重者出现心力衰竭。

（2）神经麻痹：多发生于病程第 3~4 周，主要侵犯脑神经，以舌咽神经受损引起的腭咽肌瘫痪最为常见，患儿说话含糊不清、有鼻音、饮水时发呛，悬雍垂反射消失。此外，可见眼肌、面肌、四肢远端肌、肋间肌、膈神经肌、膈肌等瘫痪。白喉引起的神经麻痹，一般可在 2~3 个月内恢复，不留后遗症。

（3）继发感染：主要为 A 组 G 溶血性链球菌、葡萄球菌和肺炎球菌引起肺炎、扁桃体周围炎、鼻窦炎等，自抗生素广泛应用后已很少发生。

（三）辅助检查

1. 血常规　白细胞总数多为（10~20）×10^9/L，中性粒细胞增高。

2. 细菌学检查　于假膜边缘擦拭取材，涂片镜检及细菌培养，检出白喉杆菌可确诊。

案例3-12分析(1)

患儿犬吠样咳嗽、声嘶 3 天，呼吸困难 2 小时，既往无百白破疫苗接种史。查体：吸气性呼吸困难，唇绀，双侧扁桃体Ⅲ度肿大，扁桃体上覆有一层灰白色膜状物，不易拭去。四肢末端轻度发绀，厥冷。根据以上临床特征，可诊断为白喉。根据咳嗽性质及吸气性呼吸困难，可能已蔓延至喉部引起喉白喉。

（四）心理、社会状况

重症患者可引起窒息、心力衰竭而危及生命，可能在人群中导致心理和社会问题。患者需呼吸道隔离，易引起孤独感，部分可并发神经麻痹而出现悲观情绪。

（五）治疗要点

1. 病原治疗

（1）白喉抗毒素：可中和局部和血液中游离的外毒素，但不能中和已与组织结合的外毒素，故宜早期、足量一次给予。剂量与年龄、体重无关，而是根据假膜范围的部位大小、中毒症状的轻重及使用的早晚而定。轻、中型为 3 万~5 万 U，重型为 6 万~10 万 U，治疗晚者加大剂量，喉白喉适当减量。

（2）抗生素：可抑制白喉杆菌生长，缩短病程和带菌时间。首选青霉素，对各型白喉均有效。

2. 对症治疗　烦躁不安者可给予适量镇静剂。中毒症状严重者可短期应用肾上腺皮质激素。喉白喉梗阻严重时，应气管切开或喉镜取膜。咽肌瘫痪者必要时呼吸机辅助治疗。

四、主要护理问题

1. 疼痛：咽痛　与白喉棒状杆菌所致咽部炎症有关。

2. 有窒息的危险　与喉白喉假膜脱落有关。

3. 潜在并发症：中毒性休克、中毒性心肌炎。

案例3-12分析(2)

通过对患儿的评估，推断其主要的护理问题有：①有窒息的危险　与咽、喉部炎症肿胀及白喉假膜脱落阻塞气道有关。②疼痛：咽痛　与局部炎症有关。③潜在并发症：中毒性休克。

五、护理措施

（一）一般护理

1. 隔离　患者应按呼吸道传染病隔离至临床痊愈，然后 2 次（隔日 1 次）咽拭子培养阴性者可解除隔离。

2. 休息　轻者卧床休息2～3 周，重者及合并心肌炎者应严格卧床休息4～6 周及以上。病情好转后应逐渐恢复日常活动，避免劳累。

3. 饮食　急性期给予高热量、富含维生素和易消化的流食、半流食饮食，不能进食者给予鼻饲或静脉输液。恢复期应增加蛋白质和热量的供给，饮食宜清淡，进流质或半流质饮食。

（二）病情观察

密切观察病情：①监测生命体征。②观察中毒症状的变化。③观察假膜的增减情况。④对喉白喉患者应严密观察有无喉梗阻的表现。⑤通过脉搏、心律、心电图的监测及时发现心肌炎。

（三）对症护理

1. 口腔护理　每日用过氧化氢溶液（双氧水）或生理盐水清洗口腔，但动作要轻，忌擦抹假膜，防止出血。

2. 咽痛　可用蒸汽吸入或超声雾化吸入，以减轻咽痛、咽干，便于分泌物排出。

3. 喉梗阻　轻度梗阻者应保持安静，必要时给镇静剂、吸氧，严密观察病情进展，做好气管切开准备。严重喉梗阻应立即实行气管切开，切开后按气管切开常规护理。

（四）用药护理

使用抗生素治疗时，应注意以下事项：①因注射抗生素后假膜可能脱落，有阻塞气道造成窒息的危险，应密切观察。②注射抗毒素前应询问过敏史，并且必须做皮肤过敏试验，如过敏试验阳性应按脱敏法注射。③备好抢救药品，如肾上腺素等。④注射抗毒素 2～3 周后注意观察有无血清病症状。

案例3-12分析(3)

主要护理措施有：①口腔护理：每日用过氧化氢溶液或 0.9%氯化钠溶液清洗口腔，忌擦抹假膜，防止出血。②咽痛护理：用蒸汽吸入或用中药喷咽。③喉梗阻护理：吸氧，严密观察病情进展，做好气管切开准备。

（五）心理护理

护理人员与患者及家属积极、有效地沟通，做好解释和安慰工作，减轻心理压力。关心、体贴患者，使患者增强战胜疾病的信心，积极主动地配合治疗和护理。

六、健康教育

（一）预防知识教育

1. 管理传染源　早期发现并及时隔离治疗患者，直至连续 2 次咽拭子白喉杆菌培养阴性，可解除隔离。如无培养条件，起病后隔离 2 周。对密切接触者检疫 7 日。

2. 切断传播途径　流行期间应避免大型集会或集体活动，易感者外出时应戴口罩。室内空气经常通风。患者接触过的物品及分泌物，必须煮沸或加倍量的 10%含氯石灰乳剂或 5%苯酚溶液浸泡 1 小时消毒。

3. 保护易感人群　按免疫程序接种百白破疫苗。

（二）相关知识教育

患者出院后应讲解白喉的疾病知识，强调并发症与预后的关系，指导患者实施治疗与预防并发症的措施。患者出院后，应对其营养及活动安排给予具体指导，并说明理由。对心肌炎患者应特别强调休养的重要性，严重心肌炎患者在 1 年内禁止剧烈活动，以防发生意外，并应定期复查。

执 业 考 试 模 拟 题

1. 根据白喉假膜部位的不同，其可分为不同的临床类型，其中临床类型居多的是（　　）
   A. 咽白喉　　　　　B. 喉白喉
   C. 鼻白喉　　　　　D. 皮肤白喉
   E. 外阴白喉

2. 白喉最常见的并发症是（　　）
   A. 中毒性心肌炎　　B. 假膜形成
   C. 中毒性脑病　　　D. 中枢神经麻痹
   E. 中毒性肺炎

3. 感染的患者遇有白喉患者，在一般性治疗的同时，应选择的特异性治疗为（　　）
   A. 早期适量输血治疗
   B. 早期大量输液治疗

C. 早期足量抗生素治疗
D. 早期适量类毒素治疗
E. 早期足量抗毒素治疗

4. 使用白喉抗毒素，下列叙述不正确的是（　　）
   A. 使用前一定要做皮肤过敏试验
   B. 发现过敏者，应进行减敏疗法
   C. 可用于紧急预防
   D. 可用于治疗
   E. 用于治疗必须早期足量

5. 对白喉密切接触者应检疫（　　）
   A. 3 日　　　　　B. 6 日
   C. 7 日　　　　　D. 14 日
   E. 21 日

（刘　永）

第九节　猩　红　热

猩红热（scarlet fever）为 β 型溶血性链球菌（亦称化脓链球菌）A 组感染引起的急性呼吸道传染病。其临床特征为发热、咽峡炎、全身弥漫性鲜红色皮疹和疹退后明显脱屑。少数患者病后可出现变态反应性心、肾、关节的损害。

一、病　原　学

β 型溶血性链球菌 A 组革兰染色阳性，呈球形或卵圆形，链状排列。按其菌体细胞壁上所含多糖类抗原（C 抗原）的不同，可分为 A～U（无 I、J）19 个组，A 组又可依其表面蛋白抗原 M 分为 80 个血清型。A 组链球菌还产生红疹毒素、溶血素、透明质酸酶和链激酶（溶纤维蛋白酶）。β 型溶血性链球菌 A 组对热及干燥的抵抗力较弱，加热 56℃ 30 分钟或用一般消毒剂均可将其杀灭，但在痰及脓液中可生存数周。

二、发病机制与病理

A 组链球菌由咽峡、伤口等部位侵入，在局部黏膜及淋巴组织不断增殖产生毒素和细胞外酶，使机体发生感染性、中毒性和变态反应性病变。

1. 化脓性病变　病原体通过 M 蛋白黏附于咽部黏膜使局部产生炎性变化，咽部和扁桃体红肿，表面被覆炎性渗出物，可有溃疡形成。细菌从局部经淋巴间隙进入附近组织，引起扁桃体周围脓肿、鼻旁窦炎、中耳炎、乳突炎、颈部淋巴结炎、蜂窝织炎等，少数重症患者细菌侵入血流，出现败血症及迁徙性化脓病灶。

2. 中毒性病变　红疹毒素自局部进入血液循环后，引起发热、头痛、皮疹等全身中毒症状。皮肤充血、水肿、白细胞浸润，形成典型的猩红热样皮疹。最后表皮死亡脱落。黏膜充血，有时呈点状出血，形成黏膜疹。肝、脾、淋巴结等有不同程度的单核细胞浸润、充血及脂肪变性。心肌混浊肿胀和变性，严重者有坏死。肾脏呈间质性炎症。

3. 变态反应性病变　部分患者在病期第 2～3 周时出现心、肾、滑膜组织等处的非化脓性炎症。心脏受累可出现心肌炎、心包炎和心内膜炎，其发生机制可能是链球菌的酶使心脏释放自身抗原，导致自身免疫。多发性关节炎可能是链球菌的抗原与特异性抗体结合形成免疫复合物引起。肾小球肾炎的发生可能为抗原抗体复合物沉积于肾小球引起。

三、护理评估

（一）流行病学资料

1. 传染源　猩红热患者和带菌者是主要传染源。
2. 传播途径　主要通过呼吸道传播，也可以通过皮肤伤口或产道等处传播。
3. 人群易感性　人群普遍容易感染，感染后人体可以产生抗菌免疫和抗毒免疫。
4. 流行特征　本病一年四季都有发生，尤以冬春之季发病为多。多见于小儿，尤以 5～15 岁居多。

（二）身体状况

案例3-13

患者，男，9 岁。以高热、咽痛 3 日伴全身皮疹于 2011 年 12 月 21 日入院。起病急，突然体温高达 39℃左右，伴有头痛、全身不适、食欲缺乏等症状。咽痛、吞咽痛，发热后第 2 日开始发疹，始于耳后、颈及上胸部，24 小时内迅速蔓及全身。口鼻周围充血不明显，与面部充血相比显得发白。曾在当地按"化脓性扁桃体炎"抗感染治疗。查体：T 39℃，咽部充血并可覆有脓性渗出物，腭部可见有充血或出血性黏膜疹，双肺呼吸音清。实验室检查：WBC 20×10^9/L，N 0.90，咽拭子链球菌培养（＋）。

问题：
1. 该患者的临床诊断是什么？
2. 该患儿的皮疹应如何护理？

本病潜伏期通常为 1～7 日。典型病例起病急骤，发热、咽峡炎，次日出现典型皮疹，构成猩红热三大特征性表现。

1. 典型症状

（1）发热：多为持续性，可达 39℃左右，伴有头痛、全身不适、食欲缺乏等一般中毒症状。发热的高低及热程均与皮疹的多寡及其消长相一致。自然病程约为 1 周。

（2）咽峡炎：表现有咽痛、吞咽痛，局部充血并可覆有脓性渗出物（图 3-12）。腭部可见充血或出血性黏膜疹，可先于皮疹出现。

（3）皮疹：发热后第 2 日开始发疹，始于耳后、颈及上胸部，24 小时内迅速蔓及全身。典型皮疹是在弥漫性充血的皮肤上出现分布均匀的针尖大小的丘疹，称为"粟粒疹"。严重者可表现为出血性皮疹。在皮肤皱褶处，皮疹密集或因摩擦出血而呈紫红色线状，称为"帕氏线"。在颜面部却仅有充血而无皮疹，口鼻周围充血不明显，与面部充血相比显得发白，称为"口周苍白圈"。发疹同时，舌充血红肿、乳头肿大，突发于灰白色舌苔上，称为"草莓舌"（图 3-13），第 3 日起，舌苔开始剥落，约 1 周舌苔尽消，舌面呈深红色，表面浸润发亮或干燥，有裂纹，乳头粗大突

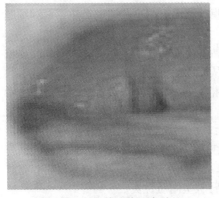

图 3-12　猩红热患者咽部充血

起称"杨梅舌"（图 3-14）。皮疹多于 48 小时达高峰（图 3-15），继之依出疹顺序开始消退，2～3 日内退尽，重者可持续 1 周。疹退后开始皮肤脱屑，皮疹越多、越密，脱屑越明显。以粟粒疹为重，多呈片状脱皮，面部及躯干常为糠屑状，手（图 3-16）、足、掌、指（趾）处由于角质层较厚，片状脱皮常完整，呈手指或足趾套状。

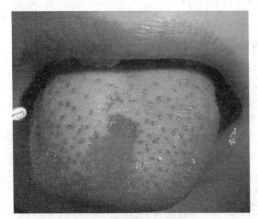

图 3-13　猩红热患者草莓舌

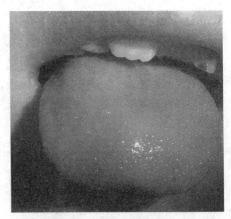

图 3-14　猩红热患者杨梅舌

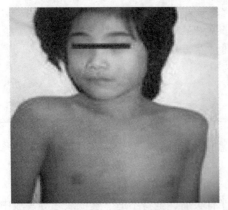

图 3-15　猩红热患者红斑疹

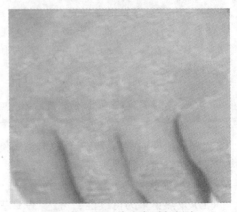

图 3-16　猩红热患者手部蜕皮

2. 其他类型

（1）轻型：近年多见。表现为轻至中等度发热，咽峡炎轻微，皮疹亦轻且仅见于躯干部，疹退后脱屑不明显。病程短，但仍有发生变态反应并发症的可能。

（2）中毒型：中毒症状明显，可出现中毒性心肌炎、中毒性肝炎及中毒性休克等。近年少见。

（3）脓毒型：罕见。主要表现为咽部严重的化脓性炎症、坏死及溃疡，常可波及邻近组织引起颈淋巴结炎、中耳炎和鼻旁窦炎等。亦可侵入血液循环引起败血症及迁徙性化脓性病灶。

（4）外科型/产科型：病原菌经伤口或产道侵入而致病。咽峡炎缺如，皮疹始于伤口或产道周围，然后蔓延至全身，中毒症状较轻。

3. 并发症

（1）化脓性并发症：可由本病病原菌或其他细菌直接侵袭附近组织器官所引起。常见的如中耳炎、乳突炎、鼻旁窦炎、颈部软组织炎、蜂窝织炎、肺炎等。由于早期应用抗菌疗法，此类并发症已少见。

（2）中毒性并发症：由细菌各种生物因子引起，多见于第1周。如中毒性心肌炎、心包炎等。病变多为一过性，且预后良好。

（3）变态反应性并发症：一般见于恢复期，可出现风湿性关节炎、心肌炎、心内膜炎、心包炎及急性肾小球肾炎。并发急性肾炎时一般病情较轻，多能自愈，很少转为慢性。

（三）辅助检查

1. 常规检查 白细胞计数增加，达（10～20）×10^9/L，中性粒细胞增加80%以上，严重患者胞质中可见中毒颗粒。出疹后嗜酸粒细胞增多占5%～10%。尿液常规检查一般无明显异常，如果发生肾脏变态反应并发症，则可出现蛋白尿、红细胞、白细胞及管型。

2. 病原学检查 咽拭子或其他病灶分泌物培养可有溶血性链球菌生长。

案例3-13分析(1)

患者高热、咽痛，次日全身皮疹。发疹始于耳后、颈及上胸部，24小时内迅速蔓及全身。查体："口周苍白圈"，咽部充血并可覆有脓性渗出物，腭部可见有充血或出血性黏膜疹。实验室检查：WBC 20×10^9/L，N 0.90，咽拭子链球菌培养（＋）。根据以上依据可确诊为猩红热。

（四）心理、社会状况

此病具有传染性，隔离后与社会交往疏远，易产生孤独、多虑、悲观等情绪。家庭成员由于缺乏应有的预防知识，对患者关心协作不够，易产生焦虑心理。

（五）治疗要点

1. 一般与对症治疗 卧床休息、物理降温、补充维生素、维持水及电解质平衡。咽部症状较重时可以雾化，以减轻症状。

2. 病原治疗 首选青霉素，每次80万U，2～3次/日，肌内注射，连用5～7日。脓毒型患者应加大剂量到（800万～2000万）U/d，分2～3次静脉输入。儿童20万U/（kg·d），分2～3次静脉输入，连用10日或热退后3日。对青霉素过敏者可用红霉素，必要时可选用头孢菌素。对带菌者可用常规治疗剂量青霉素连续用药7日，一般均可转阴。

四、主要护理问题

1. 体温过高　与β型溶血性链球菌感染有关。
2. 有皮肤完整性受损　与细菌产生红疹毒素引起皮肤损害有关。
3. 疼痛：咽痛　与咽及扁桃体炎症有关。
4. 潜在并发症：急性肾小球肾炎、风湿热。
5. 有传播感染的可能　与病原排出有关。

五、护理措施

（一）一般护理

1. 隔离　呼吸道隔离，隔离至咽峡炎痊愈，或咽拭子培养3次阴性。

2. 消毒　房间应注意通风换气，充分利用日光照射，衣被经常洗晒，鼻咽分泌物、痰液要吐在纸内烧毁，用过或接触过的东西，应用0.5%苯酚溶液处理。

3. 饮食　①饮食应清淡，宜食高糖、高蛋白质的流食。伴有咽峡炎的患者，在进食时可能伴有疼痛，给予软食或流质饮食，如牛奶、豆浆、蛋花汤、鸡蛋羹等。②恢复期应逐渐过渡到高蛋白、高糖的半流质饮食，如鸡泥、肉泥、虾泥、肝泥、菜粥等。③病情好转可改为软食，但仍应给予少油腻及无辛辣刺激的食物。④高热注意补充水分、饮料、果蔬。⑤合并急性肾炎，应给少盐、低蛋白质、半流质饮食。

（二）病情观察

应密切观察：①体温变化。②咽痛症状及咽部分泌物情况。③皮疹变化。④注意观察并发症，如有无其他部位化脓性病灶发生，有无出现肾脏损害的症状。

（三）对症护理

1. 口腔的护理　保持口腔清洁，可用温盐水或复方硼砂含漱液勤漱口，年龄较小的幼儿，需用0.9%氯化钠溶液清洗或勤喂水，以达到清洁口腔的目的。

2. 皮肤的护理　注意皮肤清洁，勤换衣裤，忌穿绒布类衣裤，以免加重痒感。忌用肥皂，以免刺激皮肤。皮肤瘙痒，可用炉甘石洗剂或75%乙醇溶液涂擦皮肤。脱皮时可涂液体石蜡或凡士林油保护皮肤。有大皮脱离时要及时用消毒剪刀剪掉，不能强行撕去，以免出血或发生继发感染。

案例3-13分析(2)

①该患儿咽、腭部可见充血、出血性黏膜疹及脓性渗出物，应加强口腔护理，每日用温盐水或复方硼砂含漱液勤漱口。②患儿发热后第2日开始发疹，24小时内迅速蔓及全身。应注意皮肤清洁，勤换衣裤。忌用肥皂清洁皮肤。如皮肤瘙痒，可用炉甘石洗剂涂擦皮肤。脱皮时涂凡士林油保护皮肤。有大皮脱皮时要用消毒剪刀剪掉，不能强行撕去。

3. 咽痛的护理　可给予润喉片或雾化吸入，年长儿可给予含漱液漱口，婴幼儿可多喂水。

（四）用药护理

使用青霉素前须做皮试，现配现用，注射期间防止青霉素过敏反应。使用红霉素注意胃肠反应等。

（五）心理护理

医护人员与患者及家属进行有效的沟通，使其熟悉猩红热的基本知识，理解病程中消毒隔离的意义。做好解释和安慰工作，减轻心理压力。关心体贴患者，鼓励患者树立战胜疾病的信心并积极主动地配合治疗和护理。

六、健　康　教　育

（一）预防知识教育

1. 管理传染源　猩红热以轻型多见，患者可在家中治疗及护理。应对患者进行 6 日隔离治疗。

2. 切断传播途径　流行期间应避免到人群密集的公共场所，接触患者应戴口罩。居室要注意经常通风换气，保持空气新鲜。

3. 保护易感者　对集体生活密切接触的儿童，应进行医学观察 7 日，并酌情采用药物预防。如口服复方磺胺甲噁唑，注射苄星青霉素等。儿童机构内有本病流行时，对有咽峡炎或扁桃体炎的患儿，亦应按猩红热隔离治疗。

（二）相关知识教育

患者出院后应讲述猩红热的临床表现、治疗药物及疗程，对发热及皮疹的护理方法给予具体指导。并向患者交代在病程第 2～3 周易出现并发症，其中以急性肾小球肾炎多见，应注意每周查 1 次尿常规，以便及时发现、早期治疗。

执 业 考 试 模 拟 题

1. 引起猩红热的病原体是（　　）
　　A. 金黄色葡萄球菌
　　B. 表皮葡萄球菌
　　C. A 组 α 型溶血性链球菌
　　D. A 组 β 型溶血性链球菌
　　E. B 组溶血性链球菌

2. 猩红热的主要传播途径是（　　）
　　A. 经消化道传播
　　B. 经呼吸道传播
　　C. 经产道感染
　　D. 经皮肤伤口感染
　　E. 经血液传播

3. 下列哪项是猩红热的特征性表现（　　）
　　A. 发热、中毒症状、第 3 日出现皮疹
　　B. 发热、咽峡炎、第 2 日出现猩红色皮疹
　　C. 发热、"杨梅舌"、第 2 日出现猩红色皮疹
　　D. 发热、咽峡炎、"口周苍白圈"
　　E. 发热、"口周苍白圈"、第 3 日出现猩红色皮疹

4. 确诊猩红热的检查是（　　）
　　A. 咽拭子或脓液中分离出 B 组溶血性链球菌
　　B. 咽拭子或脓液中分离出 A 组溶血性链球菌
　　C. 咽拭子或脓液中分离出金黄色葡萄球菌
　　D. 咽拭子或脓液中分离出表皮葡萄球菌

　　E. 咽拭子或脓液中分离出奈瑟菌属

5. 猩红热病原治疗首选（　　）
　　A. 红霉素　　　　　B. 头孢菌素
　　C. 青霉素　　　　　D. 四环素
　　E. 氯霉素

6. 关于猩红热的皮疹叙述错误的是（　　）
　　A. 发热后第 2 日出疹
　　B. 皮肤弥漫性充血基础上针尖大小猩红色丘疹
　　C. 从耳后、颈及上胸开始出疹
　　D. 皮疹于 48 小时达高峰
　　E. 退疹后留下色素沉着

7. 有关猩红热临床表现的描述不恰当的是（　　）
　　A. 发热多为持续性
　　B. 发热程度及热程与皮疹多少及消长无关
　　C. 咽峡炎明显
　　D. 腭部黏膜疹或出血疹可先于皮疹出现
　　E. 可见"草莓舌"或"杨梅舌"

8. 猩红热皮疹的出疹时间一般是在发热后（　　）
　　A. 24 小时内　　　B. 1 日
　　C. 2 日　　　　　　D. 3 日
　　E. 4 日

9. 猩红热皮疹与链球菌分泌的哪种物质有关（　　）
　　A. 红疹毒素　　　　B. 链激酶
　　C. 链道酶　　　　　D. 溶血毒素
　　E. 透明质酸酶

10. 猩红热患儿特有的体征是（　　）
    A. "口周苍白圈"
    B. 躯干糠皮样脱屑
    C. 皮疹多在发热 2 天后出现
    D. 疹间无正常皮肤
    E. 多为持续性高热

11. 护士对脱屑猩红热患儿采取的皮肤护理措施，错误的是（　　）
    A. 大片脱皮时用消毒剪刀剪掉
    B. 观察皮疹消退及脱皮情况
    C. 用温水清洗皮肤，禁用肥皂清洗
    D. 蜕皮时涂凡士林或液体石蜡
    E. 脱皮大时可用手轻轻撕掉

12. 患儿，8 岁。高热、咽痛 1 天来诊。查体：全身可见红色粟粒样皮疹，诊断为猩红热。对患儿的密切接触者（孩子和家长）应给予医学观察的时间是（　　）
    A. 4 日　　　　　　　　B. 7 日
    C. 10 日　　　　　　　 D. 14 日
    E. 21 日

13. 猩红热最常见的并发症是（　　）
    A. 急性肾小球肾炎　　　B. 肺炎
    C. 脑膜脑炎　　　　　　D. 喉炎
    E. 咽炎

14. 关于猩红热的皮疹叙述错误的是（　　）
    A. 发热后第 2 日出疹
    B. 皮肤弥漫性充血基础上针尖大小丘疹
    C. 从耳后、颈及上胸开始出疹
    D. 皮疹于 48 小时达高峰
    E. 脱屑少见

15. 患儿，女，8 岁。4 周前因猩红热用青霉素治疗好转，2 周后又高热不退，四肢关节酸痛。查体：T 39℃，精神好，皮疹（−），心率 160 次/分，奔马律。血培养（−），该患儿最可能的诊断是（　　）
    A. 扁桃体炎　　　　　　B. 败血症
    C. 伤寒　　　　　　　　D. 风湿热
    E. 肺炎

16. 患儿，女，6 岁。因发热 2 天，体温 39℃，咽痛，咽部有脓性分泌物，周身可见针尖大小的皮疹，全身皮肤鲜红，被诊断为猩红热，下列护士健康指导中正确的是（　　）
    A. 高热时可乙醇擦浴
    B. 病原菌为带状疱疹病毒
    C. 脱皮时可涂凡士林或液体石蜡
    D. 大片脱皮时可让患儿用手撕掉
    E. 隔离至咽拭子培养阴性

（徐爱秋）

第四章　其他病原体传染病患者的护理

第一节　钩端螺旋体病

钩端螺旋体病（leptospirosis）简称钩体病，是由致病性钩端螺旋体经皮肤、黏膜侵入人体引起的一种急性自然疫源性传染病。临床特征为早期钩体败血症，中期各脏器损害和功能障碍，后期各种变态反应后发症。重症患者可并发肝、肾、中枢神经损害和肺弥漫性出血，危及生命。

一、病原学

钩端螺旋体菌体细长，有 12~18 个螺旋，长为 6~20μm，一端或两端弯曲成钩状（图 4-1，图 4-2）。在暗视野显微镜下能沿长轴扭转运动，穿透力强。革兰染色阴性，镀银染色呈黑色或褐灰色，微需氧。钩体的群和型特异性抗原十分复杂，目前全球已知对人致病的有 25 个血清群和 200 多个血清型，我国有 19 个血清群、74 个血清型，常见的有黄疸出血群、波摩那群、犬群和七日热群，是世界上钩体血清群、型最多的国家。钩体抵抗力弱，在干燥环境下数分钟死亡，对常用的各种消毒剂均敏感，极易被稀盐酸、漂白粉、苯酚和肥皂水所灭活，但在 pH 7.0~7.5 的土壤和水中可存活数月。

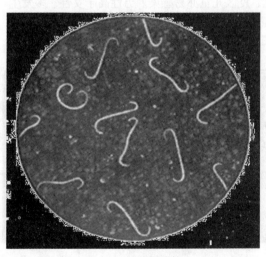

图 4-1　钩端螺旋体

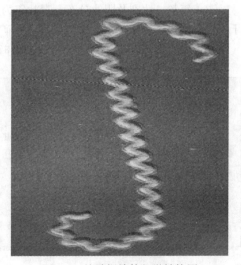

图 4-2　钩端螺旋体超微结构图

二、发病机制与病理

钩体从皮肤、黏膜侵入人体后，经淋巴管或直接进入血液繁殖，形成钩体败血症，产生钩体毒素（如内毒素样物质、细胞毒性因子、溶血素等），引起全身毒血症状（全身感染中毒症候群）。部分患者内脏器官发生病变，出现相应表现，如肺出血、肝肾损害、脑膜脑炎等。发病 1 周左右，血中开始出现特异性抗体，并随病程逐渐增多。与此同时，血液及组织中的钩体逐渐减少并消失，机体进入恢复期。该期可因迟发性变态反应导致发热、眼及中枢神经损伤等后发症。

本病的基本病理改变是全身毛细血管中毒性损害，重者引起内脏病变。如肺呈弥漫性点、片状出血，大量出血可窒息死亡；肝细胞退行性变、坏死、炎症而出现凝血功能障碍及黄疸；肾间质炎症、水肿，肾小管上皮细胞变性坏死；脑及脑膜充血、出血和炎性浸润；骨骼肌特别是腓肠肌肿胀，横纹消失、出血；心肌可有灶性坏死、出血及炎性浸润。

三、护理评估

（一）流行病学资料

1. 传染源　钩体的动物宿主相当广泛，在我国证实有 80 多种动物。鼠类和猪是主要的储存宿主和传染源。黑线姬鼠是我国南方稻田型钩体病的主要传染源；猪是洪水型钩体病的主要传染源。因患者尿中排出钩体的数量很少，故患者作为传染源造成人传人的可能性不大。

2. 传染途径　直接接触病原体是主要传播途径。带钩体的动物排尿污染周围环境，人与环境中污染的水或土壤接触是主要感染方式。皮肤，尤其是破损的皮肤和黏膜是主要入侵部位。另外，进食经鼠尿污染的食物和水，也可经口腔和食管黏膜感染。

3. 人群易感性　人群普遍易感，感染后可获较强免疫力。钩体菌型众多，感染后免疫力大多只有型的特异性，因而可发生二次感染。但部分型间或群间有一定的交叉免疫力。

4. 流行特征

（1）地区分布：本病分布甚广，几乎遍及世界各地，热带、亚热带地区流行较为严重。我国除新疆、甘肃、宁夏、青海外，其他地区均有散发或流行，尤以南方各省多见。

（2）季节分布：全年均有发生，但主要流行于夏秋季，6～10 月份发病最多，8～9 月份为高峰，甚至可有短期的大流行，非流行期间常为散发。

（3）年龄、性别及职业分布：青壮年为主，疫区儿童亦易感染。男性高于女性。多发生于农民、渔民、屠宰工人、野外工作者和矿工等。

（4）流行形式：主要为三个类型，即稻田型、洪水型和雨水型。

（二）身体状况

案例4-1

　　患者，男，17 岁，务农。发冷、发热 2 日于 8 月 10 日入院，伴有头痛、肌肉酸痛，乏力，皮肤有出血点，入院 1 日后突然出现心慌气短，心率快，咳血痰，胸部 X 线片示双肺广泛片状阴影。

　　问题：

　　1. 最可能的诊断是什么？

　　2. 针对病原治疗的首选药物是什么？

本病潜伏期通常为 7～14 日。典型病程可分为三期：

1. 早期（钩体败血症期）　起病 3 日内。本期特征是出现早期感染中毒症候群，为各型钩体病共有的表现。

（1）发热：起病急骤，畏寒发热，体温可达 39～40℃，多呈稽留热，持续 1 周左右。

（2）头痛和全身肌肉酸痛：肌肉酸痛，肌痛明显，尤以腓肠肌和腰背肌为甚，重者如刀割样痛，不能行走，甚至拒按；头痛剧烈，多为持续性胀痛或跳痛。

（3）身软：全身乏力、四肢软弱无力。患者行走困难，重症者卧床不起，与发热高低不呈平衡关系。

（4）眼红：发病第 1 日眼结膜充血，不痛、不痒、不畏光、不流泪，局部无分泌物，无结膜水肿。眼红持续时间长，体温正常后仍可存在。

（5）全身浅表淋巴结肿大：以腹股沟淋巴结肿大最为常见，其次为腋窝淋巴结。其特点为单侧或双侧，一个或多个，自黄豆大至鸽蛋大，圆形隆起伴压痛，表面不热不红，不化脓，治疗后消退缓慢。

以上症状可概括为"三症状三体征"，即寒热、酸痛、全身乏力，眼红、腿痛、淋巴结肿大。

2. 中期（器官损害期）　起病后 3～10 日，为钩体病的极期，临床表现多样，通常分为以下五型：

（1）流感伤寒型（即感染中毒型）：此型多见，仅有早期感染中毒症候群的表现，无明显脏器损害，可有咽痛、咳嗽等上呼吸道感染表现，病程一般为 5～10 日，热退而愈。但较重的病例可有出血倾向或发生休克。

（2）肺出血型：起病 3～4 日后，毒血症状加重，出现肺出血的表现。轻度出血仅痰中带血，肺部听诊有少许湿啰音，X 线检查可见散在点状、小片状阴影。肺弥漫性出血则病情危重，进展极快，神志模糊甚至昏迷，显著发绀，呼吸不规则，双肺满布湿啰音，咯血量迅速增多，终因口鼻涌血，血液堵塞呼吸道，导致窒息死亡，为钩体病主要死亡原因。临床经过短则仅数小时，长者达 24 小时。

（3）黄疸出血型：发病数日后早期感染中毒症候群加重，出现黄疸、出血、肝肾损害等表现。多于病程 3～7 日出现黄疸，伴厌油、食欲减退、肝大、ALT 增高等，重者可出现肝性脑病。有全身出血倾向，如皮肤黏膜出现瘀点、瘀斑、鼻出血、咯血、便血、血尿等，部分患者可死于消化道或肺大出血。肾损害轻者仅有少许蛋白尿，重者少尿，尿中有大量蛋白、管型，重者并发肾衰竭，为本型主要死因。

（4）脑膜脑炎型：此型较少见，一般在发热 3～5 日，患者出现头痛加剧，呕吐、颈强直、凯尔尼格征阳性等脑膜炎表现和（或）嗜睡、昏迷、抽搐、瘫痪等脑炎征象，重者可发生脑水肿、脑疝与呼吸衰竭，危及生命。脑脊液压力增高，细胞数不超过 $500 \times 10^{6}/L$，以淋巴细胞为主，蛋白增多，糖和氯化物多正常，脑脊液中可分离出钩体。

（5）肾衰竭型：钩体患者可有不同程度肾损害，主要表现为尿中有蛋白、细胞和管型。发生少尿、无尿、氮质血症及尿毒症等肾衰竭表现则常与黄疸出血型合并存在，单独肾衰竭型较少见。

3. 后期（恢复期）　多数患者在起病 10 日后，症状逐渐消失而痊愈，不留后遗症。少数患者在症状消失后可出现后发症。

（1）后发热：体温正常 3～4 日后再度出现 38℃左右的发热，经 1～3 日自退，无需处理，此型与迟发型变态反应有关。

（2）反应性脑膜炎：少数患者在后发热同时或稍后出现脑膜炎表现，脑脊液钩体检查阴性，预后良好。

（3）眼后发症：热退 1 周～1 个月，患者出现脉络膜炎、葡萄膜炎、虹膜睫状体炎等，大多数预后好，但反复发作可致失明。

（4）闭塞性脑动脉炎：多发生于病后 2～5 个月，出现偏瘫、失语、反复短暂肢体瘫痪等，多数患者治疗 1～2 个月后可康复。

案例4-1分析(1)

患者务农，发冷发热伴有头痛、肌肉酸痛，乏力，皮肤有出血点。入院后突然出现心慌气短，咳血痰，胸部 X 线片示双肺广泛片状阴影。从上述临床特征来看，最可能的诊断是钩端螺旋体病。

（三）辅助检查

1. 血常规　白细胞计数大多增高，半数左右在（10～20）×10^9/L，有的可达 60×10^9/L 或以上。血小板可见减少。红细胞沉降率增快是本病的一个特征，一般可持续 2～3 周。

2. 病原学检查　发病 1 周内取患者血液、尿液、脑脊液可检得钩体，亦可接种于柯氏培养基或幼龄豚鼠腹腔进行培养分离。

3. 血清学检查　用已知抗原检测抗体，如显微凝集试验抗体效价>1：400，或间隔 2 周双份血清，其抗体效价增加 4 倍有诊断价值。已知抗体找抗原，如用乳胶凝集试验或间接荧光抗体染色法检查血中钩体抗原。DNA 探针及 PCR 技术亦用于钩体病的检查。

（四）心理、社会状况

钩端螺旋体病患者常会表现孤独、多虑、悲观等，对战胜疾病缺少安全感与信任感，多数患者会出现紧张、焦虑情绪。家庭成员由于对疾病恐惧和对疾病缺乏应有的卫生知识，故对患者关心协作不够。

（五）治疗要点

本病治疗原则是"三早一防一就"，即早发现、早诊断、早治疗、防止大出血和就地治疗。

1. 一般及对症治疗　早期卧床休息，给高热量、易消化食物，补充维生素 B 和维生素 C，维持水、电解质平衡。高热者行物理降温，烦躁者给镇静剂如地西泮。中毒症状严重者可静脉滴注氢化可的松 100～500mg，肺出血加用镇静剂、止血药。黄疸及肝功能损伤采用保肝治疗。对颅内压增高及少尿给予脱水剂及保护肾功能的治疗。

2. 病原治疗　早期使用敏感抗生素治疗可缩短病程，减轻内脏损害。

（1）青霉素：杀灭钩体效果显著，国内为首选药物。常用 40 万 U 肌内注射，每 6～8 小时 1 次，疗程为 7 日。为避免发生赫氏反应，首剂青霉素用量可减至 3 万～5 万 U。亦可首剂用青霉素 5 万 U 肌内注射，4 小时后再肌内注射 5 万 U，再过 4 小时才改为 40 万 U 肌内注射，每 6～8 小时一次。

治疗钩体病时，部分患者注射首剂青霉素后因大量钩体被杀死、分解、放出毒素而引起的症状加重反应称为赫氏反应。多在首剂青霉素注射后 0.5～4 小时，突起寒战、高热、头痛、全身肌肉酸痛、脉搏及呼吸加快，重者可出现低血压、休克等表现，反应一般持续 0.5～2 小时。但部分患者可因病情加重，迅速发生弥漫性肺出血。

（2）其他抗生素：对青霉素过敏者可选用庆大霉素、多西环素、阿莫西林、甲唑醇、咪唑酸醋等。

案例4-1分析(2)

针对病原治疗的首选药物是青霉素，但要注意发生赫氏反应。

四、主要护理问题

1. 体温过高 与钩体感染有关。
2. 疼痛 与钩体感染所引起的肌肉损伤有关。
3. 气体交换受损 与肺毛细血管损伤有关。
4. 潜在并发症：出血、窒息、肾衰竭、呼吸衰竭、循环衰竭。

五、护 理 措 施

（一）一般护理

1. 隔离 对患者采取接触隔离。
2. 休息 卧床休息，减少消耗。病情重者恢复期亦不宜过早活动，直至临床症状与体征完全消失后再下床活动。症状减轻后，可逐渐起床活动，增加活动量。
3. 饮食 给予高糖、低脂、适量蛋白、少渣、易消化的流质或半流质饮食，鼓励多饮水，以补充足够的液体，有明显消化道出血者，应禁食。

（二）病情观察

1. 出血情况 皮肤、黏膜出血的部位、范围、分布情况；有无鼻出血、咯血、呕血、便血及血尿等腔道出血表现，观察发生频率及出血量；有无肺大出血先兆，如突发面色苍白、胸闷、心悸等；及时进行血常规、出凝血时间等检查。
2. 监测生命体征 注意有无呼吸、心率加快，血压下降等出血性休克的表现。
3. 赫氏反应 青霉素注射后注意赫氏反应，若出现突起寒战、高热、头痛、全身肌肉酸痛、脉搏及呼吸加快，应立即告知医生。

（三）对症护理

1. 口腔护理 应加强口腔护理，及时清理口腔中残留的血液及呕吐物，保持口腔黏膜清洁、湿润。避免剔牙或用硬毛刷刷牙，以免引起或加重牙龈出血。
2. 肺出血的护理 ①确保患者身心得到良好休息，保持病房环境安静，尽量集中操作。做好心理护理，减轻紧张、焦虑情绪，以利于患者安静休息。②遵医嘱给予镇静剂、氢化可的松及止血药物。③给予氧气吸入，并做好相应的护理。④保持呼吸道通畅，防止窒息。当有大量血液或血块阻塞呼吸道时，应立即使患者取头低足高 45° 的俯卧位，轻拍背部以迅速排出气道内及口咽部的血块。⑤患者可因肺大出血而出现出血性休克、呼吸或循环衰竭，或因大量咯血阻塞呼吸道而窒息，必须事先做好急救准备，包括抢救药物、吸引器、气管切开包、人工呼吸器等器械的准备。
3. 呼吸衰竭的护理 ①观察患者有无呼吸困难、发绀、精神错乱、狂躁、昏迷、抽搐等情况。②及时送检动脉血气分析、电解质等。③发生呼吸衰竭时，立即吸痰、给氧，保持呼吸道的通畅；遵医嘱应用呼吸兴奋剂。④呼吸停止，应配合医生进行气管插管、气管切开，施行机械通气。

（四）用药护理

预防及抢救赫氏反应是用药护理的重点。首次用青霉素等抗生素后 12 小时内密切观察患者的生命体征及原发病临床表现，倾听患者的主诉；备好镇静剂、激素、抗过敏药等抢救药物，备好氧气、物理降温用品；一旦发生赫氏反应，及时通知医生，就地抢救，给予吸氧、物理降温，遵医嘱给予镇静、激素、对症等处理。

（五）心理护理

及时发现病情变化并及时处理，增强患者的安全感与信任感。帮助患者建立康复信心，减轻或消除紧张、焦虑情绪。在患者面前应注意保持良好的心理状态，并给患者以支持和鼓励。

六、健康教育

（一）预防知识教育

1. 管理传染源　疫区灭鼠防鼠，圈猪积肥，加强对犬、牛、羊、猫等家畜的管理及动物检疫，对牲畜粪、尿进行无害化处理。隔离治疗患者。

2. 切断传播途径　兴修水利，防洪排涝。收割前放干田里的水，结合施肥及使用农药，杀灭稻田中的钩体。加强水源和食物管理，防止被鼠及病畜粪、尿污染。禁止在疫水中捕鱼、涉水、游泳。对患者的血液、尿液及污染物品及时消毒。

3. 保护易感人群　注意个人防护，接触疫水时，涂防护药、穿长筒胶靴、戴橡胶手套。可在流行前 1 个月采用与当地流行菌群一致的多价钩体菌苗皮下注射。亦可用多西环素进行药物预防。对可疑感染者，可每日用青霉素肌内注射。

（二）相关知识教育

告知钩体病患者应卧床休息，注意饮食。患者出院时应告知其本病恢复期特点，说明需避免过度劳累，并根据病情，交代休息时间（数周至数月不等）。告诉患者如出现视力下降，肢体瘫痪，语言障碍等后发症表现时应立即就诊。

执业考试模拟题

1. 钩端螺旋体病的临床表现是（　）
   A. 发热、咳嗽　　　　　B. 长期持续高热
   C. 发热、咳嗽、吐白色黏痰
   D. 发热、恶心、呕吐、腹痛
   E. 发热、头痛、结合膜充血、腓肠肌痛

2. 钩端螺旋体病的主要流行季节是（　）
   A. 1～2 月份　　　　　B. 3～4 月份
   C. 5～6 月份　　　　　D. 7～10 月份
   E. 11～12 月份

3. 钩端螺旋体侵入人体最常见的部位是（　）
   A. 皮肤及黏膜　　　　　B. 胃肠道
   C. 血液　　　　　　　　D. 胎盘
   E. 生殖道

4. 对于钩体病，下列说法错误的是（　）
   A. 本病是动物源性传染病
   B. 主要传染源是黑线姬鼠和猪等
   C. 脑动脉炎是后发症之一
   D. 肾衰竭是本病主要死亡原因之一
   E. 其发病是由于螺旋体对血管的直接损伤

5. 钩体病的临床表现及严重程度与下列因素无关的是（　）
   A. 钩体的类别　　　　　B. 钩体的毒力
   C. 钩体的数量
   D. 机体的个体反应差异

E. 年龄及性别

6. 患者，男，24 岁，下水道工人。因发热、全身酸痛、乏力 3 日于 4 月 30 日入院。查体：结膜充血，皮肤有出血疹，腹股沟淋巴结为蚕豆大小，伴有压痛，腓肠肌压痛（＋）。血常规：WBC 13.2×10⁹/L，N 0.80，L 0.20。钩端螺旋体凝集溶解试验阳性（1：400），应首选的药物为（　）
   A. 青霉素每次 40 万 U 肌内注射，每日 120 万～160 万 U
   B. 青霉素每次 80 万 U 肌内注射，每日 240 万～320 万 U
   C. 青霉素每次 80 万 U 加链霉素 0.5g 肌内注射，每日 2 次
   D. 复方磺胺甲噁唑 1g，每日分 2 次口服
   E. 螺旋霉素 0.2g，每日 4 次口服

7. 确诊为钩体病患者，肌内注射青霉素 80 万 U 及链霉素 0.5g 约 2 小时后，出现高热、寒战、脉快、呼吸急促、两肺少许湿啰音，BP 70/40mmHg。此情况应首先考虑（　）
   A. 重症钩体病　　　　B. 青霉素过敏反应
   C. 链霉素过敏反应　　D. 钩体病并发肺炎
   E. 青霉素治疗后加重反应（赫氏反应）

（许　毅）

第二节　恙　虫　病

恙虫病（tsutsugamushi disease）又称丛林斑疹伤寒，是由恙虫病立克次体（又称东方立克次体）所致的急性自然疫源性传染病。临床上以叮咬部位焦痂或溃疡形成、发热、淋巴结肿大及皮疹等为特征。

一、病　原　学

恙虫病立克次体，呈球形或球杆状，在细胞质内靠近细胞核旁成堆排列，吉姆萨染色呈紫蓝色。根据抗原性不同可将恙虫病立克次体分为 10 个血清型，各株间抗原性有较大差异，对人的致病力也不同。病原体抵抗力弱，加热 56℃ 10 分钟或 0.5% 苯酚溶液均可将其杀灭，对氯霉素、四环素类和红霉素类敏感，但能耐受青霉素类、头孢菌素类及氨基糖苷类抗生素。

二、发病机制与病理

病原体从恙螨叮咬处侵入人体，先在局部繁殖，引起局部的皮肤损害，继而直接或经淋巴系统进入血液，形成立克次体血症，血液中的病原体侵入血管内皮细胞和单核-吞噬细胞内生长繁殖，产生毒素，引起全身毒血症和心、肝、肺、肾等重要器官的病变。基本病理改变为全身小血管炎、血管周围炎和单核-吞噬细胞增生。

三、护　理　评　估

（一）流行病学资料

1. 传染源　鼠类是主要传染源。国内以褐家鼠、黄毛鼠等为主。鼠类感染后多无症状，成为本病的储存宿主。此外，家畜如猪、兔、鸟类等也可成为本病的储存宿主。人被恙螨叮咬仅属偶然现象，作为传染源的意义不大。

2. 传播途径　恙螨为本病的传播媒介，在我国主要为红纤恙螨和地里纤恙螨。恙螨喜生活于温度较高、湿度较大的丛林绿野、溪畔湖岸及农田的土壤中，人被恙螨叮咬而感染。

3. 人群易感性　人群对本病普通易感。病后对同一血清型病原体可获得较持久的免疫力。

4. 流行特征　多于夏秋季节发病，常为散发，以 6～7 月份为高峰。降雨量集中季节也易发生流行。青壮年、野外工作者等因暴露机会多而发病率较高。

（二）身体状况

案例4-2

患者，23 岁，农民。以寒战、高热伴剧烈头痛 1 周入院。查体：T 39.6℃，烦躁，头面及颈胸部皮肤潮红，左侧会阴处可见 1 个焦痂，左腹股沟淋巴结肿大，有触痛，眼结膜充血，肝右肋下 1.5cm 可触及，质软有触痛，ALT 120U/L，尿蛋白（＋），外-斐反应 1∶160。

问题：

1. 该患者可能的临床诊断是什么？
2. 该患者应如何护理？

本病潜伏期为 4～21 日，一般为 10～14 日。

1. **症状**　急起发热，体温可在 1～2 日内迅速上升到 39～40℃及以上，弛张热型，伴有畏寒、头痛、全身酸痛、疲乏、食欲减退等症状。重者可有表情淡漠、谵妄，甚至抽搐、昏迷、脑膜刺激征等中枢神经系统症状；心音弱、心率快、心律失常等心肌炎表现；咳嗽、胸痛、气促等肺炎表现。如不治疗，发热可持续 2 天以上，并可出现多器官功能损害。

2. **体征**

（1）焦痂与溃疡：焦痂（图 4-3）对诊断最具意义，其外观呈圆形或椭圆形，直径多在 4～10mm，焦黑色，边缘稍隆起呈堤围状，周围有红晕，如无继发感染，则不痛不痒，也无渗液。痂皮脱落后，中央凹陷形成溃疡，基底部呈现淡红色肉芽创面。多数患者只有一个焦痂或溃疡，多见于腹股沟、肛周、会阴、外生殖器、腋窝等处。

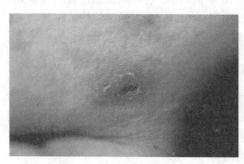

图 4-3　恙虫病的皮肤焦痂

（2）淋巴结肿大：焦痂附近的局部淋巴结明显肿大，如核桃般大，有压痛，可移动，不化脓，消退较慢。全身浅表淋巴结可轻度肿大。

（3）皮疹：常出现于病程的第 4～6 日，常为暗红色斑丘疹，直径为 2～5mm。多为充血性，少数为出血性，不伴瘙痒，散在分布于躯干和四肢，面部很少，手掌和足底缺如。皮疹持续 3～7 日后消退，可遗留少许色素沉着。

（4）其他：肝脾轻度肿大，质软。部分患者有颜面潮红、结膜充血等表现。

（三）辅助检查

1. **血象**　白细胞计数减少或正常，有并发症时则增多。常有中性粒细胞核左移现象。

2. **血清学检查**

（1）变形杆菌 OXk 凝集反应（外-斐反应）：患者最早于病程第 4 日出现阳性。凝集效价在 1∶160 或以上才有诊断意义，如在病程中隔周做 2 次检查，效价升高 4 倍以上，则诊断意义更大。

（2）免疫学检查：斑点免疫测定、ELISA 法等检查特异性 IgM 抗体，早期有 70%以上的阳性率，特异性强，可区分各种血清型。

3. **病原学检查**

（1）病原体分离：取高热患者全血 0.5ml 做小白鼠腹腔内接种，小白鼠一般于第 7～9 日发病。取濒死小鼠的脾、肝或腹膜做涂片或印片，吉姆萨染色后可在单核细胞质内找到病原体。

（2）分子生物学检查：用 PCR 技术检测血液中恙虫病立克次体 DNA，有助于早期诊断。

案例4-2分析(1)

　　最可能的临床诊断是恙虫病。依据是：①高热、头痛、烦躁等症状，皮肤潮红、眼结膜充血，尤其是发现焦痂及淋巴结肿大等体征。②外-斐反应阳性。

（四）心理、社会状况

由于恙虫热起病急，临床表现无特异性，多数患者在基层医院就诊得不到确诊，造成持续反复发热，甚至出现严重并发症。患者常有紧张、焦虑、恐惧和忧郁的心理。

（五）治疗要点

氯霉素对本病有特效，服药后体温多在 1～3 日内降至正常。四环素族也可获满意治疗效果，其中多西环素效果较好。其他如罗红霉素、阿奇霉素、红霉素亦有一定疗效。

四、主要护理问题

1. 体温过高　与恙虫病立克次体血症有关。
2. 皮肤完整性受损　与恙螨叮咬后导致焦痂形成有关。

五、护理措施

（一）一般护理

1. 隔离　采取虫媒隔离。
2. 休息　患者高热时，应卧床休息，减少消耗，防止并发症发生。病情逐渐好转，全身症状缓解后可适当下床活动。
3. 饮食　宜进食易消化、高维生素、高糖及高蛋白质的流质或软食，少量多餐，补充机体营养需求。嘱患者多饮水，昏迷患者给予鼻饲。

（二）病情观察

1. 皮肤观察　仔细观察皮肤有无皮疹或溃疡，注意焦痂和溃疡的部位、大小及形状，是否继发感染。观察皮疹性质、形态、分布及消长情况。
2. 并发症观察　注意观察生命体征变化，如出现心率增快、心律失常、咳嗽频繁伴胸痛、气促、神志改变以及谵妄、抽搐等表现，可能并发心肌炎、肺炎、脑膜炎，应及时通知医生并配合处理。

（三）对症护理

1. 发热的护理　观察热型，定时记录体温的变化，体温超过 39℃应给予物理降温或药物降温。出汗后，给予温水擦浴，及时更换汗湿的内衣裤及床单，避免着凉。
2. 皮肤护理　无自觉不适时，皮疹无需特殊处理。保持局部皮肤清洁，防止继发感染是焦痂、溃疡的护理关键，可用 75%乙醇溶液涂擦溃疡周围皮肤，过氧化氢溶液、0.9%氯化钠溶液涂擦溃疡面，庆大霉素注射液湿敷创面，每日 3 次，直至痊愈。

（四）用药护理

注意观察药物的不良反应，如使用氯霉素时需注意血象的变化，观察有无全血细胞减少或出血倾向。服用四环素族抗生素时应观察有无消化道症状。四环素族药物不宜与牛奶、钙、铁、镁、铋等同服。此外四环素药物能影响婴幼儿骨骼生长、牙釉质发育，且有致畸作用，故孕妇及 7 岁以下儿童禁用。

（五）心理护理

护理人员在护理工作中态度和蔼，工作轻稳，主动与患者沟通，了解思想动态，解释到位，有效地缓解患者的负面情绪，增强战胜疾病的信心，促进患者早日康复。

六、健康教育

（一）预防知识教育

1. 管理传染源　灭鼠是主要措施，患者不必隔离。
2. 切断传播途径　注意改善环境卫生，清除杂草，消灭恙螨滋生地。对于野外作业地区，可喷洒杀虫剂以消灭恙螨。

3. 保护易感人群　在流行季节和流行地区工作者，需加强个人防护，避免在草地上坐、卧、晾晒衣被。在流行区野外活动时，为了防止恙螨叮咬，需束紧袖、领及裤脚口，并在外露皮肤上涂抹驱避剂如 5%邻苯二甲酸二甲酯溶液。

（二）相关知识教育

向患者和家属介绍恙虫病的表现、特点及保持皮肤清洁的重要性。

案例4-2分析(2)

患者有高热，应物理降温和药物降温同时进行。如使用氯霉素和四环素应密切观察药物的不良反应；加强皮肤的护理，保持局部皮肤清洁，防止继发感染，可用 75%乙醇溶液涂擦溃疡周围皮肤，用过氧化氢溶液、生理盐水涂擦溃疡面，继之庆大霉素注射液湿敷创面，每日 3 次，直至痊愈。

执业考试模拟题

1. 恙虫病的病原体属于（　）
　　A. 衣原体　　　　　B. 病毒
　　C. 立克次体　　　　D. 支原体
　　E. 细菌
2. 恙虫病的最主要传染源为（　）
　　A. 家畜　　　B. 鼠　　　C. 家禽
　　D. 恙虫病患者　　E. 水生生物
3. 恙虫病的传播媒介为（　）
　　A. 恙螨　　　B. 蠓　　　C. 跳蚤
　　D. 蚊子　　　E. 虱子
4. 恙虫病最具特征的临床表现是（　）
　　A. 红色斑疹　　B. 局部淋巴结肿大
　　C. 焦痂　　　　D. 肝脾肿大
　　E. 高热

5. 恙虫病的特效治疗药物是（　）
　　A. 头孢菌素　　　B. 链霉素
　　C. 青霉素　　　　D. 喹诺酮类抗菌药物
　　E. 氯霉素或四环素类
6. 恙虫病简便且特异性尚可的实验室检查是（　）
　　A. 血培养　　　B. 尿常规检查
　　C. 外-斐反应　　D. 肥达试验
　　E. 血常规检查
7. 下列对恙虫病诊断最有价值的是（　）
　　A. 焦痂与溃疡　　B. 淋巴结肿大
　　C. 白细胞减少　　D. 充血性斑丘疹
　　E. 肝脾肿大

（许　毅）

第三节　阿米巴病

阿米巴病（amebiasis）是溶组织内阿米巴感染人所引起的一种寄生虫病。该类原虫以滋养体形式侵袭机体，多寄生于人和动物的肠道及肝脏，其对结肠黏膜的侵害导致阿米巴痢疾，肠阿米巴可扩散至肝脏引起肝脓肿。较少寄生于肺、脑和脾等部位。

一、肠阿米巴病

肠阿米巴病是溶组织内阿米巴寄生于结肠内引起的疾病。病变多见于近端结肠和盲肠。临床表现轻重悬殊，典型表现为腹痛、腹泻、黏液血便等痢疾样症状，称为阿米巴痢疾。非典型表现为阿米巴瘤、阿米巴性阑尾炎、暴发性结肠炎等。本病易反复发作转为慢性。

（一）病原学

溶组织内阿米巴生活史有滋养体和包囊两期。生活史中仅需一种哺乳类宿主，人是主要的宿主。

1. 滋养体 按其形态分为大滋养体（图 4-4）和小滋养体两型，寄生于结肠腔或肠壁内，以二分裂法繁殖。大滋养体内外质分明，运动时外质向外突出形成伪足，内质含胞核及核仁，可见各种食泡、吞噬的红细胞及组织碎片。大滋养体具有侵袭与破坏组织的能力，多见于急性患者的粪便和病灶组织中，故又称组织型滋养体。当宿主免疫功能良好或环境不利时可变为小滋养体，内外质分界不明显，运动迟钝，无明显侵袭力，以细菌和肠腔内容物为食，不吞噬红细

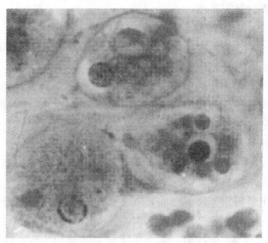

图 4-4 阿米巴大滋养体

胞，寄生于结肠肠腔，故又称肠腔型滋养体。小滋养体为大滋养体及包囊的中间型，当宿主免疫功能及肠道环境恢复正常时，其伪足消失，活动停止，形成包囊。滋养体抵抗力甚弱，在体外极易死亡，且易被胃酸杀灭，故无传播作用。

2. 包囊 呈圆球形，外周为透明囊壁，内含 1～4 个核，中央有核仁。成熟的 4 核包囊有感染性。包囊对外界抵抗力较强，在粪便中能存活 2 周以上，在水中能存活 5 周，普通饮水的余氯浓度对其无杀灭作用，但加热至 50℃数分钟即可杀灭，在 10%苯酚溶液中 30 分钟可被杀死，50%乙醇中即刻死亡。

（二）发病机制与病理

成熟包囊被吞食后，囊壁被肠液消化，滋养体脱囊而出，边分裂繁殖，边随粪便下降至盲肠、结肠等部位，以细菌和残渣为营养。若机体情况良好，滋养体变为包囊，成为无症状排包囊者。若原虫侵袭力强，或机体营养不良、感染、肠道功能紊乱、肠壁受损时，小滋养体可侵入肠壁发育成大滋养体。大滋养体在黏膜下层繁殖、扩散，并释放出多种酶，引起组织溶解性坏死，并不断向纵深发展，形成局限性脓肿。肠组织内的滋养体可随血流进入肝、肺、脑等部位，引起栓塞和梗死，以及迁徙性感染，造成这些脏器的液化和脓肿形成；亦可随坏死组织落入肠腔，随粪便排出体外。

病变部位主要在结肠，依次多见于盲肠、升结肠、直肠、乙状结肠、阑尾和回肠末端。典型的初期病变特点为细小散在的浅表溃疡，继而形成较多孤立且色泽较浅的小脓肿，破溃后形成口小底大、边缘不整的烧瓶样溃疡，基底为结肠肌层，腔内充满棕黄色坏死物质，内含溶解的细胞碎片、滋养体和黏液。当继发细菌感染时黏膜广泛充血水肿。若溃疡不断深入，可广泛破坏黏膜下层，使大片黏膜坏死脱落，如溃疡累及肌层及浆膜层时可并发肠出血与肠穿孔。慢性期病变，组织破坏与修复并存，肠壁肥厚或偶可呈瘢痕性狭窄、肉芽肿、肠息肉等。

（三）护理评估

1. 流行病学资料

（1）传染源：主要为慢性患者及无症状包囊携带者。急性期患者粪便中只排出滋养体，滋养体在外界环境中迅速死亡，故其作为传染源的意义不大。

（2）传播途径：包囊污染食物、蔬菜、饮水等，经粪—口途径传播。污染的手、苍蝇、蟑螂可携带包囊而传播疾病。如水源污染可发生暴发流行。

（3）人群易感性：普遍易感，感染后不产生保护性抗体，可重复感染。

（4）流行特征：分布遍及全球，以热带、亚热带多见，农村高于城市，好发于夏、秋季节，呈散发性。

2. 身体状况　潜伏期一般为 1～2 周，短至 4 日，长达 1 年以上。

（1）无症状型（包囊携带型）：临床症状不明显，多于粪检时查到包囊。在适当的条件下可出现临床症状。

（2）普通型：起病缓慢，以腹痛、腹泻开始，每日大便 10 次左右，量中等，为暗红色果酱样黏液血便，有腥臭味，无里急后重，腹痛常局限于右下腹，大便镜检可发现滋养体。全身中毒症状较轻，多无发热或仅出现低热。上述症状持续数日至数周可自行缓解，未经治疗者易复发或转为慢性。

（3）暴发型：此型少见。多见于营养不良或体弱者。呈急骤起病，全身中毒症状明显，可出现高热和极度衰竭。大便次数可达每日十余次，呈水样或血水样，奇臭，同时伴有腹痛、里急后重、腹部压痛、呕吐。患者可出现不同程度的脱水、电解质紊乱，甚至发生休克。可出现肠穿孔及肠出血等并发症。如不及时抢救，可在 1～2 周内因毒血症或并发症死亡。

（4）慢性型：多为普通型未经治疗所致。病程可持续数月甚至数年。腹痛、腹泻或便秘交替出现。大便呈黄糊状，有少量黏液及血，腐臭味。症状可持续存在或有间歇，间歇期间无任何症状，常因饮食不当、疲劳、受凉等因素诱发。久病者可有贫血、乏力、消瘦及神经衰弱等症状。大便镜检可找到滋养体或包囊。

（5）并发症

1）肠内并发症：肠出血、肠穿孔、阑尾炎、结肠病变和肛周瘘管。

2）肠外并发症：以阿米巴肝脓肿最为多见。其次在肺、脑等处也可发生阿米巴病。

3. 辅助检查

（1）粪便检查：粪便呈暗红色果酱状，腥臭，含血液及黏液。镜检在脓血便中多可检查到溶组织内阿米巴滋养体，成团的红细胞和少量的白细胞及夏科-雷登晶体。慢性患者或成形粪便中，一般只能找到阿米巴包囊。找到阿米巴滋养体或包囊是确诊的可靠依据。

（2）免疫学检查：用阿米巴纯抗原做多种免疫血清学检查，检测血清中的特异性 IgG 和 IgM 抗体。当体内有侵袭性病变时抗体才会形成，包囊携带者抗体检测为阴性。也可用酶联免疫吸附试验（ELISA）检测粪便中滋养体抗原，阳性可作为诊断依据。

（3）纤维肠镜检查：可见大小不等散在溃疡，表面附有黄色脓液，溃疡间黏膜正常。取溃疡边缘部分涂片及活检可发现滋养体。

（4）X 线钡剂灌肠检查：病变部位可见狭窄或充盈缺损。

4. 心理、社会状况　患者常因腹泻反复发作、病程迁延不愈而焦虑、易怒，久病因营养障碍而体力下降者常有情绪低落和自卑。

5. 治疗要点

（1）一般治疗：急性期患者应卧床休息，给流质或半流质饮食，肠道隔离至症状消失或连续 3 次大便找不到滋养体或包囊。

（2）病原治疗：抗阿米巴药可分为以下三类。

1）硝基咪唑类：如甲硝唑、替硝唑等，对肠内和组织内阿米巴滋养体均有杀灭作用。

2）组织内杀阿米巴药：如依米丁、氯喹，对侵入组织的阿米巴滋养体有杀灭作用。

3）肠内抗阿米巴药：如双碘喹啉、安痢平等，对包囊有杀灭作用。联合用药可提高疗效。

（3）并发症治疗：暴发型常因混合细菌感染，应加抗生素同时治疗。大量肠出血者可输血。腹膜炎、肠穿孔等应在甲硝唑和广谱抗生素的控制下进行手术治疗。

（四）主要护理问题

1. 腹泻　与肠道病变有关。

2. 营养失调：低于机体需要量　与进食减少、腹泻、肠道吸收功能下降有关。

（五）护理措施

1. 一般护理

（1）隔离：采取消化道隔离。

（2）休息：保证休息，减少消耗。有全身中毒症状、消化道症状或出现并发症者应卧床休息。轻型患者可适当活动，劳逸结合。

（3）饮食：急性期给予易消化饮食，如米汤、牛奶、温热果汁、稀粥、蛋类、米粉等。避免粗纤维、高糖、刺激性食物，以减轻肠道负担，避免加重腹胀。嘱患者多饮水，必要时静脉补液以维持体液平衡。急性发作控制后，逐渐增加热量以防止营养不良、贫血等并发症，可给予高热量、高蛋白饮食。

2. 病情观察　观察每次大便的性质和量，注意是否伴有出血；观察有无突然发生的腹痛、腹肌紧张等肠穿孔表现，重症患者由于频繁腹泻，导致水和电解质大量丢失，应密切观察有无休克。

3. 对症护理

（1）腹泻护理：保持皮肤清洁，尤其是肛周皮肤黏膜的清洁。便后用温水清洁肛周皮肤，局部涂以植物油，可防止皮肤溃烂。频繁腹泻伴明显腹痛者，应遵医嘱给予颠茄合剂或阿托品等解痉剂，也可使用腹部热敷等方法缓解不适。

（2）粪便标本采集护理：为提高粪便检查阳性率，标本采集时应注意以下几方面。①留取标本的便盆应清洁，气温低时，便盆应先用温水冲洗，送标本的容器应保持一定温度并立即送检。②若服用油类、钡剂及铋剂者，应停用以上药物 3 日后留取粪便标本送检。③标本须新鲜，勿与尿液混合。④标本应采集粪便的脓血部分。⑤在使用抗生素前采集。

4. 用药护理　多数患者对硝基咪唑类药物有较好的耐受性，在治疗剂量下反应较轻、较少，如消化道反应。但个别患者会出现少见的、严重的不良反应，如过敏性休克、猝死，故用药期间注意观察患者的用药反应。

5. 心理护理　护理人员要体贴、关心、安慰、鼓励患者，减轻患者的焦虑、自卑等不良情绪，促进患者康复。

（六）健康教育

1. 预防知识教育

（1）管理传染源：对发现的患者和包囊携带者，进行彻底的抗阿米巴治疗。

（2）切断传播途径：注意饮食和饮水卫生，防止"病从口入"是预防本病的主要措施。保护水源，加强粪便的无害化处理；消灭苍蝇和蟑螂等传播媒介。不吃未洗净或未煮熟的蔬菜。饭前便后洗手。

（3）保护易感人群：合理营养，锻炼身体，增强体质，提高人群免疫力。目前暂无疫苗。

2. 相关知识教育　介绍其感染过程、临床经过、治疗药物等。患者应坚持用药，在症状消失后连续 3 次粪检，滋养体或包囊呈阴性，方能解除隔离。治疗期间禁饮酒，防止暴饮暴食，加强营养，避免受凉、劳累，以防止复发。出院后 3 个月内应每月复查大便 1 次，以随访有无复发。

二、肝阿米巴病

肝阿米巴病（hepatic amebiasis）又称阿米巴肝脓肿（图 4-5），是肠阿米巴病最常见的肠外并发症，以长期发热、肝区痛、肝肿大有压痛为主要表现。

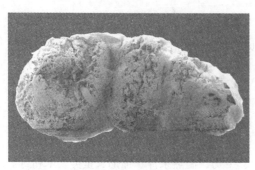

图 4-5　阿米巴肝脓肿

（一）发病机制与病理

寄生在肠壁的阿米巴大滋养体经门静脉、淋巴管或直接蔓延侵入肝，在肝组织门静脉内引起栓塞、溶组织及分裂，造成局部液化性坏死从而形成脓肿。早期以多发性小脓肿常见，后互相融合成单个大脓肿。因肝右叶接纳来自盲肠和升结肠的血液回流，故脓肿以肝右叶顶部较多。脓液呈巧克力酱样，腥臭味，含有溶解和坏死的肝细胞、白细胞、红细胞等。滋养体常聚集在脓腔壁，仅少数病例可在脓液中找到滋养体。当脓肿有继发细菌感染时，脓液转为黄色或黄绿色，有大量脓细胞，并出现明显全身中毒症状。

（二）护理评估

案例4-3

患者，女，30 岁。因持续发热 8 日，右季肋部疼痛 7 日入院。患者入院前 8 日无明显诱因出现畏寒，发热，体温达 39℃，伴有乏力、纳差。次日感右季肋部隐痛，不放射，在当地医院查血常规示：WBC 10.3×10⁹/L，N 0.82。B 超示：肝右叶 71mm×91mm 液性暗区，疑"肝脓肿"，经青霉素、链霉素治疗 3 日无效。查体：T 39.2℃，肝肋下 4cm，质韧，触痛明显。脾侧卧位刚触及。患者入院后第 2 日肝穿刺抽出巧克力色脓液 300ml。

问题：

1. 可能的临床诊断是什么？

2. 如何护理该患者？

1. **身体状况**　起病缓慢，体温逐渐升高，以弛张热型居多。大多午后上升，傍晚达到高峰，夜间热退时伴有盗汗。肝区疼痛为本病的重要症状，多呈持续性钝痛，深呼吸及体位变更时加剧，肝区叩击痛阳性。右叶顶部脓肿可刺激右侧膈肌，疼痛向右肩部放射，或压迫右下肺引起肺炎或胸膜炎，出现气急、咳嗽、肺部啰音等。如病变靠近胸廓，则可见肋间饱满，并有明显压痛。左叶肝脓肿时，可出现中上腹或左上腹痛，并向左肩放射。慢性病例发热不明显，可有贫血、消瘦、水肿等。肝脓肿可向邻近器官或周围组织穿破或继发细菌感染。

2. **辅助检查**

（1）血象：急性期白细胞及中性粒细胞增多。病程较长时白细胞多正常，贫血明显，红细胞沉降率加快。

（2）粪便检查：粪便镜检找溶组织内阿米巴滋养体与包囊。

（3）血清学检查：血清中抗阿米巴滋养体 IgM 阳性，提示近期感染或现症感染，阴性者不能排除本病。IgG 呈阴性，可基本上排除本病。

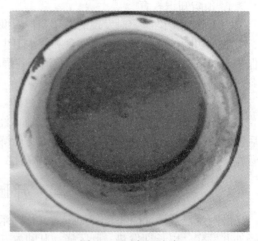

图 4-6　阿米巴脓液

（4）肝脓肿穿刺液检查：典型脓液（图 4-6）为巧克力色或棕褐色，有腥臭味，找到阿米巴滋养体或可溶性抗原有诊断意义。

（5）超声检查：可以明确脓肿大小、部位及数目，对肝阿米巴病有较大的诊断价值，也可指导穿刺抽脓或手术的路径。

案例4-3分析(1)

最可能的临床诊断是阿米巴肝脓肿。依据是：①高热、右季肋部隐痛等症状，肝肋下4cm，质韧，触痛明显等体征。②B超示：肝右叶 71mm×91mm 液性暗区，疑"肝脓肿"。③肝穿刺抽出巧克力色脓液 300ml。

3. 治疗要点

（1）病原治疗：首选甲硝唑药物，其衍生物替硝唑疗效也较好。少数对硝基咪唑类无效者应换用氯喹，该药除消化道反应外，个别尚有心肌损害、心室纤颤或阿-斯综合征，故必须加强监测。

（2）肝穿刺引流：B超显示肝脓肿直径3cm以上且靠近体表者，可行肝穿刺引流，应于抗阿米巴治疗2～4日后进行。穿刺应在B超定位下进行，对脓液量超过200ml者，需3～5日后重复引流。较大脓肿在抽脓后注入甲硝唑 0.5g，有助于脓腔愈合。

（3）外科治疗：内科治疗疗效欠佳或肝脓肿穿破引起化脓性腹膜炎者，应手术治疗。

（三）主要护理问题

1. 体温过高　与肝脓肿形成，致热原释放入血作用于体温中枢有关。

2. 营养失调：低于机体需要量　与长期发热、肝脓肿有关。

3. 疼痛：肝区痛　与肝组织液化、坏死、脓肿形成有关。

（四）护理措施

1. 营养失调的护理

（1）给予高糖、高蛋白质、低脂的流质或半流质饮食。少量多餐，补充维生素及铁质。重症患者应静脉补充各种营养或输血，纠正贫血，增强机体免疫力，防止继发感染。

（2）定期查血象，每周测体重一次，评估患者营养改善情况。

2. 肝区疼痛的护理

（1）急性期需卧床休息，减少机体消耗。左侧卧位能降低肝包膜张力，避免肝区受压，也可取其他舒适体位，以缓解肝区疼痛。应避免剧烈活动，以免导致脓肿溃破。

（2）疼痛影响休息和睡眠时，遵医嘱给予镇静剂或止痛剂。

3. 肝穿刺引流护理　术前向患者说明肝穿刺抽脓的目的、方法及术中注意事项，取得患者的合作，减轻其紧张和焦虑。术中注意观察患者的反应和脓液的性质、颜色、气味，抽取后立即送检。术后嘱患者卧床休息，密切观察血压、脉搏及面色，发现异常及时报告医生。

案例4-3分析(2)

主要护理措施：患者应注意休息，给予高糖、高蛋白、高维生素和易消化饮食；采用物理降温，必要时遵医嘱给予退热剂；肝区疼痛时嘱患者采取左侧卧位以减轻疼痛，如疼痛非常剧烈可遵医嘱给予止痛剂以减轻疼痛。

执业考试模拟题

1. 肠外阿米巴病中最常见的是（　　）
　　A. 阿米巴脑脓肿　　　B. 阿米巴肝脓肿
　　C. 阿米巴肺脓肿　　　D. 阿米巴腹膜炎
　　E. 阿米巴胸膜炎
2. 典型急性肠阿米巴病的粪便呈（　　）
　　A. 果酱样黏液血便　　B. 白色陶土样便
　　C. 鲜红脓血便　　　　D. 黄色水样便
　　E. 蛋花样便
3. 对肠内和组织内阿米巴滋养体均有杀灭作用
　　的药物是（　　）
　　A. 双碘喹啉　　　　　B. 氯喹
　　C. 甲硝唑　　　　　　D. 依米丁
　　E. 喹碘方
4. 典型的阿米巴肝脓肿的穿刺液呈（　　）

A. 黄色脓样　　　　　B. 红色血性液体
C. 毛玻璃样浑浊
D. 棕褐色如巧克力糊状
E. 清亮的水样
5. 肠阿米巴病最常见的病变部位是（　　）
　　A. 盲肠、升结肠　　　B. 直肠、乙状结肠
　　C. 空肠、回肠　　　　D. 盲肠、回肠
　　E. 乙状结肠、空肠
6. 阿米巴肝脓肿的主要临床表现是（　　）
　　A. 发热、黄疸、肝大
　　B. 发热、贫血、肝大
　　C. 贫血、黄疸、肝大
　　D. 发热、肝大、肝区疼痛
　　E. 发热、黄疸、肝痛

（许　毅）

第四节　疟　疾

　　疟疾（Malaria）是由疟原虫引起经按蚊叮咬而传播的寄生虫病。临床特点为周期性发作的寒战、高热，继以大汗而缓解，反复发作后导致脾肿大和贫血。间日疟、卵形疟常有复发，恶性疟发热不规则，可侵犯内脏，引起脑型及过高热型等凶险发作。

一、病　原　学

　　感染人体的疟原虫有四种，即间日疟原虫、卵形疟原虫、三日疟原虫和恶性疟原虫，四种疟原虫的生活史基本相同。人和蚊是疟原虫发育过程中的两个宿主，疟原虫在人体内进行无性繁殖，在蚊体内进行有性繁殖，人是中间宿主，蚊是终末宿主。

（一）疟原虫在人体内的发育阶段

　　1. 肝细胞内发育阶段　寄生于蚊体内的子孢子在按蚊叮咬人体时随唾液进入人体内，经血循环侵入肝细胞内发育为裂殖体，成熟的裂殖体在肝细胞内分裂成裂殖子，将肝细胞胀破而逸出，释放出裂殖子，部分被吞噬细胞吞噬，部分进入血液循环中侵犯红细胞。

　　间日疟和卵形疟有两种不同遗传型的子孢子，即速发型子孢子和迟发型子孢子。速发型子孢子迅速发育成熟，侵入红细胞引起临床症状；迟发型子孢子在肝细胞内发育缓慢，经6～11个月才能成熟并感染红细胞而引起复发。三日疟及恶性疟无迟发型子孢子，因而无复发。

　　2. 红细胞内发育阶段　侵入红细胞的裂殖子先后发育为小滋养体（环状体）、大滋养体、裂殖体、裂殖子。当大量裂殖子成熟后红细胞破裂、释放出裂殖子及代谢产物，引起疟疾发作。间日疟原虫（图4-7）及卵形疟原虫在红细胞内的发育周期为48小时，三日疟原虫（图4-8）发育周期为72小时，故临床发作间日疟为隔日1次，三日疟为隔两日1次。恶性疟原虫发育周期为36～48小时，且发育先后不一，故临床发作不规则。

　　裂殖子在红细胞重复裂体增殖 3～4 代后，其中部分裂殖子不再裂体增殖发育成具有传播作用的雌、雄配子体，雌性按蚊叮吸患者及带虫者的血液时，雌、雄配子体则进入蚊体内发育。

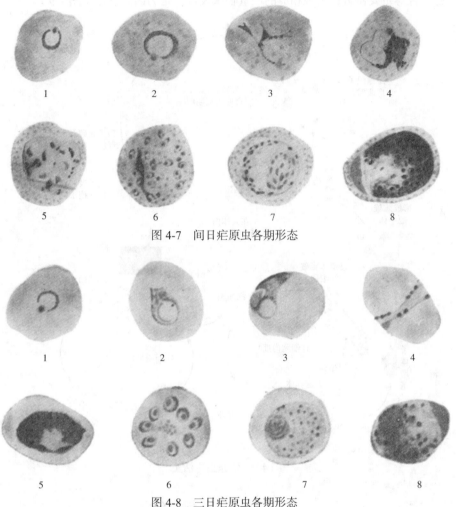

图 4-7　间日疟原虫各期形态

图 4-8　三日疟原虫各期形态

（二）疟原虫在蚊体内的发育阶段

　　雌雄配子体在按蚊体内发育，开始有性繁殖时期。雌雄配子体在蚊胃内结合形成偶合子，进而发育成动合子、囊合子，继续发育成熟为孢子囊，内含数千个具有感染性的子孢子。当蚊再次叮人时，子孢子又进入人体而致感染。

二、发病机制

　　疟原虫在肝细胞内和红细胞内增殖初期临床无症状。当疟原虫在红细胞内发育成熟致其破裂，大量裂殖子及其代谢产物释放入血，临床即出现寒战、高热，继而大汗的典型发作。释放入血的裂殖子部分被吞噬细胞系统吞噬消灭，部分侵入其他红细胞再次裂体增殖，引起疟疾的周期性发作。经反复发作或重复感染后可获得一定的免疫力，此时虽有小量疟原虫增殖，可无疟疾发作，成为带疟原虫者。

　　反复发作因红细胞大量破坏出现贫血，脾脏肿大，疟色素沉着，吞噬细胞增生活跃，后期则因结缔组织增生而更加肿大，质地变硬。肝脏轻度肿大。

　　恶性疟原虫在红细胞内增殖时，受感染红细胞体积增大，易聚集致微循环障碍，可发生在脑、肺、肾等重要器官，出现相应的严重临床表现，是为凶险发作（图4-9）。

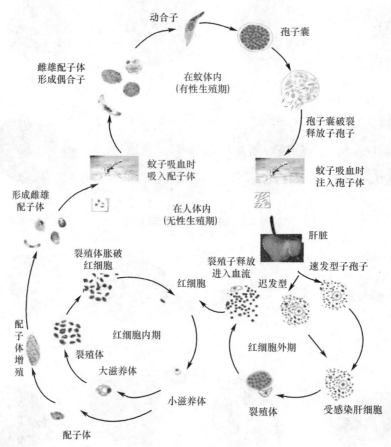

图4-9　疟原虫生活史

三、护 理 评 估

（一）流行病学资料

　　1. 传染源　疟疾患者和带疟原虫者。

　　2. 传播途径　传播媒介是按蚊，在我国最重要的传播媒介是中华按蚊，主要通过雌按蚊叮咬皮肤而感染。疟疾也可经输血、注射器传染。

　　3. 人群易感性　人群对疟疾普遍易感。经多次发作或重复感染后，可产生一定的免疫力，再发症状轻微或无症状，但不持久。一般非流行区的外来人员易感染，且临床症状较重。

　　4. 流行特征　疟疾发病以夏秋季节较多，热带及亚热带地区常年均可发病。流行地区以间日疟流行最广，恶性疟主要流行于热带，卵形疟及三日疟相对较少见。我国主要以间日疟流行为主，海南和云南两省为恶性疟和间日疟混合流行。

（二）身体状况

案例4-4

患者，女，35岁。因"寒战、高热3天"入院，3天前无明显诱因突然出现寒战，自诉全身发冷，起"鸡皮疙瘩"，哆嗦不止，半小时后体温升高，达41℃，伴面色潮红、头痛、乏力，3小时后开始大汗，体温骤降，呈间歇性，间歇期体温正常。患病后因焦虑睡眠较差，自服感冒药无效，1个月前曾前往云南普洱探亲。实验室检查：WBC $3.0×10^9$/L，外周血涂片检查发现红细胞内有环状体。

问题：

1. 该患者的临床诊断是什么？
2. 该患者主要的护理措施有哪些？

潜伏期间日疟及卵形疟为13～15日，三日疟为24～30日，恶性疟为7～12日。

1. **典型发作**　其过程分为三个阶段：

（1）发冷期（寒战期）：突发畏寒、肌肉关节酸痛，继而剧烈寒战，面色苍白，口唇及指甲发绀，皮肤如"鸡皮"样，此期持续10分钟～2小时。

（2）高热期：体温可高达40℃以上。头痛、颜面潮红、皮肤灼热、全身酸痛、呼吸加速、脉搏有力。发热过高者，可出现烦躁、谵妄、抽搐等症状。此期持续2～6小时。

（3）大汗期：高热后期全身大汗，随之体温骤然下降，自觉症状明显缓解，但仍感乏力。持续1～2小时后进入间歇期。

上述症状可反复周期性发作，初发时发热可不规则，一般发作数次之后才呈典型的间歇性发作。间日疟和卵形疟的间歇期为48小时，三日疟为72小时，恶性疟发热无规律，通常无明显缓解间歇。

案例4-4分析(1)

患者去过疟疾流行区后，出现疟疾典型发作，寒战、高热、大汗缓解，间歇期正常，且血涂片发现红细胞内有环状体，均提示本患者的诊断是疟疾。

2. **其他症状与体征**　反复发作后脾脏明显肿大，质硬，肝轻度肿大。贫血常见于反复多次发作者，恶性疟疾贫血较明显。

3. **凶险发作**　病情凶险，病死率高，多见于恶性疟疾。

（1）脑型：急起高热、剧烈头痛、呕吐，常出现不同程度的意识障碍。严重者可发生脑水肿，呼吸衰竭而死亡。

（2）超高热型：急起持续性高热，体温可达41℃以上。皮肤绯红、干燥，呼吸急促、谵妄、抽搐，迅速昏迷，可于数小时内死亡。

（3）胃肠型：类似胃肠炎表现，呕吐、腹痛、腹泻明显。吐、泻严重者可致休克、肾衰竭。

（4）厥冷型：患者肛温在38～39℃以上，无力、皮肤苍白或轻度发绀、体表湿冷，常有水样腹泻或频繁呕吐，继而脉搏细弱、血压下降，多死于循环衰竭。

4. **输血疟疾**　常发生于输入含疟原虫血液后7～10日，临床表现与按蚊传播的疟疾相同，无肝内增殖阶段，故无复发。

5. 复发　疟疾发作数次后，由于机体产生一定免疫力或治疗不彻底，经 2～3 个月后由红细胞内残存疟原虫再次引起发作为近期复发。初发半年后由肝细胞内疟原虫（迟发型子孢子）再次侵入红细胞引起发作称为远期复发。恶性疟、三日疟、输血疟无远期复发。

6. 并发症　黑尿热为急性血管内溶血。其发生可能是由于患者红细胞内缺乏葡萄糖-6-磷酸脱氢酶以及人体对疟原虫释放的毒素或抗疟药物产生过敏反应所致。主要表现为急起寒战、高热、腰痛、贫血、黄疸、酱油色尿、肝脾肿大，严重者可致急性肾衰竭。

（三）辅助检查

1. 血常规　白细胞正常或减少，单核细胞增多。多次发作之后，红细胞和血红蛋白有不同程度降低，恶性疟尤为显著。

2. 疟原虫检查　周围血涂片（薄片或厚片）染色镜检疟原虫（图 4-10），是目前诊断疟疾较为可靠的方法，厚片可增加阳性率，薄片可鉴定疟原虫种类。若一次检查阴性而临床不能排除疟疾者，应反复血涂片检查，必要时可做骨髓穿刺涂片以检查疟原虫，其阳性率明显高于外周血检查。

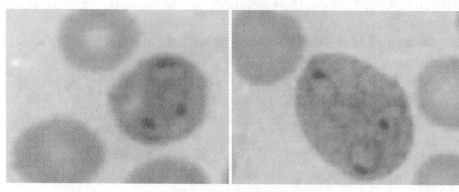

图 4-10　间日疟原虫血涂片

3. 血清学检查　针对恶性疟组氨蛋白Ⅱ的 ELISA 法，具有方便、快速、敏感的特点。由于患者发病 3～4 周后抗体才明显出现阳性，因而对疟疾回顾性诊断、流行病学调查有一定辅助价值。

4. DNA 探针杂交法、PCR 法等检测技术　敏感性强，具有较高的特异性。

（四）心理、社会状况

评估患者及家属对疟疾知识的了解程度，患者常有紧张、焦虑等心理，恶性疟病情严重，易产生恐惧心理。

（五）治疗要点

1. 抗疟原虫治疗

（1）对氯喹敏感的疟疾发作：氯喹对红细胞内各种疟原虫的无性体均有较强的杀灭作用，是控制发作的首选物。伯氨喹能杀灭肝细胞内的速发型和迟发型疟原虫，有病因预防和防止复发的作用。

（2）耐氯喹疟疾发作：可选用甲氟喹、磷酸咯萘啶、青蒿素，并加服伯氨喹。

（3）凶险型疟疾发作：氯喹或奎宁静脉给药可增强抗疟治疗效果。

2. 对症治疗　高热可物理降温或给小剂量退热药；严重吐泻者应补液；贫血严重者可给铁剂及营养饮食，必要时少量多次输血；脑型疟常出现脑水肿和昏迷，及时给予脱水治疗；有抽搐时可用抗惊厥药物。

3. 黑尿热的治疗　立即停用可能诱发溶血的抗疟药奎宁、伯氨喹及退热剂，改用氯喹、青蒿素。静脉滴注碳酸氢钠、肾上腺糖皮质激素，控制溶血反应；贫血严重者小量输新鲜血；少尿或无尿者按肾衰竭处理。

四、主要护理问题

1. 体温过高 与疟原虫感染、大量致热原释放入血有关。
2. 活动无耐力 与红细胞大量破坏引起贫血有关。
3. 潜在并发症： 黑尿热、肾衰竭、呼吸衰竭。
4. 焦虑 与担心预后与隔离治疗有关。

五、护理措施

（一）一般护理

1. 隔离 昆虫隔离，强化防蚊灭蚊措施，病房设置防蚊设施。
2. 休息 卧床休息，减少体力消耗，协助患者满足日常生活需要，将患者经常使用的物品放在容易拿取的地方。患者休息时间避免探视和进行不必要的护理操作，以保证充足的休息和睡眠。
3. 饮食 早期寒战患者，可予温热流质饮食，有呕吐不能进食者，静脉补充液体。发热期嘱患者多饮水，促进毒素排泄。发作停止后，给予高糖、高蛋白、高维生素、含丰富铁质食物以补充消耗、纠正贫血。

（二）病情观察

严密监测体温、观察热型，及时记录体温变化；密切观察有无头痛、呕吐、谵妄、抽搐及昏迷等凶险发作征象，一旦出现，立即报告医生。

（三）对症护理

1. 寒战高热的护理 发冷时注意保温，应加盖棉被、给热水袋保暖。体温超过 39℃应予以降温处理，以物理降温为主，如采用冷敷、冰敷、乙醇擦浴、温水灌肠等，必要时采用药物降温。出汗后用温水擦浴，及时更换衣服，避免受凉。
2. 呼吸衰竭的护理 保持呼吸道通畅，及时清除口鼻分泌物、呕吐物，及时给氧，可采用鼻导管给氧，氧流量 1～2L/min，或面罩给氧法，氧流量 2～4L/min。

做好气管插管、气管切开、人工呼吸器等物品准备，配合医师抢救。

3. 颅内高压的护理 遵医嘱应用脱水剂、肾上腺糖皮质激素等药物，迅速降低颅内压。对惊厥、抽搐患者，可予镇静剂，并加床档保护。昏迷患者应注意保持呼吸道通畅，加强生活护理，防止压疮形成。
4. 黑尿热的护理 ①密切观察病情，若患者出现急起寒战、高热、腰痛、排酱油样尿等表现，提示黑尿热的发生，应迅速报告医生，并立即停用奎宁、伯氨喹等引起溶血的药物。②严格卧床，减少不必要的搬动，避免诱发心力衰竭。③给予吸氧。④遵医嘱使用氢化可的松、5%碳酸氢钠等药物，以减轻溶血和肾损害。贫血严重者遵医嘱少量多次输新鲜全血。⑤注意生命体征的变化，记录 24 小时出入量，如发现少尿或无尿等急性肾衰竭表现时，按急性肾衰竭护理。

（四）用药护理

葡萄糖-6-磷酸脱氢酶缺乏症患者，应避免使用诱发溶血反应的药物，如奎宁、伯氨喹、阿司匹林等。遵医嘱使用各种药物，密切观察用药后反应。氯喹和奎宁可引起心动过缓及血压下降，严重者出现心搏骤停，老年人和心脏病患者慎用，使用时应控制滴注速度，以每分钟 40～50 滴为宜，并监测血压、脉搏改变，如有严重反应者应立即停止滴注。奎宁的主要不良反应为食欲减退、耳鸣、疲乏、头晕。

（五）心理护理

在治疗护理中加强患者对疾病的了解程度，对患者提出的问题应积极、耐心地解释，鼓励、安慰患者，树立战胜疾病的信心，缓解恐惧、焦虑情绪。

案例4-4分析(2)

根据该患者的身心状况，主要做好对症及心理护理。发冷时注意保温，加盖棉被、热水袋保暖等，高热给予物理或化学降温，出汗后及时更换衣服，避免受凉。向患者讲解疾病知识，鼓励安慰患者，缓解其焦虑情绪以改善睡眠。遵遗嘱使用抗疟药，做好药物护理。

六、健康教育

（一）预防知识教育

1. 管理传染源　及时发现患者，加强对患者的管理和治疗。凡1～2年内有疟疾病史者，应在流行高峰前2个月进行抗复发治疗，常用乙胺嘧啶加伯氨喹，可根治传染源。

2. 切断传播途径　采取多种措施灭蚊，使用杀蚊药物、清除按蚊滋生场所。

3. 保护易感者　防蚊叮咬，设置纱门纱窗，使用蚊帐，皮肤暴露部位涂抹驱蚊药物。高疟区人群或外来人员，可预防性服用乙胺嘧啶。

（二）疾病知识教育

对患者、家属及社区人群进行疟疾病因、临床表现、诊治方法等知识教育，提高人群对疟疾的认识水平。指导患者坚持服药，以求彻底治愈，治疗后应定期随访，有反复发作时，应速到医院复查。

执 业 考 试 模 拟 题

1. 疟疾的主要传播媒介是（　　）
　A. 中华按蚊　　　　B. 褐家鼠
　C. 体虱　　　　　　D. 白蛉子
　E. 恙螨

2. 治疗疟疾首选的药物是（　　）
　A. 青蒿素　　　　　B. 伯氨喹
　C. 甲氟喹　　　　　D. 乙胺嘧啶
　E. 氯喹

3. 疟疾贫血是由于（　　）
　A. 造血原料不足
　B. 药物治疗所致黑尿热

　C. 红细胞破坏过多、过快
　D. 溶血
　E. 脾功能亢进，骨髓受抑制

4. 患者，女，35岁。寒战、高热1周，表现为间歇性畏寒、寒战、高热、大汗后缓解，隔日发作1次。血常规：WBC 5.0×10^9/L，N 0.68，Hb 100g/L。血培养（－）。患者3个月前曾到海南旅游15日。最可能的诊断是（　　）
　A. 败血症病　　　　　B. 结核
　C. 急性血吸虫病　　　D. 伤寒
　E. 疟疾

（徐爱秋）

第五节　日本血吸虫病

日本血吸虫病（schistosomiasis japonica）是由日本血吸虫寄生在门静脉系统引起的寄生虫病，经皮肤或黏膜接触含有尾蚴的疫水而感染。病变主要由血吸虫卵沉积引起，常见病变部位在肝脏和结肠。临床分为急性血吸虫病、慢性血吸虫病、晚期血吸虫病和异位血吸虫病等四型。急性期以发热、肝肿大与压痛、腹泻或脓血便，血中嗜酸粒细胞显著增多为特征；

慢性期以肝脾肿大为主；晚期以门静脉纤维化所致门静脉高压、巨脾与腹水为特征，可出现上消化道出血、肝性脑病、肠梗阻、感染等并发症。

一、病　原　学

寄生于人体的血吸虫有日本血吸虫、埃及血吸虫、曼氏血吸虫、湄公血吸虫及间插血吸虫五种。在我国仅有日本血吸虫病流行。

在日本血吸虫生活史中，钉螺是唯一中间宿主，人是其终末宿主，牛、猪及野鼠等哺乳动物是保虫宿主。

血吸虫的生活史包括成虫、虫卵、毛蚴、胞蚴、尾蚴及童虫等六个阶段。

日本血吸虫雌雄异体，合抱寄生于门静脉系统，雌虫在肠壁黏膜下静脉内产卵，一条雌虫每日可产卵 1000～3000 个，大多沉积于肠黏膜和肝组织内，少数可随粪便排出，虫卵入水后，如遇温度适宜（25～30℃）孵化成毛蚴，毛蚴遇钉螺钻入其中，发育成母胞蚴、子胞蚴，7～8 周后大量释放出尾蚴。人类接触带有尾蚴的疫水时，尾蚴迅速钻进皮肤或黏膜转变成童虫，童虫随血流移动行至心脏、肺和肝脏，在肝门静脉分支内发育约 1 个月成为成虫，成虫在人体内存活时间因虫种而异，平均为 3～5 年（图 4-11，图 4-12）。

二、发　病　机　制

血吸虫尾蚴、幼虫、成虫、虫卵对宿主均可引起一系列免疫反应。尾蚴侵入人体皮肤、黏膜时，引起局部微血管充血、白细胞浸润，出现红色点状丘疹，奇痒，称尾蚴性皮炎。脱尾后童虫移行至肺部，引起点状出血和白细胞浸润。在肝门静脉分支处发育为成虫，逆行至肠系膜静脉末梢产卵。在成虫机械性刺激及代谢产物作用下，产生轻微静脉炎、贫血和嗜酸粒细胞增多。成熟虫卵中毛蚴分泌可溶性抗原物质，使 T 淋巴细胞致敏释放各种淋巴因子，引起迟发型变态反应，单核细胞和嗜酸粒细胞等聚集于虫卵周围，形成虫卵肉芽肿，以肝和结肠病变最为显著。肠腔破溃后形成浅表溃疡，出现腹痛、腹泻、脓血便；慢性期可发生纤维组织增生、肠壁增厚，引起肠息肉或肠腔狭窄。肝纤维化致门静脉高压、脾肿大、腹水和上消化道出血。

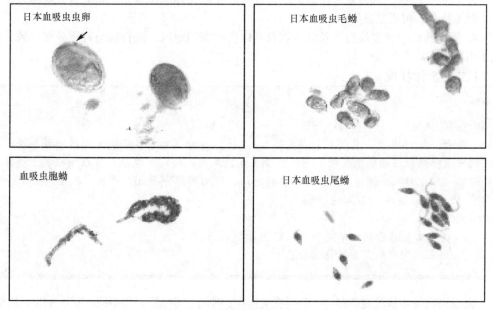

图 4-11　不同阶段的日本血吸虫

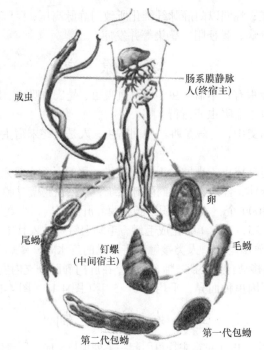

图 4-12　日本血吸虫生活史

三、护 理 评 估

（一）流行病学资料

1. 传染源　患者和保虫宿主，特别是牛。

2. 传播途径　经皮肤或黏膜接触疫水传播。造成传播必需具备 3 个条件：带虫卵的粪便入水；钉螺的存在、滋生；人体接触疫水。

3. 人群易感性　人群普遍易感，以男性青壮年农民和渔民多见，感染后可获部分免疫力，但不持久，可重复感染。

4. 流行特征　主要流行于长江流域及其以南的湖沼地区，流行区与钉螺分布一致，夏秋季为感染高峰。

（二）身体状况

案例4-5

患者，男，48 岁，昆明人。因发热 5 天就诊。1 个月前曾去云南大理旅游接触疫水，皮肤出现少数散在的小斑丘疹，随后出现头痛、发热、腹泻、呕吐、咳嗽等症状。查体：T 39℃，BP 120/80mmHg，急性面容，神志清，肝右肋缘下 2cm，质软。实验室检查：白细胞 12×10^9/L，嗜酸粒细胞 60%。

问题：

1. 该患者最可能的诊断是什么？提出诊断依据。

2. 如需确诊，还需要做什么检查？

血吸虫病身体状况复杂多样，根据感染程度、时间、部位及病程不同，可分为以下几型：

1. 急性血吸虫病　潜伏期为 1 个月左右,多发生于夏秋季。接触疫水后多数病人在尾蚴入侵部位出现蚤咬样红色皮损（尾蚴性皮炎）（图 4-13）,2～3 日内自行消退。主要表现为:

（1）发热:是急性血吸虫病的主要症状,热度高低、期限与感染程度呈正比,以间歇热、弛张热为多见,可持续数天至 1～2 个月。

（2）消化道症状:以腹痛、腹泻多见,少数排脓血便,重症患者可出现腹部压痛、柔韧感,腹水等。

（3）过敏反应:可出现荨麻疹、出血性紫癜、支气管哮喘等,以荨麻疹多见。

（4）肝、脾大:肝大、压痛,以左叶明显。半数患者有轻度脾大。

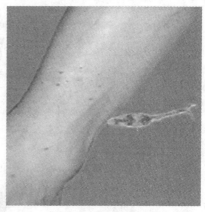

图 4-13　尾蚴性皮炎

案例4-5分析(1)

　　该患者最可能的诊断是血吸虫病,其依据有:①曾接触过疫水。②皮肤出现少数散在的小斑丘疹,可能是尾蚴性皮炎。③急性血吸虫病的典型表现:发热、腹泻、呕吐、咳嗽,肝大,嗜酸粒细胞增高。

2. 慢性血吸虫病　以流行区居民多见,系少量、多次重复感染所致。轻型感染者大多无症状,粪便检查可有虫卵或肝脏轻度肿大等。有症状者可出现慢性腹痛、腹泻,每日 2～3 次稀便,少数患者有持续性脓血便,伴有贫血、消瘦、劳动力减退及营养不良等非特异性表现,重者可有内分泌紊乱,肝大,质地由中等硬度逐渐发展为肝硬化,同时可有脾大。

3. 晚期血吸虫病　主要表现为血吸虫性肝纤维化。临床可分为四型。

（1）巨脾型（图 4-14）:最常见,占晚期血吸虫病的绝大多数。脾进行性肿大,表面光滑,质硬,有压痛,常伴有脾功能亢进。

（2）腹水型（图 4-15）:是肝功能失代偿的表现（图 4-16）。表现为腹胀、腹部膨隆、尿少,常有脐疝、腹壁静脉怒张及下肢水肿。可因并发上消化道出血、肝性脑病或感染而死亡。

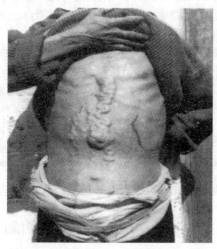

图 4-14　巨脾型

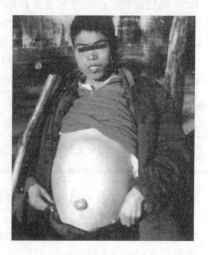

图 4-15　腹水型

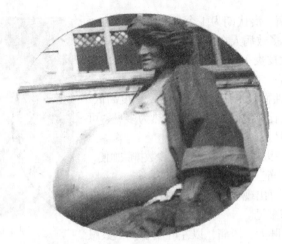

图 4-16　日本血吸虫患者巨脾、腹水

（3）结肠肉芽肿型：结肠病变为突出表现。患者反复腹痛、腹泻、便秘或两者交替出现，有时有腹胀、肠梗阻，左下腹可触及肿块，可出现癌变。

（4）侏儒型：少见。幼年时期慢性感染而引起腺垂体和性腺功能减退。患者主要表现除有慢性血吸虫病的表现外，还有身材矮小，生长发育低于同龄人，无第二性征等表现，但智力正常。

4. 异位损害　指虫卵和（或）成虫寄生在门静脉系统之外的器官病变，以肺与脑较为多见。

（1）肺型血吸虫病：多见于急性血吸虫病患者，为虫卵沉积引起的肺间质病变。主要表现为轻度咳嗽，胸部隐痛，痰少，肺部体征不明显。

（2）脑型血吸虫病：可分为急性和慢性两型，以青壮年多见。急性型主要表现为意识障碍、脑膜刺激征、瘫痪、抽搐、锥体束征等。慢性型的主要症状为癫痫发作。

（3）其他：皮肤、阴囊、子宫颈、输卵管等部位也可见血吸虫的虫卵和成虫。

5. 并发症　主要是晚期肝硬化的并发症，如消化道大出血、肝性脑病、感染；肠道可并发不完全性肠梗阻。

（三）辅助检查

1. 常规检查　急性期外周血象以嗜酸粒细胞显著增多为其主要特点，白细胞多为（10～30）×10^9/L，嗜酸粒细胞占 20%～40%，甚至可达 90%。慢性期嗜酸粒细胞仍增高，多在 20% 以内。晚期因脾功能亢进导致全血细胞减少。

2. 病原学检查　粪便内检查到虫卵或孵出毛蚴是确诊血吸虫病的直接依据，急性期患者阳性率较高，晚期患者阳性率较低。也可自病灶处取黏膜直接镜检发现血吸虫卵。

案例4-5分析(2)

　　该患者确诊还需做粪便检查，若粪便内检查到虫卵或孵出毛蚴即可确诊血吸虫病。

3. 免疫学检查　皮内试验、环卵沉淀试验、酶联免疫吸附试验（ELISA）、循环抗原酶免疫法（EIA）等，对诊断有参考价值。

4. 肝功能检查　急性患者血清中 ALT 轻度升高、球蛋白显著升高。晚期患者白蛋白降低，并常有 A/G 值下降或倒置。

5. 影像学检查　B 超或 CT 检查可判断肝纤维化情况。

（四）心理、社会状况

患者多为男性青壮年，为家中的主要生活支撑者，患病后体力明显下降，不能从事正常劳动，易产生焦虑、忧郁心态，思想负担重。

（五）治疗要点

本病以病原治疗为主，对症治疗为辅。

1. 病原治疗　首选药物是吡喹酮，使用方法如下。

（1）急性血吸虫病：总量按 120mg/kg，每日剂量分 2～3 次口服，疗程 4～6 日，体重超过 60kg 者仍按 60kg 计算。

（2）慢性血吸虫病：成人总量按 60mg/kg 计算，每日 2～3 次，疗程 2 日；儿童体重在 30kg 以内者总量按 70mg/kg 计算，30 kg 以上者与成人剂量相同。

（3）晚期血吸虫病：应适当减少总剂量或延长疗程，以免引起中毒反应。

2. 对症治疗

（1）急性患者：加强营养，补充维生素，适当补液，保持水、电解质平衡；高热、中毒症状严重者可应用小剂量肾上腺皮质激素。

（2）慢性和晚期患者：晚期血吸虫病按肝硬化治疗，及时治疗并发症，改善体质，加强营养，巨脾、门静脉高压患者可手术治疗。

四、主要护理问题

1. 体温过高　与血吸虫感染后虫卵和毒素的作用有关。
2. 腹泻　与虫卵沉积导致结肠黏膜充血、水肿、溃疡形成有关。
3. 营养失调：低于机体需要量　与血吸虫病引起的结肠、肝脏病变有关。
4. 潜在并发症：上消化道出血、肝性脑病。

五、护 理 措 施

（一）一般护理

1. 隔离与消毒　实施严密的接触隔离，患者粪便深埋或焚烧。

2. 休息　有明显腹痛、腹泻、发热者应卧床休息，保持环境清洁，室温维持在 20～24℃，湿度以 55%～60% 为宜，经常通风换气。慢性患者可适当活动，避免劳累。

3. 饮食　急性期给予高热量、高维生素、高蛋白质的易消化饮食。避免煎炸、油腻、产气食物，减少脂肪摄入；禁烟酒；慢性患者可给予营养丰富、易消化食物，少量多餐，避免进食粗、硬、过热、刺激性食物；有腹水者应适当限制水钠摄入，有肝性脑病倾向者适当限制蛋白质。

（二）病情观察

注意观察体温变化和全身情况；观察腹泻的次数、性状、有无腹痛等；定期测量腹围、体重，准确记录 24 小时液体出入量；注意有无呕血、黑便、意识障碍等上消化道出血、肝性脑病的表现，发现异常立即通报医师。

（三）对症护理

1. 发热的护理　室温维持在 20～24℃，湿度以 55%～60% 为宜，经常通风换气，高热时给予物理降温或药物降温；饭后、睡前可给予生理盐水漱口，防止发生口腔炎；出汗多时，温水擦浴，勤换衣被，保持皮肤清洁、干燥、床铺平整。

2. 腹泻的护理　观察腹部症状，明显腹泻者应进低脂、少渣饮食，注意肛周皮肤清洁。

3. 营养不足的护理　注意加强营养，有消瘦、贫血、营养不良性水肿等时，可遵医嘱静脉补充血浆、白蛋白，输新鲜血等。

（四）用药护理

遵医嘱使用吡喹酮，注意观察药物疗效及不良反应，如头晕、头痛、恶心、腹痛等，少数可有过敏反应，一般不需处理。注意指导患者正确用药，不能擅自增加药物剂量，因剂量偏大或过量，可引起心律失常，如出现心律失常表现，应立即停药，及时报告医生协助处理。

（五）心理护理

医护人员应做好心理疏导，讲解相关知识，帮助树立信心，促使患者积极配合医护活动，早日康复。

六、健康教育

（一）预防知识教育

1. 管理传染源　在流行区每年对患者、病畜进行普查普治。

2. 切断传播途径　消灭钉螺是预防本病的关键。不能用新鲜粪便施肥，须经无害处理后方可使用，如粪便堆肥法、粪尿密闭法、沼气池等，防止粪便污染水源。

3. 保护易感者　严禁在疫水中游泳、戏水，需接触疫水时应穿防护衣裤，流行区流行季节可预防性服用吡喹酮。

（二）相关知识教育

向患者介绍本病传播途径、临床表现、治疗、常见并发症等。急性患者及早就医，积极配合治疗。指导患者在康复期应注意保暖、休息、加强营养，严格限制饮酒、吸烟，以避免加重肝脏损害。慢性患者应注意安排规律生活，防止病情加重，定期检查。血吸虫病患者如能早期有效治疗，预后大多良好，晚期有并发症者预后差。

执业考试模拟题

1. 血吸虫的中间宿主是（　　）

　　A. 虾　　　B. 钉螺　　　C. 蟹
　　D. 水蛭　　E. 人

2. 日本血吸虫成虫主要寄生部位是（　　）

　　A. 肝　　　　　　　B. 脾静脉
　　C. 肠系膜上静脉　　D. 肠系膜下静脉
　　E. 食管-胃底静脉

3. 治疗血吸虫病首选（　　）

　　A. 吡喹酮　　　B. 锑剂
　　C. 诺氟沙星　　D. 氯喹

E. 甲硝唑

4. 患者，35岁，农民。因患慢性血吸虫病数年，大量呕血2小时入院。查体：T 36.9℃，脉细速，神清，肝脾明显肿大，从护理角度看，你认为下列措施不合适的是（　　）

　　A. 立即建立静脉通道
　　B. 酌情给予镇静剂
　　C. 不做任何处理，去寻找医生
　　D. 在输血时先抽血查血型和做交叉试验
　　E. 安慰患者

（徐爱秋）

第六节　钩　虫　病

钩虫病（ancylostomiasis）是由钩虫寄生于小肠而引起的疾病。临床以贫血、营养不良、胃肠功能紊乱、劳动力下降为主要表现，轻者可无症状，称钩虫感染。严重者可引起心功能不全、儿童生长发育障碍、孕产妇流产等。

一、病　原　学

钩虫成虫为灰白色，雌虫粗长，雄虫细短。十二指肠钩虫呈"C"形，美洲钩虫呈"S"形。钩虫成虫寄生于小肠上段，虫卵可随粪便排出体外。在温暖、潮湿、疏松土壤中发育成杆状蚴，经 2 次蜕皮发育为具有感染力的丝状蚴。丝状蚴活动力强，可生存数周，当与人体皮肤或黏膜接触时即可侵入人体内。丝状蚴随血液和淋巴液回流到右心房、右心室至肺部，在肺部穿破肺毛细血管到达肺泡，循气管上升到咽部，随吞咽活动经食管进入小肠。在小肠内经 3～4 周发育为成虫，附着于肠黏膜，寄生在小肠上段。

二、发 病 机 制

幼虫可引起皮肤和肺损害，丝状蚴侵入人体皮肤，局部皮肤可出现充血、水肿以及细胞浸润的炎症反应；钩蚴移行至肺部时，可引起肺部点状出血和炎症。成虫以口囊咬附在小肠黏膜绒毛上，吸食血液，且不断变换吸附部位，并分泌抗凝物质，使被咬附的黏膜伤口不断渗血，从而导致慢性贫血。长期严重贫血和缺氧可引起心脏扩大，甚至并发心力衰竭。儿童严重感染可导致生长发育障碍。

三、护 理 评 估

（一）流行病学资料

1. 传染源　患者及带虫者为传染源。钩虫病患者粪便排出的虫卵数量多，其作为传染源的意义更大。

2. 传播途径　丝状蚴经皮肤入侵为主要感染方式。如赤足行走、下田劳动时接触污染的土壤或因进食含有丝状蚴的生蔬菜或饮用生水而感染。

3. 人群易感性　人对钩虫普遍易感，且可多次重复感染。

4. 流行特征　我国除西藏等少数高寒地区外，其他农村地区几乎均有钩虫病。以青壮年男性农民为多，夏、秋季节为高发季节。

（二）身体状况

案例4-6

　　患者，男，28 岁，农民。需经常下田劳作。因头晕、乏力 1 个月，黑便 2 日入院。查体：T 36.9℃，P 86 次/分，手指和足趾间可见皮疹。血常规：RBC 2.5×10^9/L，Hb 78g/L。粪便检查可见钩虫虫卵。

　　问题：

　　1. 该患者的临床诊断是什么？

　　2. 简述护理措施。

1. 幼虫引起的临床表现

（1）钩蚴性皮炎：俗称"粪毒、粪土痒或粪疙瘩"。局部出现瘙痒、红斑、水肿、血疱疹，多发生在手指或足趾间、足背、踝部位。常在 1 周内自行消失。如继发细菌感染，可形成脓包。

（2）钩蚴性肺炎：感染后 3～7 日出现咳嗽、咳痰，偶有痰中带血，伴发热、气喘，持续数日至 1 个月。X 线检查显示肺纹理增粗或点片状浸润阴影。

2. 成虫寄生引起的临床表现

（1）消化系统症状：在感染后 1～2 个月逐渐出现乏力、恶心、呕吐、腹痛、腹泻，大便潜血或大便带鲜血。重症患者常伴有消化不良。

（2）贫血症状：钩虫病的主要表现。有不同程度的头昏、头痛、眼花、耳鸣、气促，患者精神不振、脸色蜡黄、指甲扁平或反甲，长期严重贫血可有心脏扩大乃至心力衰竭。重症贫血患者常伴有低蛋白血症，出现全身水肿。

（3）精神神经症状：注意力不集中、反应迟钝、失眠、智力减退等。部分患者喜食生米、粉笔、泥土等异物，称为"异食癖"。

（4）婴儿钩虫病：贫血严重，伴水肿及感染，重者可并发心力衰竭而死亡。

（5）孕妇钩虫病：易并发妊娠高血压疾病及缺铁性贫血，可引起流产、早产及死胎，新生儿病死率增高。

（三）辅助检查

1. **血象**　常有不同程度的贫血，属小细胞低色素性贫血。红细胞数减少，网织红细胞正常或轻度增高，嗜酸粒细胞轻度增多。血清铁浓度显著降低，一般<9μmol/L。

2. **骨髓象**　显示造血旺盛，骨髓储铁减少，铁粒细胞与含铁血黄素减少或消失。

3. **粪便检查**　粪便隐血试验呈阳性，粪便检出虫卵可明确诊断。

案例4-6分析(1)

　　该患者可能的临床诊断是钩虫病。依据是：①农民，经常下田劳作。有头晕、乏力、黑便等症状，在手指和足趾间可见皮疹。②血常规：RBC 2.5×10^9/L，Hb 78g/L。粪便检查可见钩虫虫卵。

（四）心理、社会状况

因皮疹奇痒，影响休息，患者易产生焦虑不安的情绪。贫血、劳动力下降，更加重患者的心理负担。

（五）治疗要点

1. **病原学治疗**　常用阿苯达唑（肠虫清）或甲苯咪唑。此外，氟苯咪唑、左旋咪唑和丙氯咪唑也可用于钩虫病的治疗。此类药物妊娠期妇女不宜使用，有严重心功能不全者应先予以纠正，再给予驱虫治疗。

2. **对症治疗**　补充铁剂，改善贫血。可同时给予维生素 C、维生素 B_{12}、叶酸等。严重贫血除补充铁剂外，还应补充蛋白质与维生素，必要时少量输血。

四、主要护理问题

1. 活动无耐力　与钩虫病引起贫血有关。
2. 营养失调：低于机体需要量　与慢性失血、胃肠功能紊乱有关。

五、护理措施

（一）一般护理

贫血较轻者可从事轻体力活动，注意休息。贫血程度较重者应卧床休息。严重贫血患者，由于机体抵抗力低下，口腔、皮肤、呼吸道等易继发感染，故应加强口腔护理，防止并发感染。给予高蛋白、高热量、富含维生素、易消化、含铁丰富的食物。驱虫期间给予半流质饮食，忌食油腻及粗纤维食物。

（二）用药护理

应用苯咪唑类药物或噻嘧啶驱虫治疗时，应观察患者有无头昏、恶心、腹痛、腹泻等不良反应。严重贫血患者应先纠正贫血，再驱虫治疗。输液或输血时，每分钟滴速应控制在30滴以内，以防止诱发心力衰竭。

六、健康教育

（一）预防知识教育

1. 管理传染源　在流行区，每年开展钩虫病的普查普治工作。

2. 切断传播途径　加强粪便管理，采用高温堆肥法，禁止鲜粪施肥。不生吃蔬菜，防止经口感染。

3. 保护易感人群　在易感染环境下劳动时，避免赤足下田，应穿胶鞋或局部涂擦防护药物。

（二）相关知识教育

向患者及家属解释钩虫病的临床经过、治疗方法，指导患者及其家属配合驱虫治疗。说明服用铁剂的方法和注意事项，患者应按时服药，补充营养，保证休息。

（三）出院指导

嘱患者于治疗后半个月至1个月内复查大便，如仍有钩虫卵，应重复驱虫1次。

案例4-6分析(2)

护理措施：主要加强贫血的护理，使用驱虫药时应密切观察药物的不良反应，出院后1个月需复查大便情况。

执业考试模拟题

1. 钩虫病的传染源是（　）
   - A. 患者和带虫者　　　B. 家禽
   - C. 鼠　　　　　　　　D. 猿猴
   - E. 猪

2. 不属于钩虫成虫寄生引起的临床表现的是（　）
   - A. 生长发育障碍　　　B. 钩蚴性皮炎
   - C. 消化道出血　　　　D. 嗜异食症
   - E. 贫血

3. 钩虫病贫血严重程度与下列关系不大的是（　）
   - A. 消化道大出血　　　B. 感染钩虫的数量
   - C. 患者的职业和年龄
   - D. 感染钩虫种类　　　E. 患者的营养状态

4. 钩虫幼虫引起的临床表现除外（　）
   - A. 肺炎　　　B. 咽痒　　　C. 脓疱
   - D. 贫血　　　E. 钩蚴性皮炎

5. 钩虫病的主要临床特征是（　）
   - A. 皮炎　　　　　B. 消化道症状
   - C. 嗜异食症　　　D. 贫血
   - E. 过敏性肺炎

（6～7题共用题干）

患者，男，21岁，农民。近1个月来上腹隐痛不适，解黑便3日，多次出现手上、足趾皮疹。检查发现中度贫血。

6. 该患者最可能的诊断是（　）
   - A. 并殖吸虫病　　　　B. 华支睾吸虫病
   - C. 钩虫病　　　　　　D. 血吸虫病
   - E. 肠炎

7. 首选的治疗药物是（　）
   - A. 吡喹酮　　　B. 乙胺嗪　　　C. 硫氯酚
   - D. 甲苯咪唑　　E. 槟榔

（徐爱秋）

第七节 蛔 虫 病

蛔虫病（ascariasis）是由蛔虫寄生于人体小肠或其他器官所引起的传染病。本病患者以儿童居多。多数患者无明显症状，部分患者可有腹痛等临床表现。除肠蛔虫症外，还可引起胆道蛔虫症、蛔虫性肠梗阻等严重并发症。

一、病 原 学

人蛔虫属线形动物门、蛔虫亚目、蛔虫科的蠕虫，是寄生在人体内的最大线虫之一。寄生于小肠上段，成虫呈乳白色，有时微带粉红色。雌虫每日产卵约 20 万个，虫卵分未受精卵和受精卵。未受精卵无发育和感染致病的能力，受精卵可以进一步发育。受精卵随粪便排出，在适宜环境下发育为含杆状蚴虫卵（感染性虫卵），此时被人吞食后即可被感染。其幼虫在小肠内孵出，经第 1 次蜕皮后，侵入肠壁静脉，经门静脉、肝、右心，最终至肺，在肺泡与支气管经第 2 次、第 3 次蜕皮后逐渐发育成长向上移行，随食物或唾液吞入在空肠经第 4 次蜕皮发育为童虫，再经数周发育为成虫。整个发育过程需 10～11 周。蛔虫在小肠寄生期限一般为 9～12 个月。宿主体内的成虫数目一般为一条至数十条。

二、发病机制与病理

蛔虫病的临床表现与蛔虫发育史中不同阶段引起的病理生理改变有关。在肺内幼虫损伤肺毛细血管引起出血与细胞浸润，严重感染者肺部病变可融合成片状病灶，支气管黏膜亦有嗜酸粒细胞浸润，引起支气管痉挛和哮喘发作。此外，幼虫感染后分泌抗原物质，可使宿主产生变态反应。成虫寄生于小肠内，对肠壁的机械性刺激或损伤，可引起机械性肠梗阻；蛔虫有钻孔习性，导致各种严重并发症，其中胆道蛔虫病最为常见；胆道中的蛔虫卵、炎性渗出物或蛔虫残片可成为胆结石的核心，从而引起胆石症。

三、护 理 评 估

（一）流行病学资料

1. 传染源　人是蛔虫的唯一终末宿主，蛔虫感染者和患者是传染源。
2. 传播途径　主要通过污染的土壤、蔬菜、瓜果等传播。
3. 人群易感性　人对蛔虫普遍易感。
4. 流行特征　蛔虫病是最常见的蠕虫病，发展中国家和农村发病率尤高。3～10 岁年龄组感染率最高。在使用未经无害化处理人粪施肥的农村地区，人口感染率极高。有生食蔬菜习惯者容易被感染。本病以散发为主，但有时可发生集体性感染。

（二）身体状况

案例4-7

患者，女，8 岁，学生，居住在农村。突发脐周痛，伴有恶心、呕吐，呕吐物中见一约 20cm 长的白色虫体，可活动。查体：T 36.9℃，无皮疹，腹软，全腹无压痛、反跳痛，肝脾肋下未触及，肠鸣音亢进。病前曾多次由粪便排出白色 16～20cm 虫体。

问题：
1. 可能的临床诊断是什么？
2. 简述护理措施。

1. 蛔蚴移行症　蛔虫幼虫经肺移行可引起发热、咳嗽、乏力或哮喘样发作，胸部 X 线片示肺门阴影增粗、肺纹理增多及点状、絮状浸润影。病程持续 7～10 日。

2. 肠蛔虫症　蛔虫主要寄生于空肠与回肠上段，大多无症状。少数患者出现腹痛与脐周痛，有时呈绞痛，个别严重感染者可出现食欲减退、体重下降、贫血等表现。部分患者可从粪便中排出蛔虫。

3. 异位蛔虫症　蛔虫离开其主要寄生部位而至其他器官或脏器者称为异位蛔虫症，常见的有胆道蛔虫症、阑尾蛔虫症及胰管蛔虫症。

4. 过敏反应　蛔虫代谢产物可引起宿主的皮肤、肺、结膜、肠黏膜过敏，表现为荨麻疹、哮喘、结膜炎或腹泻等。

5. 并发症　大量蛔虫在小肠内缠绕成团可引起机械性肠梗阻。蛔虫自小肠及阑尾穿孔进入腹腔引起蛔虫性腹膜炎。

（三）辅助检查

1. 病原学检查　粪便涂片法或盐水浮聚法查到虫卵即可确诊。

2. 血常规检查　幼虫移行、异位蛔虫症及并发感染时血液白细胞与嗜酸粒细胞增多。

案例4-7分析(1)

　　最可能的诊断是肠蛔虫病。依据是：①患者 8 岁，居住农村，有脐周痛、恶心、呕吐等症状，呕吐物中有蛔虫。②病前曾多次由粪便排出蛔虫。

（四）心理、社会状况

蛔虫病多发生在农村的儿童，轻者有脐周疼痛，重者可出现食欲减退、体重下降、贫血等表现，胆道蛔虫症、蛔虫性腹膜炎可引起腹部剧烈疼痛。贫血、腹痛可引起家长的紧张、焦虑。

（五）治疗要点

1. 驱虫治疗　是最根本的治疗，可选用甲苯咪唑和阿苯咪唑。

2. 异位蛔虫症及并发症的治疗　胆道蛔虫症以解痉止痛、驱虫、抗感染治疗为主。蛔虫性肠梗阻应服用适量花生油或豆油，可使蛔虫团松解，再给予驱虫治疗。

四、主要护理问题

1. 疼痛　与蛔虫成虫寄生于空肠与回肠上段有关。

2. 潜在并发症：机械性肠梗阻、胆道蛔虫病。

五、护 理 措 施

（一）一般护理

1. 隔离与消毒　做好粪便无害化处理，注意手卫生。

2. 休息　重症感染时卧床休息。

3. 饮食　驱虫期间不宜进食过多的油腻食物，避免甜、冷、生、辣食物，以免激惹蛔虫引起并发症。并发胆道蛔虫病者给予低脂、易消化的流质或半流质饮食。有肠梗阻或严重呕吐者禁食。

（二）病情观察

观察腹痛的部位、性质、持续时间及大便的性状，注意大便中有无蛔虫排出。

（三）对症护理

1. 腹痛的护理　可用热水袋或热毛巾放在脐部热敷，或用手轻揉腹部，以减轻腹痛。如上述措施无效，可按医嘱适当使用解痉止痛药。如发现患者腹痛不止，或小儿突然哭闹不休、烦躁、辗转不安，或伴有黄疸、高热不退等并发症表现，应及时报告医生。

2. 发热的护理　发热患者适当降温。

（四）药物护理

驱虫药物应于空腹或睡前一次顿服，并观察药物不良反应，如有恶心、呕吐、头昏或腹痛，可给予对症处理。服药后1～3日内观察大便排虫数，以了解驱虫效果，定期复查大便，如仍有蛔虫卵，间隔2周再服驱虫药1次。不可多次连续驱虫和任意加大药物剂量，以免引起毒副作用。

案例4-7分析(2)

腹痛可用热水袋外敷并予按摩，用药前向患者说明病原治疗药物的用法、疗程及可能出现的不良反应。服驱虫药后，应注意观察有无排出蛔虫的情况。

（五）心理护理

解释病情，安慰患者及家属，减轻患者及家属的紧张、焦虑情绪，积极配和治疗，早日康复。

六、健 康 教 育

（一）预防知识教育

1. 管理传染源　在蛔虫感染率高的地区开展大规模普查、普治工作。
2. 切断传播途径　加强粪便管理，推广粪便无害化处理。
3. 保护易感人群　注意个人卫生，做到饭前便后洗手，不吃不清洁的食物。

（二）相关知识教育

告知患者及家属驱虫期间应注意休息，加强营养，定期检查，严重感染者需服用多个疗程药物，不得擅自停药，直至虫卵转阴为止。

执 业 考 试 模 拟 题

1. 寄生人体最大的线虫是（　　）
   A. 蛲虫　　　　B. 丝虫　　　　C. 蛔虫
   D. 血吸虫　　　E. 钩虫

2. 我国最常见的蠕虫病是（　　）
   A. 蛲虫病　　　　B. 血吸虫病
   C. 丝虫病　　　　D. 蛔虫病
   E. 钩虫病

3. 蛔虫病的传染源是（　　）
   A. 蛔虫病患者　B. 猫　　　　C. 牛
   D. 马　　　　　E. 猪

4. 蛔虫主要寄生于人体的（　　）
   A. 盲肠　　　　B. 胆道
   C. 升结肠　　　D. 小肠
   E. 空肠与回肠上段

5. 下列哪项不是常见的异位蛔虫症（　　）
   A. 阑尾　　　　B. 脑　　　　C. 胰管
   D. 胆道　　　　E. 胃

6. 蛔虫病的临床表现不常见的是（　　）
   A. 过敏反应　　　B. 蛔蚴移行症
   C. 肠蛔虫症　　　D. 异位蛔虫症
   E. 肾功能不全

（林丽萍）

第八节　蛲　虫　病

蛲虫病（enterobiasis）是由蠕形住肠线虫（蛲虫）寄生于人体肠道而引起的传染病。儿童是主要的感染人群。主要症状为肛门周围和会阴部瘙痒。

一、病　原　学

蛲虫成虫细小，呈乳白色。虫卵为椭圆形，不对称，一侧扁平，一侧稍凸，无色透明。成虫主要寄生于回盲部，头部附着于肠黏膜或刺入黏膜深层吸取营养，并可吞食肠内容物。雄虫交配后死亡，雌虫在盲肠发育成熟后沿结肠向下移行，在宿主入睡后爬出肛门产卵，每次产卵约 10 000 个。刚排出的虫卵在宿主体温条件下可发育为感染性虫卵。虫卵经手、污染食物和水进入人体消化道，孵出幼虫并沿小肠下行，经 2 次蜕皮至结肠部位发育为成虫。这种自身感染是蛲虫病的特征，也是多次治疗才能治愈的原因。

二、发　病　机　制

蛲虫头部刺入肠黏膜，偶尔深达黏膜下层，引起炎症及微小溃疡。偶尔可穿破肠壁，侵入腹腔或阑尾，诱发急性或亚急性炎症反应。极少数女性患者会发生异位寄生，如侵入阴道、输卵管、子宫甚至腹腔，引起相应部位炎症。雌虫在肛门周围爬行、产卵导致局部瘙痒，长期慢性刺激和搔抓可产生局部皮肤损伤、出血和继发感染。

三、护　理　评　估

（一）流行病学资料

1. 传染源　人是蛲虫唯一终宿主，患者是唯一的传染源，排出体外的虫卵即具有传染性。

2. 传播途径　主要经肛门—手—口传播，即手因搔抓肛周而被虫卵污染（尤以指甲内藏虫卵为多），再经吮指、污染食物、玩具、衣物等自身感染或感染他人。有时在肛周的虫卵孵化为幼虫后，重又爬回直肠、结肠而引起逆行感染。

3. 人群易感性　人对本病普遍易感，并可反复多次发生感染。

4. 流行特征　以 3～7 岁儿童感染率高，在集体机构和家庭有聚集现象，无明显季节性。

（二）身体状况

案例4-8

患儿，女，5 岁。在当地农村上幼儿园 2 年。因肛门周围和会阴部瘙痒 1 周入院。查体：T 36.7℃，P 87 次/分，患者晚间入睡后肛门周围可以找到白色细小线虫。

问题：

1. 最有可能的临床诊断是什么？
2. 简述护理措施。

蛲虫病主要症状为肛门周围和会阴部奇痒，夜间尤甚。儿童患者常有睡眠不安、磨牙、夜惊等表现，可伴有食欲缺乏、腹痛等消化道症状。如侵入尿道可出现尿频、尿急、尿痛与遗尿。如侵入生殖道可引起阴道分泌物增多和下腹部疼痛不适。蛲虫引起的阑尾炎者与细菌所致者症状相似。如侵入腹腔可致腹膜炎表现，往往形成肉芽肿，有时误诊为肿瘤。轻度感染者一般无症状，卫生习惯良好者能自愈。

（三）辅助检查

1. 成虫检查　于患者入睡后 1～3 小时，在其肛门、会阴、内衣等处查找成虫，反复检查大多可以明确诊断。

2. 虫卵检查　最常用的是棉签拭子法及透明胶纸粘贴法。一般在清晨便前检查。

 案例4-8分析(1)

最可能的临床诊断为蛲虫病。依据是：①患者 5 岁，在当地农村已上幼儿园，有肛门周围和会阴部瘙痒等症状。②患者晚间入睡后肛门周围可以找到白色细小线虫。

（四）心理、社会状况

蛲虫病患者多为儿童，夜间肛门及会阴部瘙痒常导致睡眠不足、烦躁、焦虑等状况。

（五）治疗要点

1. 病原治疗　甲苯咪唑和阿苯达唑为首选驱蛲虫药物。

2. 外用药物　如蛲虫膏、2%氯化氨基汞（白降汞）软膏涂于肛门周围，具有杀虫和止痒双重作用。

四、主要护理问题

1. 有感染的危险　与抓痒有关。

2. 睡眠形态紊乱　与肛门周围和会阴部奇痒有关。

五、护 理 措 施

（一）一般护理

1. 隔离　蛲虫病患儿暂时隔离。

2. 休息　症状明显者，适当卧床休息。

3. 饮食　清淡，合理搭配营养。

（二）病情观察

夜间观察肛门、会阴是否有成虫爬出。

（三）对症护理

肛周奇痒者于每晚临睡前用热水清洗肛门，并涂以蛲虫膏或 2%氯化氨基汞软膏，既能止痒，又可减少重新感染的机会。

（四）用药护理

1. 观察不良反应　极少数患者服驱虫药后可出现恶心、腹部不适、腹痛、腹泻、皮疹等症状，应密切观察。

2. 观察疗效　服驱虫药疗程满后，应用棉签拭子法及透明胶纸粘贴法检测虫卵，明确是否治愈。

（五）心理护理

耐心解释病情，安慰患儿，解除家长和患儿的烦躁、焦虑情绪。

六、健 康 教 育

（一）预防知识教育

1. 管理传染源 发现集体儿童机构或家庭内感染者，应进行普查，多病例应进行普治，7～10日后重复治疗一次，以消除传染源。

2. 切断传播途径 做好环境卫生，对玩具、衣服、被褥等进行消毒。

3. 保护易感人群 注意个人卫生，勤剪指甲，饭前便后洗手，不吸吮手指。

（二）相关知识教育

告知患者与家属蛲虫病的症状以及病原治疗药物的用法、疗程和可能出现的不良反应。

案例4-8分析(2)

由于患儿肛周瘙痒，嘱家长于每晚临睡前用热水清洗患儿肛门，并涂以2%氯化氨基汞软膏止痒，以减少重新感染的机会。服驱虫药疗程满后，应用棉签拭子法及透明胶纸粘贴法检测虫卵，了解是否治愈。

执 业 考 试 模 拟 题

1. 蛲虫成虫主要寄生在人体的（ ）
   A. 结肠　　　B. 空肠　　　C. 回盲部
   D. 十二指肠　E. 直肠

2. 蛲虫病主要症状是（ ）
   A. 皮肤瘙痒、皮疹，夜晚尤甚
   B. 阴道炎、下腹隐痛
   C. 肛门、会阴部奇痒，夜晚尤甚
   D. 肛门、会阴部溃疡、剧痛
   E. 尿路刺激症状

3. 关于蛲虫病流行病学的叙述正确的是（ ）
   A. 蛲虫病感染成人高于儿童
   B. 蛲虫病城市高于农村
   C. 蛲虫仅见于亚洲和非洲
   D. 人是蛲虫病感染的中间宿主
   E. 虫卵在体外排出时没有传染性

4. 关于蛲虫病的叙述以下正确的是（ ）
   A. 蛲虫病患者是唯一传染源
   B. 紫外线照射不能杀灭蛲虫卵
   C. 蛲虫卵对外界环境抵抗力弱
   D. 10%甲酚皂溶液不易杀灭蛲虫卵
   E. 蛲虫卵不适宜在阴凉潮湿环境中生存

5. 蛲虫病最常发生于（ ）
   A. 老年人　　B. 儿童　　　C. 青年

D. 胎儿　　　E. 发生率无年龄差异

6. 关于蛲虫病的临床表现的叙述错误的是（ ）
   A. 偶尔侵入肛门邻近器官，引起异位并发症
   B. 轻度感染可引起畏寒、发热
   C. 主要症状为肛周及会阴部奇痒，尤以夜间为甚
   D. 有时出现食欲缺乏、腹痛等症状
   E. 偶尔成虫可经子宫侵入盆腔形成肉芽肿，易误诊为肿瘤

7. 不属于蛲虫病的传播途径的是（ ）
   A. 呼吸道感染　　B. 间接感染
   C. 血液、体液感染　D. 逆行感染
   E. 直接感染

8. 关于蛲虫病的叙述错误的是（ ）
   A. 粪检阳性率很低
   B. 蛲虫卵可在肛门周围孵化，并可造成逆行感染
   C. 感染性虫卵经口感染后，在十二指肠内孵出幼虫
   D. 产出的虫卵，经2周即发育为含杆状蚴的感染性虫卵
   E. 人蛲虫寄生于盲肠

（林丽萍）

第九节　肠绦虫病

肠绦虫病（intestinal teniasis）是由各种绦虫寄生于人体小肠所引起的一类肠道寄生虫病。其中以猪带绦虫和牛带绦虫最为常见。人多因进食含活囊尾蚴的猪肉或牛肉而被感染。

一、病　原　学

猪或牛带绦虫成虫为乳白色，扁长如带状，可分为头节、颈节、体节三部分。头节为其吸附器，上有四个吸盘，猪带绦虫头节上还有两排小钩，颈节为其生长部分，体节分为未成熟、成熟和妊娠三种节片。猪带绦虫成虫长 2～4m，牛带绦虫为 4～6m。猪带绦虫在人体内可存活 25 年以上，牛带绦虫可存活 30～60 年以上。

成虫寄生于人体小肠上部，头节多固定于十二指肠或空肠，妊娠节片内充满虫卵，可随粪便一同排出，中间宿主猪或牛吞食后，虫卵在十二指肠内经消化液作用 24～72 小时后孵出六钩蚴，六钩蚴钻破肠壁，随淋巴、血液散布至全身，主要在骨骼肌内经 60～72 日发育成囊尾蚴。含囊尾蚴的猪肉俗称"米猪肉"。人进食含活囊尾蚴的猪肉或牛肉后，囊尾蚴在体内经 10～12 周发育为成虫。

人体也可成为猪带绦虫的中间宿主，误食其虫卵后，可患囊尾蚴病。

二、发病机制与病理

猪带绦虫头节以小钩和（或）吸盘吸附于小肠黏膜上，对肠黏膜损伤较重，少数甚至可穿透肠壁引起腹膜炎。牛带绦虫仅以吸盘吸附于小肠黏膜上，吸盘可压迫并损伤肠黏膜，局部有轻度亚急性炎症反应。多条绦虫寄生偶可因虫体结团造成部分性肠梗阻。短膜壳绦虫寄生于人体小肠，其头节吸盘、小钩及体表的微毛对肠黏膜均有明显损伤，成虫可致肠黏膜坏死、出血、浅表溃疡，幼虫可致肠微绒毛肿胀引起小肠吸收与运动功能障碍。

三、护　理　评　估

（一）流行病学资料

1. 传染源　患者是猪带绦虫、牛带绦虫及短膜壳绦虫的唯一传染源。

2. 传播途径　人进食生的或未熟的含活囊尾蚴的猪肉或牛肉而感染，或因生尝肉馅、生肉，吃火锅肉片、未熟透烤肉而感染。生熟食炊具不分也可致熟食被污染活囊尾蚴而使人感染。

3. 人群易感性　人普遍易感，以青壮年农民居多，男多于女。

4. 流行特征　主要见于吃生肉的地区，呈地方性流行。

（二）身体状况

案例4-9

患者，男，48 岁。自诉肛门瘙痒半个月，昨晚发现粪便中有白色带状节片来院就诊。查体：T 37℃，P 80 次/分，心肺（－），腹部无压痛、反跳痛及肌紧张。实验室检查：血液白细胞 $11.4×10^9$/L，中性粒细胞 67%。粪常规正常。

问题：

1. 患者最可能的诊断是什么？

2. 为明确诊断，还需做哪些检查？

猪或牛带绦虫病症状多轻微，一般以粪便中出现白色带状妊娠节片为最初的唯一症状。约有半数患者在上腹部或脐周出现腹痛，常伴恶心、呕吐、腹泻、食欲改变等消化系统症状，偶见神经过敏、失眠、磨牙、癫痫样发作与晕厥等神经精神系统症状。牛带绦虫妊娠节片蠕动能力强，常自患者肛门自行逸出，患者可有轻度肛痒。

案例4-9分析(1)

患者最可能的诊断是肠绦虫病。依据：肛门瘙痒，粪便中有白色带状节片。

（三）辅助检查

1. 血象　白细胞总数大多正常，病程早期血嗜酸粒细胞可轻度增高。

2. 虫卵检查　多数患者粪便中能找到虫卵，可采用涂片法、沉淀法和漂浮浓集法等。检获虫卵可确诊为绦虫病，但不能鉴别虫种，因猪带绦虫和牛带绦虫的虫卵极相似，镜下难以区别。

案例4-9分析(2)

为进一步明确诊断，须从粪便中找绦虫卵或粪便中找妊娠节片。

（四）心理、社会状况

患者由于腹痛、腹泻、肛门瘙痒，粪便中发现白色节片，常有紧张、焦虑等心理。

（五）治疗要点

治疗要点为驱虫治疗。

1. 吡喹酮　为广谱驱虫药物，对各种绦虫病疗效均好，为目前首选。猪或牛带绦虫病剂量为15～20mg/kg，清晨空腹顿服。不良反应轻，如头晕、腹痛、恶心等，停药后自行缓解。

2. 苯咪唑类　甲苯咪唑剂量为300mg/次，每日2次，疗程3日。阿苯达唑剂量为8mg/（kg·d），疗程3日，不良反应轻。

四、主要护理问题

1. 疼痛：腹痛　与肠绦虫感染有关。

2. 营养失调：低于机体需要量　与食欲下降、吸收障碍有关。

五、护理措施

（一）一般护理

1. 休息　症状明显者适当休息。

2. 饮食　清淡，避免油腻、辛辣、刺激性食物。

（二）病情观察

注意观察粪便中有无节片或节片自动从肛门逸出；有无剧烈头痛、癫痫、视力障碍、皮下结节等囊尾蚴病的表现。

（三）对症护理

腹痛给予相应护理。

（四）用药护理

给予驱虫药应注意以下几点：①服药前一日晚餐进流质饮食，服药当日早餐禁食。②驱猪带绦虫前先按照医嘱给予氯丙嗪，以防发生恶心、呕吐等导致绦虫孕节片反流至十二指肠或胃内，引致内源性感染。③驱虫时注意保持排便通畅。④天冷时便盆应加温水，以免绦虫遇冷回缩。排虫过程中不要拉扯虫体，以免拉断。若虫体长时间不能完全排出，可用温水灌肠，使虫体完整排出。⑤服用驱虫药后，应观察药物的不良反应，注意留取 24 小时粪便，以便寻找绦虫虫体与头节。

（五）心理护理

关心、体贴、安慰患者，消除心理疑虑，积极配合治疗。

六、健 康 教 育

（一）预防宣教

1. 管理传染源　在流行区开展普查普治，对绦虫病患者进行早期和彻底驱虫治疗，加强人粪管理，防止猪、牛感染。

2. 切断传播途径　养猪、养牛应正确圈养。猪圈和人厕分开。肉类应经卫生防疫部门监测，防止"米猪肉"上市。

3. 保护易感人群　大力开展卫生宣传教育，改变不良饮食方式，不吃生的猪肉或牛肉，处理生熟食的刀具和砧板应分开。

（二）康复指导

服用吡喹酮后，教育患者注意个人卫生，接触的物品应加强消毒，以免自体感染或感染他人。对驱虫后粪便中未找到头节者，应定期复查、复治。告知患者半年内无节片排出，即为痊愈，之后应加强营养，注意休息。

执 业 考 试 模 拟 题

1. 人患绦虫病是因为吞食了绦虫的（　　）
　　A. 虫卵　　　　　　B. 囊尾蚴（幼虫）
　　C. 六钩蚴　　　　　D. 头节
　　E. 孕节

2. 绦虫病的传染源是（　　）
　　A. 绦虫病患者　B. 猪　　C. 牛
　　D. 带虫者　　　E. 犬

3. 绦虫病驱虫治疗首选（　　）
　　A. 阿苯达唑　　B. 甲苯咪唑
　　C. 左旋咪唑　　D. 吡喹酮
　　E. 噻嘧啶

4. 绦虫病的主要表现是（　　）

　　A. 头痛　　　　　　B. 癫痫
　　C. 视力障碍　　　　D. 皮下结节
　　E. 胃肠症状及大便中排出白色带状节片

5. 绦虫病的主要致病阶段是（　　）
　　A. 虫卵　　　　B. 幼虫（囊尾蚴）
　　C. 童虫　　　　D. 成虫　　　E. 节片

6. 绦虫病的确诊依据为（　　）
　　A. 消化道症状
　　B. 大便中排出白色带状节片
　　C. 贫血
　　D. 嗜酸粒细胞增多
　　E. 粪便中找到绦虫卵或妊娠节片

（林丽萍）

第十节 囊 虫 病

囊虫病又称囊尾蚴病，是猪带绦虫幼虫（囊尾蚴）寄生于人体各组织器官所致的疾病。人因吞食猪带绦虫卵而被感染。囊尾蚴可侵入人体皮下组织、肌肉、脑、眼、心脏等部位，其临床症状常因寄生部位及感染程度不同而异，其中以脑囊尾蚴病最为严重。

一、病原学

人类既是猪带绦虫的唯一终宿主，又是其中间宿主。猪带绦虫卵经口感染后在胃和小肠通过消化液作用后，卵胚膜内的六钩蚴脱囊孵出，钻入肠壁，经血液、淋巴散布于全身，约3周后出现头节，9～10周时发育成为有感染性的囊尾蚴。囊尾蚴可寄生在人体多种组织器官中，常见部位为脑、皮下组织和肌肉。

因寄生部位不同而形态各异，位于疏松结缔组织与脑室中者多呈圆形或卵圆形，在皮下及肌肉中者呈椭圆形。

二、发病机制与病理

囊尾蚴寄生于人体，引起局部组织的炎性反应，表现为炎细胞浸润、纤维组织增生，囊尾蚴被显微组织包裹而形成包囊，囊尾蚴死亡后逐渐钙化。

寄生在脑部的囊虫，以大脑皮质最多。囊虫在脑内引起占位性病变及颅内压增高。若累及运动区，可引起癫痫发作，脑内大量囊尾蚴寄生，可产生广泛脑组织破坏及炎性改变。颅内压增高明显者可引起脑疝。

寄生于皮下组织及肌肉者，主要表现为皮下结节。眼部的囊尾蚴常寄生于玻璃体、眼球肌肉、眼结膜下等处，引起视力障碍。

三、护理评估

（一）流行病学资料

1. 传染源　猪带绦虫病患者是囊尾蚴病的唯一传染源。

2. 传播途径　吞食猪带绦虫卵经口感染为主要传播途径。感染方式有以下三种：

（1）外源性异体感染：因进食被猪带绦虫卵污染的蔬菜、瓜果、饮用水和食物等而被感染。

（2）外源性自身感染：因猪带绦虫病患者手指污染自身粪便中的虫卵而经口感染。

（3）内源性自身感染：猪带绦虫病患者因呕吐引起胃肠道逆蠕动，使虫卵或妊娠节片反流入胃或十二指肠而感染。

3. 人群易感性　人群普遍易感，以青壮年为主，男多于女，以农民居多。

4. 流行情况　本病呈世界性分布，特别是在有吃生猪肉习惯的地区或民族中流行。农村发病率高于城市，以散发病例居多。

（二）身体状况

案例4-10

患者，男，38岁，驾驶员，昆明市人。因反复头痛20余天，抽搐4次入院。患者20多天前突然昏倒，抽搐，伴恶心、呕吐。阵发性头痛，为胀痛，发作时颈背部疼痛，颈部活动受限。右眼视物模糊。3个月前有在大理市吃生猪肉史。查体：颈稍有抵抗感，全身皮下可触及大小不等的包块，无压痛，不粘连。实验室检查：白细胞 $10.6 \times 10^9/L$，中性粒细胞75%。MRI平扫：脑实质内多个散在分布的小圆形小囊，直径为2～8mm，囊壁一侧见点状头节。

问题：

1. 患者最可能的诊断是什么？

2. 患者主要的护理问题有哪些？

本病潜伏期约为3个月至数年，5年内居多。大多数被感染者在临床上无明显症状。临床表现视囊尾蚴寄生部位、数量及人体组织局部反应而不同。根据寄生部分不同可分为脑囊尾蚴病、眼囊尾蚴病及皮下组织和肌肉囊尾蚴病。

1. 脑囊尾蚴病　以癫痫发作最为常见，根据临床表现不同可分为以下五型：

（1）癫痫型：最常见，以反复发作各种类型的癫痫为特征。

（2）脑室型：较常见，以急性起病或进行性加重的颅内压增高为特征，患者有明显头痛、头晕，常伴恶心、呕吐、视盘水肿或继发性视神经萎缩、听力下降。

（3）脑膜炎型：以急性或亚急性脑膜刺激征为特点，常伴有发热、头痛以及眩晕、听力减退、耳鸣、共济失调、面神经麻痹等。

（4）痴呆型：本型患者脑实质内通常有密集的囊尾蚴包囊，临床表现多为进行性加剧的精神异常及痴呆。

（5）脊髓型：因囊尾蚴侵入椎管压迫脊髓所致，临床表现为截瘫、感觉障碍、大小便潴留等。

2. 眼囊尾蚴病　症状轻者可有视力下降、视野改变、结膜损害、虹膜炎、角膜炎等，重者可致失明，裂隙灯或B超检查可见视网膜下或玻璃体内的囊尾蚴蠕动。囊尾蚴存活时症状轻微，若虫体死亡则产生强烈刺激，引起视网膜炎、脉络膜炎、化脓性全眼炎等。

3. 皮下组织和肌肉囊尾蚴病　近2/3的囊尾蚴患者有皮下囊尾蚴结节，多呈圆形或卵圆形，结节与周围组织不粘连，无压痛，无色素沉着及炎症反应。少数严重感染者可感觉肌肉酸痛、发胀，并引起假性肌肥大。

（三）辅助检查

1. 血象　外周血象大多正常，嗜酸粒细胞多无明显增多。

2. 脑脊液　颅内压增高型脑囊尾蚴病患者脑脊液压力明显升高，脑膜炎型颅内压也有所升高，脑脊液检查细胞数轻度增多，为（10～100）×10^6/L，以淋巴细胞增多为主，蛋白含量增高，糖和氯化物大多正常。

3. 免疫学检查　采用免疫学方法检测患者血清和脑脊液中特异性猪囊尾蚴抗体，具有较好的敏感性和特异性，对囊尾蚴病诊断具有重要参考价值。

4. 影像学检查　头颅CT检查可确诊大部分脑囊尾蚴病。

5. 病理检查　皮下结节应常规做活组织检查，病理切片中见到囊腔中含囊尾蚴头节可确诊。

案例4-10分析(1)

患者最可能的诊断是囊尾蚴病。依据：吃生猪肉的病史；头痛、抽搐；颈部有抵抗感，全身皮下可触及大小不等的包块，无压痛，不粘连；MRI发现脑实质内小圆形小囊，囊壁一侧见点状头节。

（四）心理、社会状况

囊尾蚴病患者多为成年男性，是家庭中的主要劳动力，患病后出现癫痫、头痛、失明、精神异常、痴呆等，患者会出现恐惧、焦虑、悲观、失望等心理，家庭成员担心手术、预后、经济压力等也会出现紧张、焦虑等心理。

（五）治疗要点

1. 病原治疗　阿苯达唑、吡喹酮。阿苯达唑是治疗囊尾蚴病的首选药。

2. 对症治疗　对颅内压增高者,可先给予20%甘露醇250ml静脉滴注,加用地塞米松5～

10mg。发生过敏性休克时可用 0.1%肾上腺素 1mg 皮下注射，儿童酌减，同时用氢化可的松 200～300mg 加入葡萄糖溶液中静脉滴注。对癫痫发作频繁者，可酌量使用地西泮、异戊巴比妥钠及苯妥英钠等药物。

3. 手术治疗　脑囊尾蚴病患者颅内压过高或有脑室通道梗阻时，药物治疗前应行颅脑开窗减压术或脑室分流术。眼囊尾蚴病患者应予手术摘除眼内囊尾蚴，以免虫体被药物杀死后引起全眼球炎而失明。皮下组织和肌肉囊尾蚴病发生部位表浅且数量不多时，也可采用手术摘除。

四、主要护理问题

1. 有受伤的危险　与癫痫发作有关。
2. 潜在并发症：颅内压增高。

案例4-10分析(2)

　　患者主要的护理问题有：①有受伤的危险　与抽搐发作有关。②潜在并发症：颅内压增高、脑疝。

五、主要的护理措施

（一）一般护理
1. 休息　囊尾蚴病患者应住院治疗，服药期间卧床休息。
2. 饮食　给予营养丰富、易消化的饮食。

（二）病情观察
观察头痛的部位、性质、诱发因素、每次发作持续的时间、发作的伴随症状；观察生命体征、意识、瞳孔和颅内高压症状，若患者出现剧烈头痛、频繁呕吐、视力减退等征象，应立即通知医生。

（三）对症护理
1. 癫痫发作的护理　告知患者应立即平卧，如患者是在动态时发作，陪伴者应抱住患者，缓慢放倒；适度扶住患者的手、脚，以防碰上自己或他人。发作间歇期给患者创造安全、安静的修养环境，保持室内光线柔和、无刺激；在床两侧安装床档；清除床两侧的危险物品；频繁发作期，室外活动或外出时，最好佩戴安全帽等。

2. 颅内高压的护理　向患者及家属解释颅内高压产生的原因，取得配合治疗。囊尾蚴病患者治疗前应做眼底检查、脑脊液检查及 X 线、CT、MIR 等检查，以明确囊虫的数目、部位，有无颅内高压等，向患者及家属说明检查的目的、过程和注意事项，以取得患者的理解和配合。囊尾蚴病患者必须住院治疗，驱虫治疗期间不得外出。

（四）用药护理
遵医嘱使用吡喹酮、阿苯达唑等杀虫药物。注意观察药物疗效及不良反应。阿苯达唑不良反应轻微，主要有头痛、低热，部分患者可有视力障碍、癫痫等，个别患者可出现过敏性休克及脑疝等严重反应，多见于服药后的 2～7 日，持续 2～3 日。吡喹酮的不良反应同阿苯达唑，发生率高，相对较重。应加强护理，密切观察生命体征及颅内压增高征象。

（五）心理护理
多与患者及家属交流，向他们讲解囊尾蚴病的相关知识、治疗、药物副作用，让患者对该病的发生、发展、治疗有所了解，从而消除恐惧心理，积极配合治疗。了解家庭状况，多与家庭成员沟通，帮助患者建立有力的家庭支持系统。请已治愈的患者现身说教，让患者树立战胜疾病的信心。

六、健康教育

（一）预防知识教育

1. 管理传染源　在流行区开展普查普治，彻底治疗猪带绦虫病患者，并对感染绦虫病的猪进行驱虫治疗。

2. 切断传播途径　大力开展健康教育宣传工作，改变不良的卫生习惯，不吃生的或未熟透的猪肉，加强屠宰场的管理及卫生检疫制度，防止"米猪肉"流入市场，同时还应加强粪便的无害化处理、改善生猪的饲养方法，以彻底切断本病的传播途径。

3. 保护易感人群　囊尾蚴病疫苗目前仍处于基础研究阶段。

（二）相关知识教育

向患者及其家属介绍有关囊尾蚴病的知识。若患者出现头痛、头晕、抽搐等表现，应及时报告医护人员。有癫痫发作者，应坚持服抗癫痫药物，控制症状后逐渐减量，维持 1～2 年才能停药。

执业考试模拟题

1. 人患囊尾蚴病主要是因为吞食了（　）
    A. 猪肉绦虫卵　　　B. 牛肉绦虫卵
    C. 猪肉绦虫的囊尾蚴
    D. 牛肉绦虫的囊尾蚴
    E. 猪肉绦虫和牛肉绦虫的六钩蚴

2. 囊尾蚴病的传染源是（　）
    A. 猪带绦虫病患者
    B. 牛带绦虫病患者
    C. 带虫者　　D. 猪、牛　　E. 犬

3. 脑囊尾蚴病最常见的类型是（　）
    A. 脑实质型　　　　B. 癫痫型
    C. 脊髓型　　　　　D. 脑膜炎型
    E. 颅内压增高型

4. 囊尾蚴病的确诊依据为（　）

A. 粪便中找到绦虫卵
B. 癫痫发作
C. 颅内压增高
D. 皮下肌肉结节
E. 皮下组织活检或脑手术病理组织切片中找到囊尾蚴头节

5. 囊尾蚴病病原学治疗首选（　）
    A. 阿苯达唑　　　　B. 甲苯咪唑
    C. 左旋咪唑　　　　D. 吡喹酮
    E. 噻嘧啶

6. 囊尾蚴寄生于人体哪一部位最为严重（　）
    A. 皮下组织　　B. 脑　　C. 眼
    D. 心脏　　　　E. 肌肉

（林丽萍）

实 训 指 导

实训一 传染病院（科）的设置、分区、工作流程

【实训目的】 掌握传染病院的设置、分区、工作流程、消毒隔离措施。

【方法】 参观、示教、讲解。

【实训内容】

1. 传染病院（科）的设置 清洁通道（医护专用通道）、污染通道（患者专用通道）。

2. 分区 分为清洁区、半污染区、污染区。

3. 工作流程 从清洁通道进入更衣室→更衣（穿工作服）→洗手→戴口罩、帽子→进入半污染区工作→穿隔离衣、隔离鞋，戴手套→进入污染区工作→脱手套，隔离衣→出污染区→洗手、消毒双手→脱工作服→洗手→脱口罩、帽子→洗手→穿便服，从清洁通道出。

【思考题】

1. 传染病院工作应注意哪些自我防护措施？

2. 哪些是清洁区、污染区、半污染区？进入这些区域应该注意什么？

实训二 穿脱隔离衣、七步洗手、正确使用安全套

【实训目的】 掌握穿脱隔离衣、七步洗手的正确方法，学会指导正确使用男性安全套。

【方法】 讲解、示教、实训。

【实训物品】 隔离衣、口罩、帽子、手套、洗手液、消毒液、消毒毛巾、安全套、男性外生殖器官模型。

【实训内容】

1. 穿脱隔离衣

（1）准备（剪指甲、洗手、戴口罩及帽子、穿工作服）。

（2）穿隔离衣的步骤

1）取下手表，卷袖过肘。

2）手持衣领取下隔离衣，清洁面朝操作者。

3）将衣领的两端向外折，对齐肩缝，露出袖筒。

4）右手持衣领、左手伸入袖内上抖，右手将衣领向上拉，使左手露出；同法，穿好右袖。

5）两手上举，将衣袖尽量上抖，露出前臂。

6）两手持衣领中央顺边缘向后扣好领口，再系袖口。

7）双手分别在腰带下约 5cm 处平行向后移动至背后，捏住身后隔离衣正面的边缘，两侧对齐，然后向后拉直并向一侧按压折叠，系好腰带。

（3）脱隔离衣的步骤

1）解开腰带，在前面打一活结。

2）脱掉手套，充分暴露双手，七步洗手，消毒双手。

3）解开衣领，一手伸入另一袖口内，拉下衣袖包住手，用遮盖着的手握住另一衣袖的外面将袖拉下过手，双手退出。

4）手持衣领，将清洁面反叠向外，整理后，挂放在污染区外。

5）再次洗手，消毒。

注意：隔离衣的领口及里面是清洁的，外面是污染的，穿隔离衣的目的是保护医护人员。如果隔离衣破损、潮湿，应立即更换。

2. 七步洗手

第一步：掌心相对，手指并拢相互搓擦。

第二步：手心对手背沿指缝相互搓擦，交换进行。

第三步：掌心相对，双手交叉沿指缝相互搓擦。

第四步：双手指相扣，互搓。

第五步：一手握另一手大拇指旋转搓擦，交换进行。

第六步：将五个手指尖并拢在另一手掌心旋转搓擦，交换进行。

第七步：旋转式擦洗手腕，交替进行。

注意：每一个步骤时间不少于 10 秒。

3. 指导正确使用男性安全套

（1）从安全套内包装边缘小心撕开以免扯裂安全套；避免用剪刀一类的利器，确保安全套不破裂。

（2）在阴茎勃起时带上安全套，谨记在阴茎插入对方身体前戴上安全套。在阴茎勃起前期所产生的分泌物可能含有精液与导致性病的病菌，能引起怀孕和性病的传播。

（3）安全套内残留的空气会导致安全套破裂，为避免破裂的可能性，用拇指及示指轻轻挤出安全套前端小袋内的空气，然后将安全套戴在勃起的阴茎上。确定安全套末端卷曲部分露在外侧。

（4）在挤压住安全套前端的同时，另一只手将安全套轻轻伸展包覆整个阴茎。确保安全套于性交过程中紧套于阴茎上；如果安全套部分滑脱，立即将其套回原位。若是安全套滑落掉出，立即将阴茎抽出，并在继续性交前戴上新的安全套。

（5）射精后，在阴茎仍勃起时应立即以手按住安全套底部，在阴茎完全抽离后再将安全套脱下。避免阴茎与安全套接触到对方的身体。每片安全套只能使用一次。用过的安全套用纸巾包好并放入垃圾箱内。

【思考题】

1. 穿隔离衣与穿手术衣的目的和步骤有何不同？

2. 穿、脱隔离衣应该注意些什么？

实训三　血源性职业暴露的预防和意外暴露时的处理

【实训目的】　通过实训增强医学生对血源性职业暴露传染病的防护意识、防护能力。

【方法】　示教、实训、总结。

【实训物品】　注射器、手术刀、持针器、血管钳、镊子、缝针、纱布、弯盘、手套、锐器盒。

【实训内容】

1. 基本定义

（1）血源性病原体：指存在于血液和某些体液中的能引起人体疾病的病原微生物，如

HBV、HCV、HIV 等。

（2）职业暴露：医务人员在从事职业活动中，通过眼、口、鼻及其他黏膜，破损皮肤接触含血源性病原体的血液或其他潜在传染性物质的状态；或通过针刺、咬伤、擦伤或割伤等途径刺伤皮肤或黏膜屏障，接触血源性病原体的状态。

2. 医务人员不慎暴露的方式

（1）针刺：58.4%。

（2）皮损：22.7%。

（3）黏膜污染：11.2%。

（4）割伤：7.7%。

3. 职业暴露感染经血液传播疾病的特点

（1）需要的血量非常少：如感染乙型肝炎只需 0.4μl。

（2）感染经血液传播的途径：皮肤刺伤、皮肤接触、黏膜接触。

（3）发生职业暴露后感染的概率：HBV 6%～30%，HCV 3%～10%，HIV 0.2%～0.5%。

（4）医务人员感染概率高：医务人员 HBV 感染是普通老百姓的 5～6 倍。

4. 普遍预防原则　是控制血源性病原体传播的策略之一，其理念就是将所有来源于人体血液或体液的物质都视为已感染了 HBV、HCV、HIV 或其他血源性病原体而加以防护。

遵照普遍性防护原则，医务人员接触病人的血液、体液及被血液、体液污染的物品时，应当采取以下防护措施：

（1）医务人员在进行穿刺、缝合等诊疗操作时，要保证充足的光线，注意防止被针头、缝合针、刀片等锐器刺伤或划伤。

（2）使用后的锐器应当直接放入不能刺穿的利器盒内或毁形器内进行安全处置。抽血时建议使用真空采血器，并应用蝶形采血针；禁止对使用后的一次性针头复帽，如需盖帽只能用单手盖帽；禁止用手直接接触污染的针头、刀片等锐器。禁止直接接触使用过的针头、刀片等锐器。

（3）手术中传递锐器建议使用传递容器，以免损伤人员。

（4）使用后的锐器应当直接放入耐刺、防渗透的利器盒中。

（5）进行有可能接触病人血液、体液的诊疗操作时必须戴手套，脱去手套后立即洗手或者手消毒。手部发生破损时，戴双层手套。

（6）在诊疗操作中有发生血液、体液飞溅到医务人员面部的可能时，医务人员应当戴手套、具有防渗透性能的口罩、防护眼镜；有可能发生血液、体液大面积飞溅或者有可能污染医务人员的身体时，还应当穿戴具有防渗透性能的隔离服或者围裙。

（7）处理污物时，严禁用手直接抓取污物，尤其是不能将手伸入到垃圾袋中向下压挤废物，以免被锐器刺伤。

（8）所有被血液、体液污染的废弃物均焚烧处理。

5. 职业暴露的处理原则

（1）及时处理原则。

（2）及时报告原则。

（3）保密原则。

（4）知情同意原则。

6. 职业暴露后的处理步骤

（1）伤口紧急处理

1）捏住伤口的近心端，阻断静脉回流。

2）立即用流动水冲洗，向伤口方向持续推挤，挤出伤口部位的污血，不要一挤一松，避免将污血倒吸入血液循环。

3）冲洗后用 75% 乙醇、0.5% 碘伏消毒伤口。

4）皮肤污染时，立即用肥皂和流动水清洗污染的皮肤，黏膜污染用生理盐水冲洗。

（2）报告与记录：及时报告主管部门，报告内容为事故发生的时间、地点、污染物（血液、分泌物、培养物）、损伤器皿类型、器具是否污染、伤口的深浅、有无出血、病人的病毒载量、是否接受治疗、使用何种药物等。填写针刺报告表。

（3）暴露后危险程度评估　根据皮损的程度、深浅，是否穿透血管，暴露源的病毒载量，接触血液、体液的量、时间等评估危险程度。

（4）暴露后的预防

1）HIV 暴露后的预防：少量血液或体液、血浆溅到黏膜、皮肤上，时间短，不必用药。直接暴露于大量污染的血液、深部针刺等应及时用药。一旦决定用药，越快越好，疾病预防控制中心（CDC）推出的时间为 1 小时以内。用药方法：高效抗反转录病毒（HAART）二联三联，时间为 28 天。

2）HBV 暴露后的预防：如果暴露者抗 HBs（−），暴露源为 HBsAg（＋），应注射乙肝高价免疫球蛋白 200U，同时接种乙肝疫苗。

3）HCV 暴露后的预防：暴露者应适当地咨询、监测及随访。

4）梅毒暴露后的预防：长效青霉素 240 万 U 臀部肌内注射，每周注射 1 次，连续 2 周。青霉素过敏者，可选用红霉素。

（5）暴露后的随访

1）HIV：暴露后 4 周、8 周、3 个月、6 个月查抗 HIV。

2）HBV：暴露后 3 月、6 个月查乙肝血清五项及 ALT。

3）HCV　暴露后 4～6 个月查抗 HCV 及 ALT，如想早期诊断 HCV 感染，在暴露后 4～6 周查 HCV-RNA。

4）梅毒：停药后 1 个月、3 个月监测梅毒抗体。

【思考题】

1. 血源性职业暴露的传染病有哪些?

2. 如不慎被病人用过的针头、刀片损伤皮肤，应怎样处理?

（胡　娟）

参 考 文 献

1. 陈明亮，陈永平．2008.传染病学. 北京：科学出版社
2. 陈灏珠，林果为．2009.实用内科学.第 13 版.北京：人民卫生出版社
3. 陈耀声.2012.传染病学.第 2 版.西安：第四军医大学出版社
4. 程凤英，曾志励．2007.传染病学 第 2 版 北京：科学出版社
5. 蒋乐龙,周兰英．2010.传染病护理学.北京：中国医药科技出版社
6. 李兰娟.2011.传染病学.北京：高等教育出版社
7. 李兰娟，任红.2013.传染病学.第 8 版.北京：人民卫生出版社
8. 林丽萍.2015.传染病学实训及学习指导. 北京：人民卫生出版社
9. 马亦林，李兰娟.2011.感染病学.第 5 版.上海：上海科学技术出版社
10. 宋江美，周兰英，林素兰.2014.北京：科技技术文献出版社
11. 王明琼.2015.传染病学.第 5 版.北京：人民卫生出版社
12. 王明琼.2014.传染病护理学. 北京：军事医学科学出版社
13. 王明琼.2012.传染病学.北京：科学出版社
14. 王勤环，郭雁宾.2008.传染病学.第 3 版.北京：北京大学医学出版社
15. 王绍锋，彭宏伟.2012.传染病护理学. 北京：科学出版社
16. 杨绍基，任红.2008.传染病学.第 7 版.北京：人民卫生出版社
17. 张小来.2015.传染病护理学. 北京：人民卫生出版社
18. 赵志新.2007.传染病学学习指导与习题集.北京：人民卫生出版社
19. 周梅芳.2007.传染病学.第 2 版.北京：科学出版社
20. 朱念琼.2008.传染病护理学.南京.江苏科学技术出版社

《传染病护理学》教学大纲

一、课程性质和任务

  《传染病护理学》是阐述传染病整体护理的基本知识、专业技能、职业素质的一门学科，是培养传染病护理岗位能力（专业核心能力）的课程，是护理专业的重要专业课程之一。分总论及各论两部分，总论重点是传染病的基本概念、传染病的传染过程及表现形式、传染病的特征、传染病流行过程的基本条件、传染病的预防原则、传染病护理的工作特点、传染病的隔离及消毒、传染病常见症状护理。各论重点是我国当前常见、多发传染病的护理评估、主要护理问题、护理措施、健康宣教。本教材适合高职高专护理类专业的学生，通过学习，让护生掌握传染病护理的基本理论、基本知识、基本技能，能在各级医院从事传染病护理及宣传教育。

二、课程教学目标

  本课程的教学目标是：培养学生良好的职业素质、专业知识及技能；掌握、理解传染病护理的基本理论、基本知识、基本技能，能对我国目前常见、多发传染病患者进行整体护理，采取消毒、隔离措施，帮助及促进传染病患者康复；能运用传染病护理知识对个体、家庭及社区人群进行健康宣教，减少传染病发生。同时，要求学生增强传染病的自我防护意识，提高传染病的自我防护能力，维护自身的健康。

【知识教学目标】

1. 掌握传染病的基本概念：传染病、感染性疾病、感染过程、流行过程、传染源、病原携带者、流行、暴发、消毒、隔离、疫苗、人工主动免疫、人工被动免疫等基本概念。

2. 掌握传染病流行的必备条件；传染病的特征；法定传染病的分类及报告时间；传染病的消毒及隔离措施。

3. 掌握病毒性肝炎、结核病、艾滋病、麻疹、水痘、流行性腮腺炎、流行性感冒、流行性乙型脑炎、狂犬病、伤寒、细菌性痢疾、流行性脑脊髓膜炎、猩红热的护理评估、主要的护理问题、护理措施及健康宣教。

4. 掌握传染病护理的基本技能：传染病院（科）的设置、分区、工作流程；穿、脱隔离衣及七步洗手；常见传染病的隔离；血源性传染病职业暴露的预防及意外暴露的处理。

【能力培养目标】

1. 具有正确的临床思维，及早发现传染病患者，及时进行护理评估，找出主要的护理问题，采取相应的消毒、隔离及护理措施。

2. 具有较好的沟通能力，能开展常见传染病的健康宣教。

3. 具有预防传染病的意识及能力。

【素质教育目标】

1. 树立全心全意为传染病患者服务的思想，克服害怕被传染的心理。

2. 不歧视传染病患者，保护传染病患者的隐私。

3. 工作踏实、严谨，能吃苦能耐。

4. 具有良好的团队意识及协作精神。

三、教学内容和要求

本课程教学内容分必学内容、选学内容和实践内容，选学内容可根据具体教学需要灵活安排。

教学内容	掌握	理解	了解	教学活动	教学内容	掌握	理解	了解	教学活动
一、总论					（一）病毒性肝炎患者的护理				理论讲授+见习
（一）概述				理论讲授	1.病原学			√	
1. 传染病的概念及对人类的危害		√			2.发病机制与病理			√	
2.现代传染病护理工作的特点及意义		√			3.病理生理		√		
（二）感染与免疫					4.护理评估	√			
1.感染的概念及构成因素	√			理论讲授	5.主要护理问题	√			
2.感染过程中病原体的作用		√			6.护理措施	√			
3.感染过程中人体的免疫反应		√			7.健康教育		√		
4.感染过程的表现及他们之间的关系	√				（二）艾滋病患者的护理				理论讲授+讲座
（三）传染病的发病机制				理论讲授	1.病原学			√	
1.传染病的发生与发展		√			2.发病机制与病理			√	
2.组织损伤的发生机制		√			3.护理评估	√			
3.重要的病理生理变化		√			4.主要护理问题	√			
（四）传染病的流行过程及影响因素				理论教授	5.护理措施	√			
1.流行过程的基本环节	√				6.健康教育		√		
2.影响流行过程的因素		√			（三）麻疹患者的护理				理论讲授+见习
（五）传染病的特征				理论讲授	1.病原学			√	
1.基本特征	√				2.发病机制与病理			√	
2.临床特点	√				3.护理评估	√			
（六）传染病的诊断与治疗原则				理论讲授	4.主要护理问题	√			
1.传染病诊断原则		√			5.护理措施	√			
2.传染病治疗原则		√			6.健康教育		√		
（七）传染病的预防				理论讲授	（四）水痘患者的护理				理论讲授+见习
1.传染病的预防及控制策略		√			1.病原学			√	
2.传染病的预防及控制措施	√				2.发病机制与病理			√	
（八）传染病患者的护理				理论讲授	3.护理评估	√			
1.传染病护理工作的内容		√			4.主要护理问题	√			
2 传染病患者的护理评估		√			5.护理措施	√			
3.传染病的一般护理		√			6.健康教育		√		
4.传染病常见的护理问题及主要护理措施	√				（五）流行性腮腺炎者的护理				理论讲授+见习
二、病毒性传染病患者的护理					1.病原学			√	

教学内容	教学要求			教学活动	教学内容	教学要求			教学活动
	掌握	理解	了解			掌握	理解	了解	
2.发病机制与病理			√		3.护理评估		√		
3.护理评估	√				4.主要护理问题		√		
4.主要护理问题	√				5.护理措施		√		
5.护理措施	√				6.健康教育	√			
6.健康教育		√			（十一）流行性乙型脑炎患者的护理				理论讲授
（六）流行性感冒患者的护理				理论讲授+讲座	1.病原学			√	
1.病原学			√		2.发病机制与病理			√	
2.发病机制与病理			√		3.护理评估		√		
3.护理评估	√				4.主要护理问题		√		
4.主要护理问题	√				5.护理措施		√		
5.护理措施	√				6.健康教育			√	
6.健康教育		√			三、细菌性传染病患者的护理				理论讲授
（七）严重急性呼吸综合征患者的护理				理论讲授+讲座	（一）结核病患者的护理				
1.病原学			√		1.病原学			√	
2.发病机制与病理			√		2.发病机制与病理			√	
3.护理评估		√			3.护理评估	√			
4.主要护理问题		√			4.主要护理问题	√			
5.护理措施		√			5.护理措施	√			
6.健康教育		√			6.健康教育		√		
（八）手足口病患者的护理				理论讲授+见习	（二）伤寒患者的护理				理论教授
1.病原学			√		1.病原学			√	
2.发病机制与病理			√		2.发病机制与病理			√	
3.护理评估		√			3.护理评估	√			
4.主要护理问题		√			4.主要护理问题	√			
5.护理措施		√			5.护理措施	√			
6.健康教育		√			6.健康教育		√		
（九）肾综合征出血热患者的护理				理论讲授	（三）细菌性痢疾患者的护理				理论讲授
1.病原学			√		1.病原学			√	
2.发病机制与病理			√		2.发病机制与病理			√	
3.护理评估		√			3.护理评估	√			
4.主要护理问题		√			4.主要护理问题	√			
5.护理措施		√			5.护理措施	√			
6.健康教育		√			6.健康教育		√		
（十）狂犬病患者的护理				理论讲授	（四）细菌性食物中毒患者的护理				建议选学
1.病原学			√		1.病原学			√	
2.发病机制与病理			√		2.发病机制与病理			√	

续表

教学内容	掌握	理解	了解	教学活动	教学内容	掌握	理解	了解	教学活动
3.护理评估		√			5.护理措施	√			
4.主要护理问题		√			6.健康教育			√	
5.护理措施			√		四、其他病原体传染病患者的护理				
6.健康教育			√		（一）钩端螺旋体病患者的护理				建议选学
（五）霍乱患者的护理				理论教授	1.病原学			√	
1.病原学			√		2.发病机制与病理			√	
2.发病机制与病理			√		3.护理评估		√		
3.护理评估		√			4.主要护理问题		√		
4.主要护理问题		√			5.护理措施			√	
5.护理措施		√			6.健康教育			√	
6.健康教育		√			（二）恙虫病患者的护理				建议选学
（六）流行性脑脊髓膜炎患者的护理				理论教授	1.病原学			√	
1.病原学			√		2.发病机制与病理			√	
2.发病机制与病理			√		3.护理评估		√		
3.护理评估	√				4.主要护理问题		√		
4.主要护理问题	√				5.护理措施			√	
5.护理措施	√				6.健康教育			√	
6.健康教育			√		（三）阿米巴病患者的护理				建议选学
（七）百日咳患者的护理				建议选学	1.病原学			√	
1.病原学			√		2.发病机制与病理			√	
2.发病机制与病理			√		3.护理评估		√		
3.护理评估		√			4.主要护理问题		√		
4.主要护理问题		√			5.护理措施			√	
5.护理措施			√		6.健康教育			√	
6.健康教育			√		（四）疟疾患者的护理				理论讲授
（八）白喉患者的护理				建议选学	1.病原学			√	
1.病原学			√		2.发病机制与病理			√	
2.发病机制与病理			√		3.护理评估	√			
3.护理评估		√			4.主要护理问题	√			
4.主要护理问题		√			5.护理措施	√			
5.护理措施			√		6.健康教育				
6.健康教育			√		（五）日本血吸虫病患者的护理				理论讲授
（九）猩红热患者的护理				理论教授	1.病原学			√	
1.病原学			√		2.发病机制与病理			√	
2.发病机制与病理			√		3.护理评估	√			
3.护理评估	√				4.主要护理问题	√			
4.主要护理问题	√				5.护理措施	√			

续表

教学内容	掌握	理解	了解	教学活动	教学内容	掌握	理解	了解	教学活动
6.健康教育		✓			5.护理措施			✓	
（六）钩虫病患者的护理				建议选学	6.健康教育			✓	
1.病原学			✓		（九）肠绦虫病患者的护理				建议选学
2.发病机制与病理			✓		1.病原学			✓	
3.护理评估		✓			2.发病机制与病理			✓	
4.主要护理问题		✓			3.护理评估		✓		
5.护理措施			✓		4.主要护理问题		✓		
6.健康教育			✓		5.护理措施			✓	
（七）蛔虫病患者的护理				建议选学	6.健康教育			✓	
1.病原学			✓		（十）囊虫病患者的护理				理论讲授
2.发病机制与病理			✓		1.病原学			✓	
3.护理评估		✓			2.发病机制与病理			✓	
4.主要护理问题		✓			3.护理评估		✓		
5.护理措施			✓		4.主要护理问题		✓		
6.健康教育			✓		5.护理措施				
（八）蛲虫病患者的护理				建议选学	6.健康教育		✓		
1.病原学			✓		五、实训				
2.发病机制与病理			✓		（一）传染病院（科）的设置、分区、工作流程	✓			见习
3.护理评估		✓			（二）七步洗手及穿、脱隔离衣	✓			实训
4.主要护理问题		✓			（三）血源性职业暴露的预防及意外暴露的处理	✓			实训

四、教学时数安排

章节	内容	课时分配建议（36 学时）		
		总学时	理论学时	见习、实训及病案讨论课时
第一章	总论	8	6	2（见习）
第二章	病毒性传染病患者的护理	16	12	4（见习 2 学时，病案讨论 2 学时）
第三章	细菌性传染病患者的护理	8	6	2（病案讨论）
第四章	其他病原体传染病患者的护理	2	2	
第五章	实训	2		2（实训）
合计		36	26	10

五、使用说明

（一）适用于高职高专护理类专业使用。

（二）本大纲教学目标分知识目标、能力目标和素质目标。知识目标分掌握、理解、了解三个层次，其中掌握和理解的内容为教学的重点，能力目标主要培养学生的实践动手能力及临床思维能力。

（三）在使用本教材时，参照大纲要求，结合当地传染病的发病情况及学校学时给予适当调整。

执业考试模拟题参考答案

第一章 总 论

第一节
1. B 2. A
第二节
1. A 2. C 3. D 4. C 5. C 6. E 7. B
第三节
1. E 2. E
第四节
1. C 2. D 3. D 4. E 5. E 6. E
第五节
1. A 2. D 3. A 4. B 5. E
第六节
1. C 2. B 3. E 4. A 5. D 6. A 7. C
第七节
1. C 2. D 3. D 4. E 5. D 6. D 7. C 8. A 9. A 10. C 11. C 12. A 13. A 14. E 15. E
第八节
1. A 2. B 3. C

第二章 病毒性传染病患者的护理

第一节
1. A 2. B 3. B 4. D 5. B 6. D 7. C 8. A 9. E 10. A 11. B 12. B 13. D 14. A 15. E 16. D 17. D 18. D 19. B 20. D 21. B 22. E 23. A 24. C 25. A 26. A 27. D 28. A 29. E 30. D 31. C 32. A 33. A 34. C 35. D 36. E 37. D 38. E 39. B 40. A 41. E 42. B 43. A 44. D 45. D 46. C 47. D 48. A
第二节
1. C 2. D 3. A 4. A 5. E 6. C 7. E 8. B 9. D 10. D 11. B 12. A 13. A 14. E 15. D 16. B 17. A 18. E 19. C 20. A
第三节
1. B 2. D 3. B 4. A 5. A 6. A 7. D 8. D 9. A 10. C 11. B 12. A 13. E 14. B 15. C 16. E 17. D 18. B 19. E
第四节
1. C 2. A 3. E 4. E 5. B 6. B 7. E 8. E 9. C 10. C 11. B 12. D 13. D 14. E 15. A 16. D 17. D 18. A
第五节
1. B 2. A 3. D 4. A 5. D 6. A 7. A 8. E 9. E
第六节
1. D 2. D 3. B 4. A
第七节
1. A 2. A 3. B 4. C 5. A 6. C 7. D 8. A 9. E 10. A 11. C 12. D
第八节
1. B 2. E 3. D 4. C
第九节
1. B 2. D 3. A 4. A 5. A 6. E 7. C 8. C 9. A 10. B 11. B
第十节
1. A 2. B 3. B 4. C 5. E 6. C 7. D 8. D 9. A 10. E 11. C 12. E 13. E 14. B
第十一节
1. D 2. C 3. C 4. C 5. C 6. B 7. B 8. E 9. A 10. B 11. C 12. D 13. B 14. C 15. D 16. B

第三章 细菌性传染病患者的护理

第一节
1. A 2. E 3. A 4. C 5. A 6. B 7. E 8. B 9. B 10. C 11. C 12. A 13. A 14. C 15. C 16. E 17. D 18. B 19. A 20. D 21. A 22. B 23. D 24. E 25. B 26. C 27. D 28. B 29. D 30. B 31. B 32. D 33. D 34. C 35. A 36. C 37. B 38. D 39. B 40. A
第二节
1. A 2. E 3. D 4. C 5. D 6. E
第三节
1. D 2. A 3. D 4. C 5. E 6. E
第四节
1. C 2. A 3. A 4. E 5. A 6. D 7. B 8. C 9. C 10. A
第五节
1. A 2. A 3. C 4. D 5. E 6. E 7. A 8. B 9. A 10. D 11. A 12. C 13. B 14. D 15. A
第六节
1. C 2. C 3. C 4. E 5. C 6. C 7. B 8. B 9. B 10. D 11. D 12. D 13. C 14. B 15. D
第七节
1. A 2. A 3. E 4. C 5. C
第八节
1. A 2. A 3. E 4. B 5. C
第九节
1. D 2. B 3. B 4. B 5. C 6. E 7. B 8. C 9. A 10. A 11. E 12. B 13. A 14. E 15. D 16. C

第四章 其他病原体传染病患者的护理

第一节
1. E 2. D 3. A 4. A 5. E 6. A 7. E
第二节
1. C 2. B 3. A 4. C 5. E 6. C 7. A
第三节
1. B 2. A 3. C 4. D 5. A 6. D
第四节
1. A 2. E 3. C 4. E
第五节
1. B 2. D 3. A 4. C
第六节
1. A 2. B 3. D 4. D 5. B 6. C 7. D
第七节
1. C 2. B 3. A 4. E 5. B 6. E
第八节
1. C 2. C 3. D 4. B 5. B 6. B 7. C 8. D
第九节
1. B 2. A 3. D 4. E 5. D 6. E
第十节
1. A 2. A 3. B 4. E 5. A 6. B